Jack Novick/Kerry K. Novick

Die Freiheit des Selbst

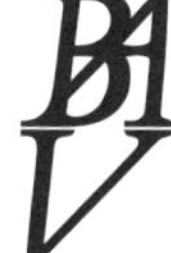

In diesem Buch sind die wesentlichen Gedanken aus 50 Jahren psychotherapeutischer Arbeit zusammengefasst. Die Novicks konzentrieren sich auf die Beschreibung ihres zweigleisigen Modells. Es impliziert zwei Systeme der Selbstregulation und Konfliktlösung: das offene System, das realitätsbezogen ist und durch Begriffe wie Freude, Handlungskompetenz und Kreativität näher gekennzeichnet werden kann, und das geschlossene System, das von Realitätsverlust, Sadomasochismus, Omnipotenz und Entwicklungsstillstand geprägt ist.

»Seit über 50 Jahren befassen wir uns mit zerstörerischem und selbstzerstörerischem sadomasochistischem Verhalten einzelner Menschen. Es reicht von Entwicklungsstörungen bei Säuglingen, unkontrollierter Gewalt bei Kindern bis zu Mord und Suizid bei Jugendlichen und Erwachsenen. Bei unserer alltäglichen klinischen Arbeit stoßen wir unabhängig von der Diagnose der Störungen bei all diesen Patienten auf Anzeichen von Sadomasochismus. Das Augenmerk der meisten Bemühungen in der psychoanalytischen Therapie richtet sich auf Symptome wie Wiederholungszwang, Widerstand, Abwehr, Abbrüchen oder auch Sackgassen in der Beziehung zwischen Therapeut und Patient. Wir legen einen besonderen Schwerpunkt auf folgende Themen: Hilflosigkeit, übermächtige Wut, Angst vor Affekten und Erregungszuständen, tyrannisches Über-Ich, Ursachen von Traumata, Auswirkungen präödipaler, ödipaler und postödipaler Pathologie oder auch die ständige Gefahr der Selbstzerstörung.« (aus der Einleitung)

Jack Novick & Kerry Kelly Novick, Psychoanalytiker für Erwachsene, Kinder und Jugendliche. Ausbildung bei Anna Freud. Lehre am Michigan Psychoanalytic Institute, am Michigan Psychoanalytic Council, am Psychoanalytic Institute der New York University, in der New York Freudian Society, am Chicago Center for Psychoanalysis und an der Medical School der University of Michigan. Zuletzt bei Brandes & Apsel: *Ein guter Abschied. Die Beendigung von Psychoanalysen und Psychotherapien* (2008) sowie *Elternarbeit in der Kinderpsychotherapie* (2017).

Jack Novick/Kerry K. Novick

Die Freiheit des Selbst

Zwei Systeme der Selbstregulation in der psychodynamischen Therapie und der Persönlichkeitsentwicklung

Aus dem Amerikanischen übersetzt von Eberhard Knoll

Brandes & Apsel

Deutsche Originalausgabe der 2016 bei International Psychoanalytic Books, USA, erschienenen Ausgabe unter dem Titel *Freedom to Choose. Two Systems of Self-Regulation*.

Die Übersetzung wurde freundlicherweise gefördert von
Susanne Zimmermann von Siefart und dem Förderverein der
Münchner Arbeitsgemeinschaft für Psychoanalyse (MAP).

1. Auflage 2019

DTP: Felicitas Alt, Brandes & Apsel Verlag, Frankfurt am Main
Druck: STEGA TISAK, d.o.o., Printed in Croatia
Gedruckt auf säurefreiem, alterungsbeständigem und chlorfrei gebleichtem Papier.

Bibliografische Information der Deutschen Nationalbibliothek:
Die Deutsche Nationalbibliothek verzeichnet diese Publikation in der Deutschen Nationalbibliografie; detaillierte bibliografische Daten sind im Internet über www.dnb.de abrufbar.

ISBN 978-3-95558-260-9

Inhalt

Teil II
Behandlung

Vorwort

Beim Verfassen dieses Buches sahen wir uns alle Veröffentlichungen der vergangenen 50 Jahre über bestimmte Themen an und gingen sie noch einmal durch. Dabei stellten wir fest, dass die Themen unserer Bücher viel stärker miteinander zusammenhängen, als wir beim Schreiben dachten und ein in sich geschlossenes Ganzes bilden. Da für uns als Psychoanalytiker nicht nur die Anderen, sondern auch wir selbst Thema der Analyse sind, fragten wir uns, ob die Bemerkung von Elisabeth Young-Bruehl, dass »die Theorie die eigene Biographie widerspiegelt«, auch auf uns zutrifft.

Natürlich ist dies der Fall. Ich selbst wuchs während des Zweiten Weltkriegs auf, mir wurde beigebracht, die Flugzeuge des faschistischen Feindes ausfindig zu machen, und schon sehr früh wusste ich, dass Ausschluss, Externalisierung und Diktatur verabscheuungswürdig sind. Meine Frau wuchs in der vom Antikommunismus geprägten MyCarthy-Ära auf, als Freunde und Familienmitglieder verdächtigt und angegriffen wurden, weil sie sich für Freiheit, Gerechtigkeit und Eigenständigkeit einsetzten. Unser beider Denken ist sehr stark von unseren Vorstellungen über persönliche Freiheit, dem freien Willen des Einzelnen und seiner Wahlmöglichkeit bestimmt.

Bei unserer Entscheidung für die Psychoanalyse spielten dieselben Werte eine wichtige Rolle. In den 1960er Jahren konnten wir unsere Ausbildung in den USA nicht beginnen, da die Regelungen und Gesetze dort sehr rigide waren. Deshalb gingen wir nach Großbritannien, wo wir an der Hampstead Klinik, dem Anna Freud-Lehrinstitut für Kinderpsychotherapie, unsere Ausbildung als Kinderpsychoanalytiker machten. Glücklicherweise war die Klinik das Zentrum für psychoanalytische Forschung, Innovation sowie eine Mischung aus klinischer Strenge und Experimentierfreudigkeit. Wir begannen, in den verschiedensten Bereichen mit den unterschiedlichsten Methoden zu arbeiten und klinische Daten zu sammeln, die sich aus unseren Fallstudien ergaben. Außerdem waren wir aufgefordert, regelmäßig Berichte zu verfassen, wodurch wir lernten, unsere Gedanken präzise zu formulieren. Des Weiteren kamen wir mit den besten, international bekannten Psychoanalytikern in Berührung, die immer wieder in der Hampstead Klinik gearbeitet und dort ihre Spuren hinterlassen hatten.

In der Hampstead Klinik setzten wir uns auch intensiv mit dem Freud'schen Gedankengut auseinander. Abgesehen von dem theoretischen Inhalt der Psychologie und der Funktionsweise der menschlichen Seele wurden uns seine spezifischen, impliziten Annahmen über den Wert jedes einzelnen Menschen nahegebracht. Dies waren zutiefst demokratische Vorstellungen eines Menschen, der in einem autokratischen System gelebt und auch mit Machtstrukturen und Autoritäten gekämpft hatte. Seine Gedanken lebten in der Hampstead Klinik weiter und beeinflussten unser eigenes Denken nachhaltig. Die Werte, die Freud für uns verkörperte, und die Inspiration, die wir durch seine Tochter erfuhren, lenkten unsere Aufmerksamkeit auf die Bedürfnisse der Gruppierungen, die unterversorgt waren und kein Verständnis erfuhren. Täglich hatten wir die Frauen vor Augen, die sich um Kinder kümmerten, die aus den Konzentrationslagern in das sichere England geflohen waren oder auch die jüdischen Elternpaare von Bulldogs Bank, die Waisenkinder aus Theresienstadt adoptiert hatten. An deren Hingabe richteten wir als junge Psychoanalytiker unser eigenes Handeln aus.

Es gibt noch etwas, was uns erst viel später bewusst wurde, uns aber nachhaltig beeinflusste: Ein Großteil unserer umfassenden, intensiven Ausbildung fand in Gruppen statt. Wenn wir nicht gerade eine Therapie durchführten oder selbst in Therapie waren, wenn wir nicht an einem Seminar oder einer Supervision teilnahmen, verbrachten wir die meiste Zeit zusammen in den unterschiedlichsten Gruppierungen: der Babygruppe, der klinischen Planungsgruppe, der Borderlinegruppe, der Diagnosegruppe, der Kleinkindergruppe, den Gruppen, die neue Konzepte entwarfen oder sich mit den verschiedenen Kennziffern beschäftigten usw. Das heißt, wir lernten schon sehr früh, anderen zuzuhören und sich mit deren Meinungen und Positionen auseinanderzusetzen. Wir mussten immer die Logik und Bedeutung unserer Aussagen hinterfragen und begründen. Es war ein gemeinsames Unterfangen.

Von Freud stammt der Gedanke des »analytischen Bündnisses«. Dieser Begriff erscheint uns heute völlig normal und unproblematisch, er war aber für die damalige Zeit revolutionär. Die Vorstellung, dass ein Arzt – die absolute Autorität, die über Leben und Tod Bescheid weiß – sich auf eine Beziehung mit einem Patienten einlässt, war äußerst radikal. Sie sorgt in unserem Bereich auch heute noch für Spannungen, weshalb Freuds Neuerungen immer noch eine große Rolle spielen und Wellen schlagen. Seine Überlegungen haben auch uns erfasst und veranlasst, über gegensätzliche Beziehungsmodelle in unserer therapeutischen Arbeit und in unserem alltäglichen Leben nachzudenken. Sie bilden die Grundlage unseres Interesses an dem therapeutischen Bündnis.

Diese Zusammenarbeit, die wir in der Hampstead Klinik erlebt hatten, übernahmen wir von Anfang an. Auf Grund unserer Vorgeschichte war sie von dem gemeinsamen Bemühen geprägt, eine ebenbürtige Beziehung voneinander einzufordern und gemeinsam zu arbeiten. Man könnte sagen, dass das, was sich sehr schnell entwickelte, eine offen-systemische Anerkennung und Wertschätzung der tatsächlichen Fähigkeiten des Anderen darstellte. In der Mitte der 1960er Jahre begannen wir zusammenzuarbeiten und haben bis heute, nach über 50 Jahren erfolgreicher Bemühungen, daran festgehalten. Unsere eigene Erfahrung lehrt uns zugleich, wachsam gegenüber Manifestationen geschlossen-systemischen Funktionierens zu sein.

In dem vorliegenden Buch sind Gedanken zusammengestellt, die in Bezug auf verschiedene Fragestellungen und Herausforderungen aufgetaucht sind. Wir konnten Ordnungsprinzipien erkennen, die auf unser Verstehen, aber auch auf unser Handeln angewandt werden können. Sobald wir die Idee dieser Ordnungsprinzipien erfassten, konnte ihre Anwendbarkeit in der Praxis erprobt, überprüft und verbessert werden.

Somit stellt das Buch zwar den Abschluss eines langjährigen Denkprozesses dar, ist aber gleichzeitig nur ein Zwischenbericht unserer Arbeit und beschreibt einen kontinuierlichen Entwicklungsprozess. Unser Modell der zwei Systeme unterliegt einem ständigen Veränderungsprozess. Es bedarf der Korrektur, Ausarbeitung und Anpassung an die tatsächlichen entwicklungsbedingten und klinischen Gegebenheiten, die aus unserer täglichen Arbeit hervorgehen. Hiervon wird unser

Modell profitieren. Gleichzeitig müssen die Ergebnisse der therapeutischen Arbeit anderer Analytiker und die Forschungsergebnisse benachbarter Wissenschaftsbereiche ebenfalls Berücksichtigung finden. Wir hoffen, dass das Buch unsere Kolleginnen und Kollegen zum Nachdenken anregt und in der Lehre sowie der täglichen klinischen Arbeit von Nutzen sein wird. Es soll zu einem veränderten Verständnis individueller Wachstums- und Entwicklungsprozesse beitragen.

Das Buch ist in zwei Teile gegliedert: Im ersten Teil wird aufgezeigt, wie einzelne Aspekte der Entwicklung im Laufe unseres Lebens durch das Modell der beiden Systeme näher beschrieben werden können, der zweite Teil stellt eine Zusammenfassung behandlungstechnischer Überlegungen dar und beschreibt, wie offen- und geschlossen-systemische Manifestationen im Laufe der Behandlungsphasen angegangen werden können.

Teilen Sie uns bitte mit, welchen Nutzen dieses Buch für Sie hatte, welche Gedanken es bei Ihnen ausgelöst hat, welche Fragen aufgeworfen wurden, welche Unstimmigkeiten Sie entdeckt haben und wie Sie unsere Gedanken weiterentwickeln bzw. anwenden konnten. Schreiben Sie uns an folgende E-Mailadresse: kerrynovick@gmail.com.

Einleitung

Seit über 50 Jahren befassen wir uns mit zerstörerischem und selbstzerstörerischem sadomasochistischem Verhalten einzelner Menschen. Es reicht von Entwicklungsstörungen bei Säuglingen, unkontrollierter Gewalt bei Kindern bis zu Mord und Suizid bei Jugendlichen und Erwachsenen. Bei unserer alltäglichen klinischen Arbeit stoßen wir unabhängig von der Diagnose der Störungen bei all diesen Patienten auf Anzeichen von Sadomasochismus. Das Augenmerk der meisten Bemühungen in der psychoanalytischen Therapie richtet sich auf Symptome wie Wiederholungszwang, Widerstand, Abwehr, Abbrüchen oder auch Sackgassen in der Beziehung zwischen Therapeut und Patient. In unseren Veröffentlichungen legten wir einen besonderen Schwerpunkt auf folgende Themen: Hilflosigkeit, übermächtige Wut, Angst vor Affekten und Erregungszuständen, tyrannisches Über-Ich, Ursachen von Traumata, Auswirkungen präödipaler, ödipaler und postödipaler Pathologie oder auch die ständige Gefahr der Selbstzerstörung.

In diesem Buch wollen wir eine Zusammenfassung unserer wesentlichen Gedanken vorstellen, die sich aus unserer therapeutischen Arbeit ergeben haben. Wir werden uns hierbei nicht in Einzelheiten verlieren, uns mit unwesentlichen Argumenten und Begründungen auseinandersetzen oder versuchen unsere Thesen zu untermauern, viel eher konzentrieren wir uns auf die Beschreibung unseres Modells der zwei Systeme der Selbstregulation. Es hat unseren Blick auf die Entwicklungsprozesse des Einzelnen und unsere therapeutische Vorgehensweise in den letzten Jahren geprägt. Der erste Teil des Buches führt uns durch die Entwicklungsphasen vom Säugling bis ins hohe Erwachsenenalter. Im zweiten Teil beschreiben wir, wie unser Model der zwei Systeme unterschiedliche therapeutische Behandlungstechniken inspirieren und verbessern kann.

Unser Interesse an diesen Themen entsprang unserem Wunsch, die Probleme zu verstehen, die sich aus der Behandlung besonders schwieriger Kinder und Heranwachsender am Anna Freud Zentrum (damals

Hampstead Klinik) ergaben. Bei der Durchsicht eigener Fallberichte und mehr als 100 Indexfällen von Kollegen konnten wir feststellen, dass die besonders schwierigen Patienten Anzeichen der »Schlagephantasie« (S. Freud, GW, Bd. 12, S. 209) aufwiesen. Wir bemühten uns, die Freud'sche Annahme zu verstehen, dass Schlagephantasien »das Wesen des Masochismus« (ebd., S. 210) darstellen und untersuchten 1969 deren Auswirkungen auf Kinder (Novick, 1972). Mit unseren Studien wollten wir die Ursprünge dieses grundlegenden psychologischen Phänomens ergründen. Die Studien führten uns dazu, eine Sequenz zugrundeliegender Phantasien zu beschreiben, die wir im Lauf der Entwicklung beobachten konnten. Unsere Schlussfolgerung war: In der postödipalen Phase stellen Schlagephantasien bei Mädchen ein weit verbreitetes Übergangsphänomen dar. Sie erfüllen u.a. die Funktion, dass Mädchen die Fähigkeit erwerben, zwischen Rezeptivität und Passivität zu unterscheiden.

Bei unseren Untersuchungen gab es im Gegensatz hierzu Mädchen und Jungen mit sogenannten »fixierten Schlagephantasien«, die ein vergleichsweise überdauerndes Strukturmerkmal der psychosozialen Entwicklung dieser Kinder darstellen. Sie treten im Kontext schwerwiegender Pathologien auf und führen zu Ich-Störungen und Problemen des Selbst. Dies ist ein wesentlicher Unterschied zu den oben genannten Schlagephantasien. Denn unsere Erkenntnisse über das Auftreten normaler und pathologischer Schlagephantasien deuten darauf hin, die Entwicklung dieser Phänomene auf Grund solch gravierender Unterschiede verschieden zu betrachten. In diesem Zusammenhang ergab sich für uns eine noch wichtigere und schwierigere Frage: Sind Sadismus und Masochismus Merkmale einer normalen Entwicklung und eines normalen Funktionierens?

Diese Fragestellung bildete den Ausgangspunkt einer Untersuchung des Sadismus und Masochismus im gesamten Entwicklungsverlauf eines Menschen. Auf der Grundlage unserer theoretischen Forschungen und unserer praktischen, klinischen Erfahrungen kamen wir sehr schnell zu dem Ergebnis, dass Sadismus und Masochismus immer zusammengehören, weshalb wir durchgängig den Begriff Sadomasochismus verwenden, um beide Aspekte zu beschreiben. Daraus zogen wir den Schluss, unserer Arbeit folgende Definition von Sadomasochismus zugrundezulegen: *Das bewusste oder unbewusste, beabsichtigte oder tatsächliche Zufügen von seelischem oder körperlichem Schmerz, von Leiden oder auch die Demütigung einer anderen Person. Auf allen Entwicklungsstufen dient Sadomasochismus der Anpassung an die Umwelt, der Abwehr und der Triebbefriedigung (Nowick 1987, 1996).*

Der enge, zirkuläre Zusammenhang zwischen Sadomasochismus und Omnipotenz wurde uns im Laufe unserer Untersuchungen immer deutlicher. Wir stellten fest, dass sadomasochistischem Funktionieren auf allen Entwicklungsstufen der Glaube an die eigene Omnipotenz zugrunde liegt und, umgekehrt, dass sadomasochistisches Verhalten der Aufrechterhaltung dieses Glaubens dient. Schmerz ist das entscheidende Bindeglied zwischen Omnipotenz und Sadomasochismus – ein Affekt, der der Abwehr der Omnipotenz dient und außerdem eine magische Wirkung hat, was die Bedürfnisbefriedigung unserer Wünsche betrifft. Schmerz legitimiert außerdem feindselige Omnipotenzgefühle und Rachegelüste, die den sadomasochistischen Kreislauf bestimmen (Novick, 1987).

Selbstregulation bildet die Grundlage

Homöostase und das Bewältigen einer Situation sind Grundbedürfnisse, denen ihrerseits Selbstempfinden und Selbstachtung zugrunde liegen. Jeder Einzelne hat das Bedürfnis nach Sicherheit, wir wünschen uns ein berechenbares Umfeld, wir wollen einmalige, unverwechselbare Erfahrungen machen, außerdem haben wir die Sehnsucht, Hindernisse zu überwinden und Probleme sowie Konflikte zu lösen. Bereits von frühester Kindheit an sind wir in der Lage, Freude zu empfinden, wenn diese Voraussetzungen gegeben sind. Angesichts überwältigender Erfahrungen müssen aber alle Menschen – unabhängig davon, ob diese Erfahrungen durch innere Prozesse oder äußere Vorgänge ausgelöst wurden – Wege finden, um sich wohlfühlen zu können.

Die Forschung der vergangenen 30 Jahre war sich darin einig, dass Selbstregulation eine wichtige, allumfassende, biopsychosoziale Funktion erfüllt. »Die Entfaltung der Selbstregulation bildet die Grundlage der frühkindlichen Entwicklung, die sämtliche Verhaltensbereiche bestimmt« (Shonkoff/Phillips, 2000, S. 3).

Unser Modell der zwei Systeme ist bestrebt, verschiedene Wege zu beschreiben, die ein Individuum aufsuchen kann bzw. tatsächlich aufsucht, um sicher und geborgen zu sein und das Gefühl zu haben, sein Leben meistern zu können. Es soll eine Plattform geschaffen werden, von der aus es überlebt, sich entwickelt und funktioniert.

Die zentrale Bedeutung von Entwicklung – ein- und zweigleisige Modelle

Die Psychoanalyse ist in erster Linie eine Entwicklungstheorie und ein Entwicklungsmodell, das direkt oder indirekt unser therapeutisches Vorgehen prägt. 1913 schrieb Freud: »Von Beginn an war es das Anliegen der Psychoanalyse einen Entwicklungsprozess aufzuspüren« (Freud, 1913, GW, Bd. 8, S. 412). Aber wie kann dieser Entwicklungsprozess aussehen?

Bei einem eingleisigen Modell werden seelische Krankheiten auf frühe Entwicklungsstörungen zurückgeführt und immer als solche beschrieben. Pathologien, die im Erwachsenenalter auftreten, werden als Fixierung, Regression, Entwicklungsstillstand oder Fortbestehen eines normalen kindlichen Verhaltens gedeutet. Anders ausgedrückt, wer versucht, auf Grundlage dieses Modells eine Theorie zu entwickeln, wird feststellen, dass normale Verhaltensweisen aus der Kindheit im Erwachsenenalter pathologisiert werden. Normales erwachsenes Verhalten wird als Sublimierung oder Kompromissbildung auf der Grundlage infantiler, »perverser« Impulse erklärt.[1] In unserem Bereich scheint sich

1 Perversion ist ursprünglich ein Begriff aus der Theologie, wo er eine Abweichung von der wahren Lehre bezeichnet. Sexualwissenschaftler, einschließlich Freud, benutzten den Begriff, um extreme Abweichungen von dem zu beschreiben, was sie unter reifer genitaler Sexualität verstanden. Unsere Verwendung des Begriffs basiert auf dieser Annahme; es sollen Deformationen von Machtstrukturen in Beziehungen aufgezeigt werden, die das Funktionieren im Lauf der Zeit behindern. Perversion bezieht sich im Besonderen auf Entwicklungs-

diese Blickrichtung, sowohl was die Theorie als auch was die Praxis betrifft, nicht geändert zu haben, denn die meisten Psychoanalytiker beharren auf diesen einheitlichen, eingleisigen und pathologischen Sichtweisen. Hierbei werden individuelle Stärken und Fähigkeiten, in die Zukunft weisende Entwicklungsschritte oder auch das Nutzen von Chancen vernachlässigt, die sich aus Erfahrungen der Realität ergeben können. Dies gilt auch für Erfahrungen, die unsere Patienten in therapeutischen Situationen und Beziehungen gemacht haben.

In den aktuellsten psychologischen und neurowissenschaftlichen Veröffentlichungen verweisen moderne Psychoanalytiker bei der Erklärung klinischer Phänomene schwieriger Patienten sowie bei Entwicklungsstörungen von Kindern und Jugendlichen noch immer auf Theorien, die wir für Derivate eingleisiger Modelle halten. Ausgangspunkt ihrer Betrachtungsweise ist die zugrundeliegende Hypothese, dass ein Mangel besteht, der zu vielen neuen diagnostischen Kategorien führt, wie z.B. Borderline-Symptomen, bipolaren, tiefgreifenden Entwicklungsstörungen, Störungen des Sozialverhaltens usw.

Seit Freud gibt es aber auch viele Beispiele von psychoanalytischen Denkern und Forschern aus angrenzenden Wissenschaftsbereichen, die die Vorteile eines zweigleisigen Entwicklungsmodells erkannt haben.[2] Diese völlig andere psychoanalytische Denktradition, die auf dem zweigleisigen Entwicklungsmodell basiert, hat Auswirkung auf die Diskussion über lineare bzw. nicht-lineare Entwicklungsprozesse. So ist eine interdisziplinäre Wissenschaft entstanden, die den Fokus auf entwicklungsbedingte Psychopathologie legt. Deren Vertreter beziehen biologische und philosophische Gedanken mit ein, um zwei Systeme der Epigenese zu untersuchen: ein offenes System, das auf biologischer Formbarkeit und Veränderbarkeit des menschlichen Verhaltens

störungen, die ihren Ursprung in bestimmten Symptomen oder Charaktermerkmalen haben.

2 Freud (1915, GW, Bd. 10, S. 228) schrieb: »Es wandelt sich so aus dem anfänglichen Real-Ich [...] in ein purifiziertes Lust-Ich.« Dem folgten Hartman (1939), Erikson (1950), Anna Freud (1965), Bowlby (1969, 1973, 1980), White (1959) und Winnicott (1949). Einige moderne Psychoanalytiker arbeiten auch in der zweigleisigen Tradition wie Lichtenberg und seine Kollegen (1989, 1992, 1996) oder Grotstein (1986, 1994) und Emde (1988).

beruht, und ein geschlossenes System, bei dem die Anfangsbedingungen zwangsläufig den Endzustand determinieren (Cicchetti und Rogosch, 1996; Mayr, 1988; von Bertalanffy, 1968). Für die klinische Behandlung von Sadomasochismus und unseren Beobachtungen der Entwicklung in einem anderen Umfeld, wie z.B. psychoanalytisch orientierten Vorschulen, erscheint ein zweigleisiges Modell besser geeignet. Unsere Überlegungen gehen von diesem alternativen Modell aus, da hier die Entwicklungspotentiale unterschiedlichster Konfliktlösungen im Laufe des Lebens eines einzelnen Menschen Berücksichtigung finden können.

Zwei Systeme der Selbstregulation

Unsere therapeutische Arbeit mit Sadomasochismus, omnipotenten Überzeugungen und Phantasien, die der Abwehr dienen und Sadomasochismus strukturieren, beruht auf dem genannten zweigleisigen Modell. Es impliziert zwei Systeme der Selbstregulation und Konfliktlösung: das offene System, das realitätsbezogen ist und durch Begriffe wie Freude, Handlungskompetenz und Kreativität näher gekennzeichnet werden kann, und das geschlossene System, das durch Realitätsverlust, Sadomasochismus, Omnipotenz und Entwicklungsstillstand geprägt ist. Die Begriffe »offenes« und »geschlossenes« System haben wir in unseren früheren Veröffentlichungen bereits verwendet (J. Novick und K. K. Novick, 1991, 1996; K. K. Novick und J. Novick, 1998). Die Systeme unterscheiden sich im Wesentlichen dadurch, dass das offene, kompetente System flexibel auf Veränderungen der äußeren und inneren Realität reagiert, während das omnipotente, geschlossene System an sadomasochistischen Überzeugungen und Phantasien festhält. Bei der Darstellung der beiden Systeme sprechen wir nicht von unterschiedlichen seelischen Strukturen (wie beispielsweise dem Es, Ich, Über-Ich) oder topographischen Dimensionen bewusster oder unbewusster Bereiche der menschlichen Seele, zu denen wir unterschiedliche Zugänge haben, wie beispielsweise bei Primär – und Sekundärvorgängen (Freud, 1900). Es geht viel eher um zwei Strategien der Konfliktlösung und Selbstregulation, d. h. die Art und Weise, wie wir in unterschiedlichen Lebensabschnitten auf

Konflikte reagieren. Dabei zeigt jede Reaktion, unabhängig davon, ob sie auf dem offen-systemischen oder geschlossen-systemischen Funktionieren basiert, die bestmögliche Bemühung eines Menschen, seine berechtigten Grundbedürfnisse zu befriedigen. Jede Phase enthält das Potential zur Entwicklung der Selbstregulation und Konfliktlösung, das sich aus dem offenen bzw. geschlossenen System ergibt. Sie beeinflusst ihrerseits die jeweils darauffolgende Phase oder verzögert möglicherweise einen Entwicklungsprozess, damit die Erinnerung und die Bedeutung früherer Phasen korrigiert werden kann (Freuds *Nachträglichkeit*, vgl. K.K. Novick und J. Novick 1994; J. Novick 1999, 2001).

Das offene System

Von Geburt an nehmen wir bei jeder Erfahrung und in jeder Phase unserer Entwicklung unterschiedliche Reaktionen auf unsere Hilflosigkeit wahr. Damit wir von dieser Hilflosigkeit weder innerlich noch äußerlich überwältigt werden, verfügen wir über ein System der Selbstregulation. Es weist folgende Merkmale auf: Es ist sowohl kompetent als auch effektiv und basiert auf wechselseitig bereichernden, wertschätzenden Beziehungen, die von einer realistischen Wahrnehmung des eigenen Selbst und anderer Menschen geprägt sind. Diese Beziehungen sind offen für innere und äußere Erfahrungen, sie tragen dazu bei, dass wir unser Leben und unsere Arbeit kreativ gestalten können. Das Wichtigste ist: In unserer Theorie sind offene Systeme dadurch gekennzeichnet, dass Raum ist für Kreativität, Liebe, gemeinsames Miteinander, Hoffnung, wechselseitige Anerkennung und Kooperation, was die Lebensgestaltung und auch die therapeutische Beziehung betrifft.

Wir werden später in diesem Buch verschiedene Konzepte im Detail vorstellen, die sich in Bezug auf das Verständnis und die Arbeit mit offen-systemischen Phänomenen als nützlich erwiesen haben. In dem Teil über Entwicklung beschreiben wir die »emotionale Muskulatur«, die auf jeder Entwicklungsstufe in Kindern und Eltern gestärkt werden kann (*Emotional Muscle*, Titel des 2010 erschienenen Buches von K.K. und J. Novick). Unser Ansatz beruht auf psychoanalytischen Gedanken wie z. B. Ich-Stärke, Entwicklungslinien oder auch allgemeinen Merkmalen des Ich. Außerdem finden Ergebnisse der Resilienzforschung und Untersuchungen über Abwehrmechanismen aus anderen Wissenschaftsgebieten Berücksichtigung. In dem Kapitel des Buches, in dem wir die unterschiedlichen Behandlungstechniken erläutern, legen wir den Schwerpunkt auf die Wechselbeziehung zwischen dem offensystemischen Funktionieren und dem therapeutischen Bündnis.

Das geschlossene System

Das geschlossene System ist ein omnipotentes, sadomasochistisches System der Selbstregulation. Es zeichnet sich dadurch aus, dass Erfahrungen der Hilflosigkeit durch das aktive Bemühen, sich Schmerz und Leiden zuzufügen, in feindselige Abwehrstrategien verwandelt werden. Ein geschlossenes System gründet auf den Glauben an diese Abwehrstrategien: Traumatische Hilflosigkeit kann durch magische Kraft abgewehrt werden, mit der das Objekt kontrolliert wird. Alles, was das Individuum unternimmt, hat das Ziel, das Objekt zu kontrollieren. Es konnte sich zu unterschiedlichen Zeiten in seinem Leben davon überzeugen, dass diese Abwehrstrategien effektiv sind; möglicherweise gab es Zeiten, in denen sie tatsächlich die einzigen und besten Anpassungsstrategien an innere und äußere Umstände waren. Wenn sich eine omnipotente Abwehrstrategie über einen längeren Zeitraum als Konfliktlösung verfestigt, kann sie vielfältige Funktionen erfüllen und es kann hierfür unterschiedliche Beweggründe geben. Möglicherweise führt sie auch dazu, dass eine spätere therapeutische Behandlung wenig Erfolg verspricht. Uns ist es wichtig nochmals zu betonen: Geschlossenensystemisches Funktionieren beruht nicht auf einem Defizit oder Mangel, viel eher ist es eine Lösung.

Unsere Gedanken über die Entwicklung und Behandlung von Sadomasochismus konnten wir mit den beiden Systemen der Selbstregulation verbinden. Dadurch gelangten wir zu einer Position, die von der klassischen psychoanalytischen Beschreibung der »normalen infantilen Omnipotenz« abweicht (J. Novick und K. K. Novick, 1972,

1991, 1996a, 1996b, 2000; K.K. Novick und J.Novick, 1987, 1998). Wir betrachten Omnipotenz als eine *Qualität,* die Wünschen, Gedanken oder auch Tagträumen zugeordnet werden kann. So kann Omnipotenz beispielsweise ein harmlos vergnügliches Element des kindlichen Spiels oder einer kreativen Tätigkeit sein, solange sich der Einzelne des Unterschieds zwischen Täuschung und Wirklichkeit, Überlegung und Handlung bewusst ist. Auch kindliche Phantasien gehen oft mit Illusionen von Omnipotenz einher. Es gibt externe Faktoren, die von außen solche Vorstellungen bestätigen, z.B. schwere Krankheiten, Todesfälle, Schicksalsschläge oder auch Traumata, die durch elterliches Fehlverhalten oder Pathologien der Eltern ausgelöst wurden. Nur in solchen Fällen findet eine Transformation von der Illusion der Omnipotenz zur *Wahnvorstellung* statt. Diese wird zur elementaren Überzeugung, und der Einzelne glaubt, dass sie der Realität entspricht und die Wahrheit einer bestimmten bewussten bzw. unbewussten Idee verkörpert. Omnipotente Überzeugungen äußern sich in Grundhaltungen oder Annahmen, die das Denken und Handeln des Einzelnen bestimmen.

Geschlossen-systemisches Funktionieren beruht nicht auf einem Defizit oder Mangel. Es ist eine Lösung.

Wir haben in unseren Arbeiten immer wieder betont, dass omnipotente Überzeugungen nicht notwendigerweise zu einer normalen Entwicklung gehören. Sie sind auch nicht mit überschwänglichen Gefühlen, Grandiosität, Egozentrik, Primärprozessen oder primärem Narzissmus gleichzusetzen. Omnipotente Überzeugungen entstehen als Reaktion auf das Unvermögen, mit der Realität zurechtzukommen. Sie sollen eine Person davor schützen, körperliche oder seelische Traumata zu erleiden. Unsere Definition von Omnipotenz lautet: Omnipotenz ist der bewusste oder unbewusste Glaube an eine magische Kraft, die uns befähigt, die Grenzen der Realität zu überwinden, um andere zu kontrollieren, sie zu verletzen und sie unseren Wünschen zu unterwerfen. Letztlich soll Omnipotenz die eigene Mutter dazu zwingen, eine »hinreichend gute Mutter« und ein kompetentes, schützendes und liebevolles Elternteil zu werden.

Teil I
Entwicklung

Kapitel 1

Die menschliche Entwicklung und die zwei Systeme

Wir gehen bei unserer Arbeit von folgenden Annahmen über Entwicklung aus:

- Unsere Vorgehensweise sieht in Entwicklungsprozessen den Schlüssel zum Verständnis der vielschichtigen, mehrdimensionalen Determinanten einer Persönlichkeit.
- Durch seinen entwicklungsorientierten Ansatz unterscheidet sich die Psychoanalyse von vielen anderen psychologischen Theorien.
- Ein entwicklungsorientierter Ansatz geht davon aus, dass sämtliche Verhaltensweisen eine Vorgeschichte und eine Bedeutung haben.
- Entwicklung kann nur im Kontext von Beziehungen stattfinden.
- Die persönliche Geschichte eines Menschen schließt die Familiengeschichte mehrerer Generationen mit ein, zumindest die Überzeugungen und Phantasien der Eltern, die sie in die Erziehung ihrer Kinder mit einbringen. Kulturelle Einflüsse werden durch die Eltern, die Beziehungen zu anderen Personen und Lebenserfahrungen übermittelt.
- Jeder Lebensabschnitt trägt etwas Einmaliges zu der Vielfalt bisher gemachter Erfahrungen bei. So können frühere Schwierigkeiten ausgeglichen oder auch bisher verborgene Themen bzw. Probleme wachgerufen werden (Nachträglichkeit oder Verschiebung, Novick/Novick, 1994, 2001a; J. Novick, 1999). Die einzelnen Lebensabschnitte beeinflussen sich gegenseitig.
- Jeder Entwicklungsabschnitt stellt eine primäre Herausforderung dar, auf die wir unterschiedlich reagieren können, mit geschlossen- oder offen-systemischen Mechanismen der Selbstregulation.
- Offen-systemisches Funktionieren entwickelt sich in Phasen, in denen gegenwärtige psychologische und biologische Entwicklungsstufen auf nicht-lineare Weise spätere Phasen beeinflussen oder von

früheren Phasen beeinflusst werden (K. K. Novick und J. Novick, 1994).
- Veränderung ist das Hauptmerkmal eines offen-systemischen, epigenetischen Entwicklungsverlaufs, bei dem jeder Lebensabschnitt gleich wichtig ist und entwicklungsbedingte Veränderungsprozesse das ganze Leben hindurch stattfinden können (ebd.).
- Geschlossen-systemisches Funktionieren hat die Tendenz, einem eher linearen, deterministischen und prädikativen Muster zu folgen.

Neben den phasenspezifischen Herausforderungen kann es immer auch innere und äußere Faktoren geben, die dazu beitragen können, dass kleinere Probleme oder Schwierigkeiten zu Traumata führen. So kann Folgendes passieren: Kinder, die bereits unter schweren Schicksalsschlägen leiden, können ihre Probleme häufig nicht lösen, ohne auf magische omnipotente Abwehrstrategien gegen ihre Hilflosigkeit und Wut zurückzugreifen, da sie eine schwierige Situation nicht mehr kontrollieren oder bewältigen können. Gelingt dies nicht, können spätere Ereignisse oder entwicklungsbedingte Konflikte einer späteren Stufe frühere Erfahrungen zu Traumata werden lassen und omnipotente Reaktionen hervorrufen.

Eine Reaktion auf ein Trauma muss nicht auf omnipotenter Abwehr beruhen. Können Eltern und Kinder auf kompetente, offen-systemische Ressourcen zurückgreifen, kann ein Trauma überwunden werden. Dies hilft uns auch, das Geheimnis zu erklären, warum sich Kinder trotz früher traumatischer Erfahrungen gut entwickeln können. Wir gehen aber von folgenden Annahmen aus: Im Laufe der Entwicklung stärkt der wiederholte Rückgriff auf Lösungsstrategien des offenen Systems und somit einer effektiven Selbstregulation die Fähigkeit des Einzelnen, mit schwierigen Situationen angemessen und realistisch umzugehen.

Ungeachtet der allgemeinen Vorstellungen der Kliniker über die menschliche Entwicklung, hoffen wir, dass unsere Darstellungen offen- oder geschlossen-systemischer Reaktionsweisen auf die Herausforderungen unterschiedlicher Lebensabschnitte unsere Leser zur Reflexion über menschliche Entwicklungsprozesse anregen, sie in ihrer Arbeit unterstützen und dadurch zu einem empathischen Verstehen der Schwierigkeiten unserer Patienten beitragen.

Kapitel 2
Schwangerschaft

Es ist ein bekanntes, aber unzureichend erklärtes Phänomen, dass Persönlichkeitsmerkmale über Generationen hinweg weitergegeben werden. In der Literatur ist es hinreichend dokumentiert, dass psychologische Faktoren der Eltern dafür verantwortlich sind, wie Babys sich selbst wahrnehmen und mit der Welt bzw. anderen Menschen interagieren (Piontelli, 1992; Fonagy, Steele, Moran, Steele und Higgit, 1993). Verschiedene Persönlichkeitsaspekte der Väter und Mütter konnten zur Erforschung isoliert betrachtet werden. Wir wollen in diesem Buch den Fokus unserer Untersuchungen auf die Reaktionsmuster auf gegenwärtige oder antizipierte, reale oder imaginierte Hilflosigkeit lenken. Außerdem untersuchen wir die Rolle, die elterliche Phantasien und Überzeugungen in der sich entfaltenden seelischen Entwicklung des Kindes spielen. Anna Freud zitierte in diesem Zusammenhang immer wieder Augusta Bonnard, die davon ausging, dass »die psychische Situation der Mutter die äußere Realität des Kindes darstellt« (A. Freud, 1970 [1966]). Unserer Auffassung nach trifft dies auch auf mütterliche Phantasien während der Schwangerschaft zu.

Sie sind bei der Vorbereitung der Mutter auf die Schwangerschaft von größter Bedeutung. So hat beispielsweise der Wunsch, ein gesundes Kind auf die Welt zu bringen, keinerlei negative Auswirkungen auf das ungeborene Kind, er kann sich darauf beziehen, dass das Selbstwertgefühl der Mutter wie bisher erhalten bleibt: Sie möchte sich wie eine gesunde Frau fühlen, die ein gesundes Kind gebären kann. Ängste in Bezug auf eine mögliche Krankheit des Babys können damit zu tun haben, dass eine Mutter bei der Vorbereitung auf die Schwangerschaft ihre Ängste zulässt, die angesichts des Schutzes ihres Kindes vor wirklichen Gefahren notwendig sind.

Persönlichkeitsmerkmale werden über Generationen hinweg weitergegeben.

Sie stellt sich damit ihrer eigenen Verletzbarkeit und nimmt ihre Gefühle und Bedürfnisse nach Sicherheit ernst. Diese notwendige empathische Identifizierung mit der Verletzbarkeit des Kindes führt entweder dazu, dass sie ihre Ich-Kapazitäten flexibel und konstruktiv nutzt, um sich und ihr Kind zu schützen, oder auf omnipotente, geschlossen-systemische Lösungen zurückgreift. Wir unterscheiden im Folgenden zwischen offen-systemischen Tagträumen und unrealistischen, omnipotenten Überzeugungen oder Annahmen, mit denen letztlich andere kontrolliert werden sollen. Offen-systemische Tagträume werten das eigene Selbst auf, sie können vorübergehend auch vergnügliche Omnipotenzphantasien beinhalten, wie z. B. eine Mutter stellt sich vor, sie sei eine Königin, die eine Prinzessin zur Welt bringt. Der manifeste Inhalt oder auch der Entwicklungsverlauf von Tagträumen, Träumen und Sorgen kann uns keinen unmittelbaren Hinweis geben, ob es sich um geschlossen- oder offen-systemische Phantasien und Überzeugungen handelt. Bei näherer Untersuchung kann sich möglicherweise ein Hinweis ergeben.

Sorge als magischer Schutz

Frau A war im 5. Monat schwanger und machte sich Sorgen, ob mit ihrem Baby alles in Ordnung sei, obwohl es hierfür keine Anzeichen gab. Trotz psychotherapeutischer Behandlung, in der sie die verschiedenen Assoziationen und Derivate ihrer Sorgen bearbeiten konnte, und der Bestätigung ihrer Ärztin und ihrer Freunde, dass ihre Ängste normal seien, war sie wie besessen von ihren sorgenvollen Gedanken. Als Frau A einen Monat vor meinem Urlaub feststellte, dass nur noch vier Wochen Zeit blieben, konnte sie sich noch nicht auf diesen Gedanken einlassen, stattdessen richtete sie ihre Aufmerksamkeit auf ihre Ängste bezüglich der Unversehrtheit ihres Babys.

Um den theoretischen Standpunkt zu verdeutlichen, beschreiben wir an dieser Stelle die Abfolge der innerpsychischen Prozesse, so wie wir sie gemeinsam nachvollziehen konnten. Das hier vorgestellte Material kam natürlich nicht so klar strukturiert an die Oberfläche, wie wir es hier darstellen. Im Verlauf der Behandlung erkannten wir: Ein wesentliches Charaktermerkmal von Frau A war ihre omnipotente Überzeugung, sie könne alles kontrollieren, insbesondere die Gefühle und Handlungen anderer Personen. Obwohl sie möglicherweise sehr kreativ war, beruhten ihr Selbstvertrauen und ihr Sicherheitsgefühl nicht auf realistischen Einschätzungen, sondern auf omnipotenten Überzeugungen. Jede Form eines möglichen Kontrollverlustes hinterließ bei ihr das Gefühl, sie sei ihrem Gegenüber ausgeliefert und könne verletzt werden.

Sobald ich Urlaub machte, fühlte sich Frau A hilflos und ihre Wahnvorstellung, sie könne alles kontrollieren, war bedroht. Mein unabhängiges Handeln widersprach der Art und Weise, wie sie normalerweise ihre Gefühle und ihr Selbstwertgefühl regulierte. Auf ihr Gefühl der Hilflosigkeit reagierte sie mit unglaublicher Wut, die sie kaum im Zaum halten konnte. Anschließend hatte sie Angst, sie könne ihrem Gegenüber Schaden zufügen. Sich ständig Sorgen zu machen, erschien ihr die einzige Möglichkeit, die anderen vor ihrer Wut zu schützen. Dies war kein ungewöhnliches Verhaltensmuster, außerdem hatten wir zuvor sämtliche Elemente ihrer Schuldabwehr bearbeitet. Zu diesem Zeitpunkt in der Behandlung war neu, dass wir den besonderen Schwerpunkt in der Sequenz auf die magischen, omnipotenten Elemente legen konnten.

Zunächst hatte Frau A das Gefühl, sie werde nur dann geliebt und geschützt, wenn sie ihr Gegenüber vollkommen kontrolliere. Sie glaubte, sie müsse über andere Macht ausüben, um Sicherheit, Schutz und Liebe erfahren zu können. Die Überzeugung, ihre Wut sei so mächtig, dass sie sie nicht bezähmen und andere verletzen könne, gab ihr Selbstvertrauen und die Möglichkeit, ihre Gefühle unter Kontrolle zu haben. Das besondere Merkmal einer geschlossenen-systemischen Lösung besteht aber darin, dass sie letztlich ein weiteres Problem verursacht. So musste Frau A mit der Vorstellung leben, sie würde jemanden zerstören, den sie liebe. Welche Lösungsstrategien standen ihr für ihr Problem zur Verfügung?

Wir haben zuvor zwischen zwei verschiedenen Systemen der Selbstregulation unterschieden, einem System, das auf der Interaktion mit der

Welt, und einem anderen, das auf Magie beruht. Die Persönlichkeit von Frau A war in der typischen Anwendung der Strategien des magischen, geschlossenen Systems verankert. Deshalb entschied sie sich wieder für eine omnipotente Überzeugung: Sie glaubte, sie könne die Folgen ihrer Wut kontrollieren, indem sie sich Sorgen mache. Als ich dies zum Thema machte, antwortete Frau A, sie habe das Gefühl, dass etwas Schreckliches passieren würde, wenn sie sich keine Sorgen mache. Sich Sorgen zu machen schützte ihr Gegenüber auf magische Weise vor ihrer omnipotenten Aggression. Der Zusammenhang zwischen ärgerlichen, aggressiven Impulsen und Sorge ist uns vertraut, bei Frau A kam jedoch noch die Wahrnehmung ihrer Omnipotenz dazu, an der sie festhielt, um die Kontrolle zu behalten und um sich vor ihrer entsetzlichen Hilflosigkeit zu schützen.

Geschlossen-systemische Lösungen verursachen letztlich weitere Probleme.

Wie alle Frauen war Frau A während ihrer Schwangerschaft anfällig, was ihre reale Hilflosigkeit betraf, da sie die Sicherheit und Unversehrtheit ihres Babys nicht vollständig kontrollieren konnte. In ihrem Fall war es so: Sie reagierte auf ihr Gefühl der Hilflosigkeit mit der ihr eigenen omnipotenten Strategie, indem sie sich ständig Sorgen machte. Als wir im Verlauf der Analyse ihr magisches Denken verstanden und erklärten, gelang es ihr, die Realität der Bereiche zu akzeptieren, die sie während ihrer Schwangerschaft nicht kontrollieren konnte. Sie wandte sich den Bereichen zu, auf die sie tatsächlich Einfluss nehmen konnte, d. h. sie kümmerte sich um ihre eigene Gesundheit und das zukünftige Kinderzimmer, nahm an einem Geburtsvorbereitungskurs teil, bat ihren Mann und ihre Freunde um Unterstützung und hatte sogar angenehme Tagträume in Bezug auf ihr Baby.

Zum ersten Mal in ihrer Therapie machte sie die Erfahrung, dass es eine gesunde Alternative zu ihrem bisherigen geschlossenen, omnipotenten System der Selbstregulation gab. Während der verbleibenden Behandlung griff sie in der Übertragungsbeziehung und in anderen Beziehungen kurzfristig immer wieder auf geschlossen-systemische

Lösungen zurück. Aber ihre neue Beziehung zu ihrem Baby als einem autonomen Individuum blieb vergleichsweise frei von omnipotenten Überzeugungen. Das Hineinwachsen in die Mutterrolle wurde zu einem wichtigen Wendepunkt, was die Veränderung von Frau A in ihrer Analyse und die gesunde Entwicklung ihres Babys betrifft.

Generationenübergreifendes omnipotentes Denken

Frau B war im sechsten Monat schwanger und machte sich offensichtlich ähnliche Sorgen wie Frau A. Während die Sorgen für Frau A einen magischen Versuch darstellten, ihre Gefühle der Hilflosigkeit abzuwehren, verbanden sich bei Frau B ihre defensiven omnipotenten Überzeugungen mit Externalisierung. Dadurch ergab sich ein schwer durchschaubares Bild. Als junge Frau war Frau B abgewertet und in ihrer Entwicklung eingeschränkt worden, sie fügte sich der Anordnung ihres Vaters, machte keinen höheren Bildungsabschluss und arbeitete als Sekretärin, um seinen Erwartungen gerecht zu werden. Ein besonderes Merkmal ihrer Analyse war, dass ihre Einstellung gegenüber Männern zwischen Wut und Unterwerfung wechselte. Als sie schwanger wurde, glaubte sie, sie würde einen Jungen zur Welt bringen, hatte dann aber plötzlich die Sorge, seine Genitalien wären verletzt. Als Frau B ihre Sorgen als Todeswünsche und unterschiedliche, komprimierte Elemente der Identifikation mit ihrem Baby deuten konnte, erholte sie sich zwar etwas von ihren Ängsten, war aber weiterhin besorgt.

Frau B verlagerte ihre Ängste auf seine Beine, nachdem sie ein gesundes Baby mit unversehrten Genitalien zur Welt gebracht hatte. Sie befürchtete, seine Beine seien missgebildet. Jedes Mal, wenn sie aus irgendeinem Grund von mir enttäuscht worden war, wuchs ihre Angst. Dann nahm sie ihr Kind, ging mit ihm zum Arzt und setzte es zahlreichen medizinischen Untersuchungen aus, die ihr Kind als aufdringlich erleben musste und denen es hilflos ausgeliefert war. In den Analysestunden erwähnte sie ihre Arztbesuche zunächst nicht. Erst als sie eine Therapiestunde verlegen musste, kam sie versehentlich darauf zu sprechen, und ich konnte die gesamte Sequenz verstehen.

Während der gesamten Behandlung war Frau B bemerkenswerterweise entgegenkommend und zeigte keinerlei Ärger. Es war offensichtlich, dass ihr bescheidenes Auftreten Teil ihrer Übertragung auf mich als ihren kontrollierenden Vater war. Sie idealisierte ihn selbst dann noch, als sie von ihren ehrgeizigen Plänen erzählte, deren Umsetzung er verhindert hatte. Die Wut, die mit ihrem hilflosen Gehorsam einherging, kam in der Beziehung zu ihrem Sohn zum Vorschein, auf den sie die verletzten, hilflosen Aspekte ihres Selbst externalisierte, da sie mit ihrem Vater identifiziert war. Dadurch stellte sie mit ihrem Sohn die sadomasochistische Beziehung wieder her, die sie selbst mit ihrem Vater erlebt hatte. In der Übertragung auf mich erlebte sie diese Beziehung neu.

Teil ihrer sadomasochistischen Pathologie war eine defensive omnipotente Wahnvorstellung: Sie glaubte wirklich, sie könne entweder als »kleines, angepasstes Mädchen« oder »sadistischer Vater« andere kontrollieren. Die Gestaltung ihrer Beziehungen zu anderen Menschen beruhte auf dieser geschlossen-systemischen Überzeugung, während sich ihre Omnipotenz nur auf das unabhängige Handeln anderer Menschen bezog. Sie sagte mir zum Beispiel: »Ich kann akzeptieren, wer Sie sind, ich kann es aber nicht ertragen, wenn Sie etwas tun, worauf ich keinen Einfluss habe.« Die Vorstellungen von Frau B beruhten außerdem auf defensiver Externalisierung, mit der sie die Eigenschaften und Persönlichkeit anderer tatsächlich verletzte. Sie sah alle Menschen, auch mich und ihr Baby, entweder als mächtige Kontrolleure oder als hilflose, verletzte Opfer, auch wenn dies – wie im Falle ihres völlig gesunden Kindes – der Realität völlig widersprach.

Ihre Phantasien und Vorstellungen, die sie während der Schwangerschaft hatte, blieben in der frühen Kindheit ihres Sohnes bestehen, weswegen er als Kleinkind ständig mit den mütterlichen Erfahrungen der Hilflosigkeit konfrontiert war. Dieses Beispiel macht deutlich, wie die Befindlichkeit und Persönlichkeit einer Mutter dazu betragen können, dass sich das Kind im Laufe seiner Entwicklung möglicherweise mit seiner Pathologie anpasst. Eine Mutter, die wie Frau B von omnipotenten, geschlossen-systemischen Abwehrstrategien bestimmt wird, verhindert den Zugang eines Kindes zur Realität. Sie trägt dazu bei, dass es bei der Entwicklung seines Selbst, seines Selbstschutzes, seines Selbstwertes und der Selbstregulation von unrealistischen Vorstellungen abhängig wird. Tatsächlich entwickelte der Sohn von Frau B später eine Störung, die sich in den Symptomen wie Minderwertigkeitsgefühlen und geringem Selbstwertgefühl äußerte, weswegen er später eine Therapie begann.

Werfen wir einen Blick auf den Lebenszyklus und betrachten die geschlossen- und offen-systemischen Reaktionen auf entwicklungsbedingte Herausforderungen, machen wir bei der Untersuchung der Phänomene während der Schwangerschaft folgende Beobachtung: Omnipotente Überzeugungen dienen beinahe immer der Abwehr von Gefühlen der Hilflosigkeit. Mit Unterstützung können die meisten Mütter, die zu omnipotenten Reaktionsmustern auf Hilflosigkeit neigen, diese überwinden und ihre Energie auf die Realitäten richten, die sie kontrollieren können und ihnen Spaß machen. Wenn keine Unterstützung vorhanden ist oder die omnipotente Abwehr in Verbindung mit einer größeren Pathologie auftritt, werden Mütter an geschlossen-systemischen Reaktionen festhalten. Diese überdauern möglicherweise die Schwangerschaft, sie werden in der nächsten Generation übernommen und prägen das neugeborene Kind.

Ausgangspunkt unserer Abhandlung war die Schwangerschaft, da sie den Beginn des Lebenszyklus eines jeden Menschen darstellt. Der seelische Zustand einer Mutter während der Schwangerschaft hat Auswirkungen auf die Entwicklung der frühen Erfahrungen eines Kleinkindes. Ein erster Blick auf die Rolle, die omnipotente Phantasien, Illusionen, Wahnvorstellungen und Überzeugungen einer Mutter während der Schwangerschaft spielen, hat gezeigt, dass die Abwehrstrategien gegen ursprüngliche Hilflosigkeit im Laufe der Entwicklung unvermeidlich weiterbestehen.

Mit Unterstützung können die meisten Mütter
mit Hilflosigkeit umgehen,
indem sie sich auf das konzentrieren,
was sie genießen und kontrollieren können.

Auch wenn sich geschlossen-systemische Reaktionen im Laufe der Entwicklung auf vielschichtige Weise verändern und sich Möglichkeiten offen-systemischer Reaktionen ergeben und Form annehmen können, finden wir selbst im Erwachsenenalter noch kleinere Anzeichen omnipotenter Abwehr. Sie kommen in Sätzen wie »Ich drücke die Daumen«, »Gott sei Dank« oder »Gesundheit« zum Ausdruck.

Die Auswirkungen omnipotenter Abwehr zeigen sich in übermächtigen, diffusen Ängsten, deren Ursachen wir nicht kennen. Moderne Psychoanalytiker, wie Botella und Botella (2005), Levine, Reed und Scarfone (2013), bezeichnen sie als »nicht repräsentierte Zustände«. Viele Kinder und Erwachsene, die wir als Patienten in Therapie haben, spüren diese überwältigenden Ängste. Sie lassen sich auf die Panik ihrer Mütter während der Schwangerschaft und der Zeit danach zurückführen. Für uns Analytiker stellt es eine therapeutische Herausforderung dar, die Ängste und möglichen Abwehrstrategien zu erkennen und herauszufinden, ob die Ursachen hierfür bei den Müttern und Vätern oder dem Patienten zu suchen sind.

Phasenspezifische Herausforderung:
Elterliche Hilflosigkeit angesichts körperlicher Veränderungen, körperliche Intaktheit und Sicherheit des Babys.

Offen-systemische Reaktion:
Suche nach Bereichen realistischer Effektivität und Unterstützungsquellen; bewusste Planung, um die Wiederholung eigener infantiler Erfahrungen zu vermeiden.

Geschlossen-systemische Reaktion:
Hilflosigkeit weckt in der Mutter die Phantasie vom Baby als kontrollierendes oder verschlingendes Wesen oder als Erlöser; Übertragung alter Beziehungsmuster auf das Baby; Externalisierung entwerteter, angsterregender oder erwünschter Selbstanteile auf das Baby.

Kapitel 3

Säuglingsalter

Alle unterschiedlichen Lebensabschnitte können aus verschiedenen Blickwinkeln betrachtet werden. In Bezug auf die Entwicklung des offen-systemischen und geschlossen-systemischen Funktionierens legen wir im Säuglingsalter den Schwerpunkt auf die Ökonomie der Freude und ihre Korrumpierung. Kompetenz- und Effektanzgefühle und das realistische Selbstwertgefühl eines Babys beruhen normalerweise darauf, dass bei seiner Bezugsperson die angemessene Reaktion ausgelöst wird und die Bezugsperson den kindlichen Bedürfnissen gerecht wird. Die Fähigkeit der Eltern-Kind-Beziehung, unvermeidliche Brüche in ihrer empathischen Beziehung zu heilen, ist für die Entwicklung von Kompetenzgefühlen und positiver Selbstachtung gleichermaßen wichtig. Eine Vielfalt positiver Gefühle, die von Zufriedenheit bis Spaß reichen, wird mit diesen kompetenten Interaktionen in Verbindung gebracht und führt dazu, dass empathische Interaktionen angeregt, bekräftigt und zum Ausdruck gebracht werden. Auf diese Weise ist das Erleben von Freude von der Fähigkeit beider Beteiligten abhängig, sich realistisch wahrzunehmen und miteinander zu interagieren. Sie ist von dieser Fähigkeit nicht nur abhängig, sondern wird auch von ihr reguliert. Dies wiederum führt zu der befriedigenden Erfahrung, beim Anderen tatsächlich etwas bewirken können.

Es kann Störungen von außen geben, die den normalen Entwicklungsprozess behindern, wie z. B. schwierige äußere Umstände oder medizinische Probleme, die Mutter oder Kind in mehr oder weniger ausgeprägter Form haben können.

Lust und Freude sind das wesentliche Strukturmerkmal der Erfahrung im Säuglingsalter.

Die Verhinderung von und die Vorbeugung vor schmerzlicher Interaktion zwischen Mutter und Kind

Alice hatte von Geburt an einen leichten Herzfehler, der bereits in den ersten Lebensmonaten operiert werden musste. Ihre Eltern machten sich große Sorgen und taten sich schwer, sich um die normalen Bedürfnisse ihres Babys zu kümmern, ihr Baby zu füttern, seine Windeln zu wechseln oder es zu trösten. Sie hatten Angst, sie könnten Alice in Gefahr bringen, und glaubten, es sei am besten, sie würden ihr Kind nicht berühren. Die Sorge um die Herzkrankheit ihres Babys wurde immer größer, sie erstreckte sich auf den gesamten Körper ihrer Tochter und ihre psychische Unversehrtheit. Die Eltern benötigten professionelle klinische Hilfe, um zwischen bedrohlichen Gefahren und weniger bedrohlichen, bewältigbaren Situationen unterscheiden zu können. Es gab zum einen Gefahren, die überwindbar waren, sich aber nicht abwenden ließen, zum anderen Gefahren, die die emotionale Entwicklung von Alice tatsächlich beeinträchtigen konnten. Im Folgenden unterscheiden wir zwischen geschlossen- und offensystemischen Reaktionen, die auf einer realistischen Einschätzung der Situation von Alice beruhen.

Ein Kinderpsychoanalytiker und eine Säuglingskrankenschwester zeigten den Eltern von Alice, wie sie sich vor, während und nach den operativen Eingriffen um ihre Tochter kümmern konnten. Der Schwerpunkt ihrer Bemühungen lag darauf, die Eltern zu befähigen, dass Alice positive Erfahrungen machen konnte. Die Mutter begann, die Reaktionen ihrer Tochter genau zu verstehen und ihren Bedürfnissen tatsächlich gerecht werden. Ihr Mann unterstützte ihre Bemühungen, so dass eine starke, positive Bindung zwischen Eltern und Tochter entstand.

Aus der Perspektive des Säuglings: Die Eltern konnten erkennen, wie wichtig es für Alice ist, möglichst viele freudige Erfahrungen zu machen, bei denen Alice ihre Bedürfnisse artikuliert und die Eltern ihnen gerecht werden können. So konnten die Hilflosigkeit und der Schmerz kompensiert werden, die die Operationen mit sich brachten. Auf diese Weise waren auch die offen-systemischen Grundlagen gelegt, sodass Alice Zutrauen zu ihren Interaktionen gewann und sich an ihren eigenen Fähigkeiten erfreuen konnte. Ihre spätere Entwicklung war ausgezeichnet.

In den folgenden Fällen besteht für den Säugling die Gefahr, dass die Ökonomie der Freude deformiert und korrumpiert wird: Der Säugling erfährt bei der normalen Entwicklung seiner Freude keine Unterstützung, die Mutter zeigt pathologische Züge, wie wir an dem Beispiel der Mutter im Kapitel über Schwangerschaft gesehen haben, oder es liegen im Säuglingsalter schmerzhafte Erfahrungen vor, die wir häufig bei den Behandlungen sadomasochistischer Patienten finden.

Anstatt wiederholter und zunehmender freudiger Erfahrungen, bei denen die Bedürfnisse des Säuglings Berücksichtigung finden, bleiben seine angeborenen Fähigkeiten, der Bezugsperson die erforderlichen Reaktionen zu entlocken, folgenlos. Seine Erfahrung von Ursache und Wirkung bildet sich in Verbindung mit schmerzhaften Gefühlen und wird auch durch sie ausgedrückt.

Wenn eine Mutter auf das Lächeln ihres Säuglings nicht mit Lächeln, sondern ängstlich, deprimiert oder gelegentlich beliebig reagiert, bleiben Frustration und die ganze Bandbreite dysphorischer Gefühle die einzige feste Größe in seinem unkalkulierbaren Leben. Mütter werden tatsächlich mit Schmerz in Verbindung gebracht, Schmerz wird zu einer Art Lebensgefühl, da sämtliche Bemühungen, mit den eigenen Grundbedürfnissen zurechtzukommen, von negativen Gefühlen begleitet werden. Schmerz ist das Wesensmerkmal sadomasochistischer Pathologie und Auslöser für omnipotente Abwehr bzw. für eine geschlossen-systemischen Reaktion auf entwicklungsbedingte Herausforderungen. Denn ein Baby ist ohne Intervention der Eltern oder Bezugspersonen, die auf seine Bedürfnisse eingehen, hilflos und kann keine Veränderung bewirken.

Wenn sich in späteren Jahren das geschlossen-systemische Funktionieren auf allen Entwicklungsstufen etabliert hat, kann das zentrale Element des Schmerzes als Rückgriff auf wesentliche, frühkindliche Erfahrungen verstanden werden, auf das frühe Stadium, in dem Schmerz den Säugling auf magische Weise tröstete, ihm Sicherheit und ein Gefühl der Kontrolle gab. Die Grundbedürfnisse nach Bindung, Selbstachtung und Vorhersehbarkeit werden mit Gefühlen von

Hilflosigkeit und Schmerz in Verbindung gebracht; die ersehnte Freude wird in Schmerz verwandelt.

Schmerz wird zum Affekt, der die Abwehr der Omnipotenz auslöst, und zu einer Art magischer Kraft, mit der alle Wünsche befriedigt werden können. Schmerz rechtfertigt omnipotente Feindseligkeit und Rachegefühle, die omnipotente und sadomasochistische, geschlossensystemische Überzeugungen charakterisieren. Da das allmählich sich entwickelnde Gefühl der Macht des Säuglings nicht auf tatsächlichen Erfahrungen der Effektanz beruht, gibt es keine Realität, die seiner Illusion der Kontrolle durch dysphorische Gefühle entgegensteht und die Entwicklung einer allumfassenden Wahnvorstellung verhindert – das heißt, der Säugling glaubt, er sei omnipotent.

Korruption der Ökonomie der Freude

Videoaufzeichnungen der Interaktionen zwischen »Tabitha« und ihrer Mutter, die im Säuglingsalter gemacht wurden, zeigen ständige Unterbrechungen des frühkindlichen Spiels. Tabithas Mutter wird aufgefordert, »mit ihrem sechs Monate alten Baby zusammen etwas zu machen«. Sie legt Tabitha mit dem Bauch auf den Boden und setzt sich mit ein paar Rasseln neben ihre Tochter. Die Mutter schüttelt die Rasseln und weckt sofort Tabithas Aufmerksamkeit. Die Tochter greift nach einer Rassel, aber die Mutter schüttelt außerhalb ihrer Reichweite weiter mit den Rasseln. Tabitha dreht sich frustriert um und sucht nach ihrer Mutter, die sich jedoch abwendet, dabei »nein« sagt und den Lärm mit den Rasseln nochmals verdoppelt. Tabitha versucht immer wieder, mit ihrer Mutter in Kontakt zu treten; diese Sequenz wiederholt sich mehrfach. Für den Zuschauer ist die Beharrlichkeit des Babys angesichts seiner Frustration eine Qual. Jedes Mal, wenn es Tabitha nicht gelingt, nach einer Rassel zu greifen, wendet sie sich an ihre Mutter, die aber den Kontakt zu ihrer Tochter ablehnt. Sobald die Mutter für einen kurzen Moment wegschaut und Tabitha nach einem anderen Spielzeug greift, steckt sie es sofort in ihren Mund. Doch die Mutter nimmt ihr das Spielzeug aus dem Mund und aus der Hand. Schließlich zieht sich Tabitha zurück und wimmert in einer hohen, ergreifenden Tonlage. Daraufhin schließt die Mutter Tabitha in ihre Arme, liebkost sie und summt. In dieser Filmsequenz sehen wir deutlich, wie die kindliche Erfahrung eines kompetenten Funktionierens und einer Bindung unterbrochen und regelmäßig mit schmerzlicher Hilflosigkeit in Verbindung gebracht wird (Forschungsprogramm von Dr. Donald Silver und Dr. R. Kay Campbell, 1982–1992).

Videoaufnahmen, die in regelmäßigen Abständen die Entwicklung von Säuglingen dokumentieren, zeigen die jugendliche Mutter »Kathy« und ihre zwei Wochen alte Tochter »Nicole«. Während sie in die Augen ihrer Mutter schaut, genießen beide den Vorgang des Stillens. In einem etwas späteren Film, der 2½ Monate später aufgezeichnet wurde, sehen wir, wie Nicole sich anstrengt, mit ihren Augen und ihrem Gesichtsausdruck zu ihrer Mutter Kontakt aufzunehmen. Kathys eigene Entwicklungsstufe als Jugendliche und erste Anzeichen ihrer Depression verhinderten, dass sie angemessen auf ihr Baby reagieren konnte. Aus Nicoles anfänglichem Lächeln wurde allmählich ein finsterer Blick, und Kathy begann, ihr Missfallen und ihre Abneigung gegenüber ihrer Tochter deutlich zum Ausdruck zu bringen.

Die Beobachtungen lassen ein Scheitern der Beziehung zwischen Mutter und Tochter erkennen. Kathy verlagerte eigene, nicht akzeptierte Aspekte nach außen auf ihr Kind. Im Alter von vier Monaten wurde bei Nicole eine Gedeihstörung diagnostiziert, während Kathy in eine tiefe Depression verfiel.

Nicole versuchte sich selbst zu trösten, sie spielte mit ihren Haaren und zog daran, bis sie rissen. Dies war genau die Stelle an ihrem Hinterkopf, an der Kathy sie in ihrer Armbeuge hielt – der Stelle, an der es den einzigen durchgängigen Kontakt zwischen Mutter und Tochter in diesem Zeitraum gab. Viele Monate lang war diese Stelle an ihrem Hinterkopf beinahe kahl und die Haare waren dort noch über mehrere Jahre deutlich kürzer und struppiger. Dieses Symptom repräsentierte eine frühe Bindung durch Schmerz, es war das erste Anzeichen einer sadomasochistischen Entwicklung und ein erster geschlossensystemischer Versuch, das Objekt zu kontrollieren.

Wir richten jetzt einen Blick auf die Veränderungen, die dadurch eintreten, dass ein Kind in schmerzliche Erfahrungen involviert war.

Was wir auf dieser frühesten Stufe beschreiben, ist eine erlernte Assoziation. Das klinische Material unserer älteren, sadomasochistischen Patienten stützt die Auffassung von Daniel Stern, die auf der Beobachtung von Säuglingen beruht: »Die reale Gestalt der interpersonalen Realität, die durch interpersonale Invarianten gekennzeichnet ist, bestimmt den Entwicklungsverlauf mit. Die Bewältigungsfähigkeiten entwickeln sich in Form realitätsbezogener Anpassungen.« (Daniel Stern, *Die Lebenserfahrung des Säuglings*, 1992, S. 355)

Dieser Vorgang bildet die Grundlage für das wiederholte Eingehen schmerzhafter Beziehungen, bei denen eine Person zu einem späteren Zeitpunkt eine magische, omnipotente Möglichkeit sucht, frühe Kontrollmechanismen erneut zu etablieren und mit legitimen Bedürfnissen zurechtzukommen. Werfen wir einen Blick auf die frühen Ursachen des geschlossen-systemischen Funktionierens, stellen wir fest, dass im Säuglingsalter der Schmerz der Hilflosigkeit sich in einen Affekt verwandelt, der mit Bindung, Sicherheit und Kontrolle assoziiert wird. Schmerz wird von einer passiven Erfahrung der Hilflosigkeit zu einem illusionären Zeichen von Sicherheit transformiert. Schließlich wird Schmerz Teil einer omnipotenten Wahnvorstellung des geschlossenen Systems: Das Individuum glaubt, seine Grundbedürfnisse könnten nur in einer schmerzlichen Beziehung befriedigt werden.

Spätere Folgen dieser frühen Erfahrung sind in der Behandlung sowohl für den Therapeuten als auch den Patienten spürbar. Patienten neigen dazu, die allgegenwärtige Anwesenheit schmerzlicher Interaktionen des geschlossenen Systems auf einer sensorischen Ebene zu beschreiben, wie beispielsweise eine suizidgefährdete junge Frau, die von dem »Geruch des Elternhauses« sprach. Den Analytikern schwirren möglicherweise »Bilder aus früheren Entwicklungsphasen« durch den Kopf; sie spiegeln die Erfahrung *eines* Baby oder die Assoziation an *ein* Baby wider, die sich nicht notwendigerweise aus der Familiengeschichte eines bestimmten Patienten ergibt, sondern dem empathischen Verstehen entspringt und an die Oberfläche tritt. Es geht hierbei um das Verstehen einer Zwangslage, mit der ein Säugling unter widrigen Umständen konfrontiert wurde.

Der Analytiker wird sich möglicherweise dafür oder dagegen entscheiden, sich mit seinem Patienten über diese Bilder auszutauschen; solche Entscheidungen werden wir in den Kapiteln über Behandlungstechniken im zweiten Teil dieses Buches ausführlicher diskutieren. Es kann sich im Bewusstsein des Analytikers zusätzlich oder alternativ ein Gefühlszustand einstellen, der so beharrlich ist, dass er nicht ignoriert werden kann, sondern unsere Aufmerksamkeit verlangt und wir das Bedürfnis haben, andere in Bildern oder Worten teilhaben zu lassen. Auf diese Weise gelangen Interaktionen, die aus dem Säuglingsalter stammen und dort ihren Ursprung haben, in die therapeutische Beziehung und wecken die Aufmerksamkeit sowohl des Patienten als auch des Therapeuten.

Wir vertreten die Ansicht, dass eine schmerzliche Erfahrung im Säuglingsalter – unabhängig von seiner Ursache – eine therapeutische Intervention erforderlich macht. So kann verhindert werden, dass sich eine spätere Pathologie entwickelt. Im Rahmen unseres epigenetischen Entwicklungskonzeptes ist auch folgende Überlegung wichtig: Was bedeutet es, wenn ein Baby im Säuglingsalter ein potentielles oder tatsächliches Trauma erlebt und geschlossen-systemische Lösungen, die bereits Teil des Repertoires seiner Abwehrmechanismen sind, in das Kleinkindalter übernimmt? Ein Baby, das durch geschlossen-systemische Abwehrreaktionen Erleichterung, Sicherheit und Berechenbarkeit angesichts alltäglicher und außergewöhnlicher Herausforderungen erfahren hat, wird sich eher für geschlossen-systemische Lösungen entscheiden, wenn es in späteren Lebensabschnitten vor Herausforderungen steht.

Phasenspezifische Herausforderung:
Unmöglichkeit des Säuglings, die benötigte Reaktion von wichtigen Personen auszulösen.

Offen-systemische Reaktion:
Auf Fehlabstimmung folgt Wiedergutmachung.

Geschlossen-systemische Reaktion:

Traumatische Überwältigung, hilflose Wut und Frustration;
Abwendung von Realität und Kompetenz;
Vertrauen auf magische Kontrolle; Bindung durch Schmerz.

Mögliche Symptome:
Gedeihstörung, Ausreißen der Kopfhaare, Kopfanschlagen, Beißen.

Kapitel 4
Kleinkindalter

Für die meisten Kinder ist das Kleinkindalter eine Zeit der exponentiellen Erweiterung ihrer Möglichkeiten. Das Wachstum motorischer und kognitiver Fähigkeiten führt zu einer raschen Entwicklung und Entfaltung folgender Kompetenzen: Regelung von Spannungszuständen, Essen, Anziehen, die Fähigkeit sich selbst zu schützen sowie Stuhl- und Blasenkontrolle. Die normalen Entwicklungsaufgaben, Tätigkeiten und Wünsche im Kleinkindesalter bieten die Chancen, adaptive Bewältigungsmechanismen und ein gesundes Empfinden für das eigene Selbst zu entwickeln. Dieser Prozess ist begleitet von Gefühlen, die unter den Stichworten Effektanz, Spaß und Sicherheit zusammengefasst werden können; außerdem bildet sich eine liebevolle Beziehung zu festen Bezugspersonen und es findet eine enorme Erweiterung der Ich-Kontrolle der Motilität und Kognition statt. Für das wachsende Vertrauen und die Freude an den neu erworbenen Fertigkeiten des Kleinkindes ist es entscheidend, dass die Eltern Selbstbehauptungsimpulse in angemessene Bahnen lenken und »Aggressionen absorbieren« können (Furman, 1985; Orgel, 1974). Dass Ausscheidungsfunktionen und die damit verbundenen Gefühle libidinös besetzt sind und das Kleinkind Freude empfindet, seine Wünsche durchsetzen und deren Befriedigung beeinflussen zu können, sind Quellen sowohl der Triebbefriedigung als auch der Ich-Stärkung.

Betrachtet man das Kleinkindalter aus dieser Perspektive, ist es eigentlich keine Zeit, die von Sadismus geprägt ist und auch keine mit Wut einhergehende Unterbrechung »normaler Omnipotenz«, wie dies in vielen psychoanalytischen Entwicklungsmodellen behauptet wird. Unserer Auffassung nach stellen Spaltung, Projektion, projektive Identifikation und defensive Externalisierung geschlossen-systemische Abwehrmechanismen dar. Sie sind keine notwendigen und normalen Merkmale dieser Entwicklungsphase.

Das Kleinkindalter ist eigentlich keine Zeit, die von Sadismus geprägt ist und auch keine mit Wut einhergehende Unterbrechung »normaler Omnipotenz«.

Bei unserem Versuch, zwischen normalen und pathologischen Entwicklungen im Kleinkindalter zu unterscheiden, suchen wir nach früheren Ursachen in dieser Phase, die aus Erfahrungen der Hilflosigkeit resultieren. Diese zeigen sich bereits im Kleinkindalter oder werden später bei der Behandlung älterer Patienten sichtbar. Schicksalsschläge, wie beispielsweise Krankheiten oder Todesfälle, bereiten einem Kind möglicherweise Schmerz und setzen es Hilflosigkeit aus. Treten diese Gefühle im Lauf der Entwicklung auf, stellt sich die Frage nach den Lösungsmöglichkeiten und den Angeboten der Umwelt, die dem Patienten zur Verfügung gestellt werden. Hat er eine omnipotente Lösungsmöglichkeit gewählt, d.h. eine geschlossen-systemische Reaktion generiert, oder war er in der Lage, auf eine offen-systemische Reaktion, der realistischen Verarbeitung eines Missgeschicks, zurückzugreifen? Woher kommt es, dass ein Kleinkind diese Wahlmöglichkeit hat?

Kann ein Kleinkind seine Bedürfnisse und Wünsche aktiv und sichtbar durchsetzen, so führt dies dazu, dass sich starke Lustgefühle – verbunden mit dem Gefühl, etwas bewirken zu können – einstellen. Findet dieser Prozess nicht statt, wird es schnell wütend und frustriert, was sich zwar verstärkend auf alle anderen Affekte auswirkt, aber noch nicht zu Sadismus führt. Die Umwandlung von Selbstbehauptung in Aggression und Sadismus hängt von später eintretenden Ereignissen ab. Die entscheidende Wende tritt unserer Auffassung nach ein, sobald das Kind der inneren Erfahrung von Ärger hilflos ausgesetzt ist *und* die Außenwelt keine angemessene oder passende Unterstützung bietet. Stehen dem Kind keine adaptiven Lösungen zur Verfügung, greift es auf omnipotente Strategien zurück. Diese tragen mit dazu bei, dass Impulse der Selbstbehauptung und Aggression zu Sadismus führen. So finden innere Veränderungen statt, die ans Tageslicht treten, wenn Kinder aggressiv werden und beginnen, sadomasochistische Verhaltensweisen im Umgang mit anderen zu zeigen.

Folglich entstehen die Probleme im Kleinkindalter normalerweise nicht von selbst oder weil die »Zweijährigen so schlimm sind«. Die Lösung besteht auch nicht darin, zu warten, bis ein Kind den Problemen entwachsen ist. Sadismus entsteht im Kontext sadomasochistischer Beziehungen. Wenn Vater und Mutter nicht sadomasochistisch sind, würdigen und genießen sie die kindliche Selbstbehauptung.

Stehen dem Kind keine adaptiven Lösungen zur Verfügung, greift es auf omnipotente Strategien zurück.

Aggressionen werden von den Eltern »absorbiert« und kanalisiert, und die Auflösung und somit der Rückgang gemischter Gefühle werden gefördert. Weder unsere wissenschaftlichen Beobachtungen noch unsere Erfahrungen im klinischen und pädagogischen Bereich haben bisher gezeigt, dass bei sehr jungen Kindern Sadismus spontan entsteht.

Das Kleinkindalter entscheidet über die Qualität der Impulse der Selbstbehauptung und Aggression und über die Festlegung des Musters, wie mit ihnen umgegangen wird. In dieser Phase wird es einfacher, die wechselseitigen Interaktionen und Einflüsse der Persönlichkeiten der Eltern und Kinder über Generationen hinweg zu beobachten. Emotionen und unsere Reaktionen darauf stellen die »wichtigste Währung« im Austausch zwischen Eltern und sehr jungen Kindern dar, sie sind viel tiefgreifender und wirksamer als Gedanken.

Jeder von uns muss einen Weg finden, um mit Gefühlen zurechtzukommen, die in ihrer Handhabung als zu intensiv oder überwältigend erlebt werden. Unsere therapeutische Arbeit mit Abwehrmechanismen macht deutlich, dass Kinder oft die elterlichen Abwehrstrategien übernehmen (J. und K.K. Novick, 2013). Geschlossen-systemische Lösungsstrategien der Erwachsenen spiegeln sich oft in den geschlossen-systemischen Reaktionen der Kleinkinder wieder. Der defensive Aspekt des zugrundeliegenden Sadomasochismus des geschlossen-systemischen Funktionierens resultiert aus einer frühen Unterwerfung des Kleinkindes unter ein bedrohliches Umfeld und verfestigt seine Unterwerfung. Was zunächst eine Akzeptanz elterlicher Externalisierungen (schmutzig, abhängig, aggressiv) bedeutete und der emotionalen

Verbindung zwischen Eltern und Kind diente, wird aktiv internalisiert. Das Kind nutzt diese Internalisierung, um das notwendige innere Bild eines liebevollen, schützenden und vollkommenen Elternteils aufrechtzuerhalten, das es vor der destruktiven Wut seiner Aggressionen schützt. Was die Abwehr betrifft, so kann das omnipotente, sadomasochistische, geschlossen-systemische Verhalten als ein Versuch verstanden werden, destruktive Wünsche abzuwehren, die auf jeder Entwicklungsstufe gegen die Mutter gerichtet sind. Folgende Mechanismen werden hierbei in Gang gesetzt: Verleugnung, Verdrängung, Internalisierung und Wendung der Aggression gegen den eigenen Körper durch Internalisierung. (An verschiedenen Stellen dieses Buches verweisen wir auf Interaktionen zwischen einem Kind und einer »Mutter«. Manchmal ist »Mutter« wörtlich zu verstehen, da viele Interaktionen für ein weibliches Elternteil und ein Baby charakteristisch sind, gelegentlich benutzen wir die Begriffe Mutter *oder* Elternteil, um frühe, wichtige Personen im Leben eines Kindes zu bezeichnen.)

Geschlossenen-systemisches Funktionieren im Kleinkindalter tritt häufig auf, wenn normale Impulse in Richtung Autonomie und unabhängigem Funktionieren sowohl von den Eltern als auch den Kindern als Aggressionen erlebt bzw. definiert werden. Der Kampf um Autonomie findet zunächst im Bereich körperlicher Aktivitäten statt. Eltern, deren Kinder in dieser Phase Entwicklungsstörungen aufweisen, widersetzen sich normalerweise den Unabhängigkeitsbestrebungen ihrer Kinder und reagieren auf normale Selbstbehauptung mit Angriff. Diese Kinder verlieren den Kampf um Autonomie und bekommen das Gefühl, ihre Mütter und Väter bräuchten sie und wollten, dass sie hilflose, chaotische, unfähige und abhängige Personen bleiben. Eltern und Kinder sind dadurch in einer intensiven Beziehung gefangen, die vom Kind so erlebt wird, wie wenn jeder der Beteiligten den anderen verzweifelt benötigt, damit er sowohl überleben als auch seine Bedürfnisse befriedigen kann.

Normale Selbstbehauptung wird möglicherweise behindert, wenn medizinische Eingriffe für ein Kind längere Abschnitte der Isolation, Passivität und Schmerz bedeuten. In seiner Vorstellung sind die Eltern die Quelle jeglichen Unheils und Glückes. Deshalb werden Krankenhausaufenthalte häufig als Bestrafung erlebt. In solchen Phasen der Angst kann es passieren, dass Eltern weniger verfügbar sind als Hilfs-Ich, welche die Kinder unterstützen und verhindern, dass deren Hilflosigkeit traumatische Formen annimmt.

Selbstbehauptung wird zu Aggression

In Filmaufnahmen, die in zeitlichen Abständen von Nicole als Kleinkind gemacht wurden, können wir beobachten, wie ihre exploratorischen Impulse, ihre Neugier und Kreativität im Spiel ständig unterbrochen und behindert wurden. Dadurch war Nicole zunehmend hilflos und hatte keine Ahnung, was als nächstes passieren würde. In einem Filmausschnitt, in dem Nicole ihre ersten Schritte macht, bringt sie einen Ball zurück, den ihr ihre Mutter von einem gemeinsamen Ausgangspunkt – einer Decke, die im Gras ausgebreitet ist – zuwirft. Sie hat sichtlich Freude am Spiel mit ihrer Mutter. Das Spiel wird mehrfach wiederholt, bis Nicole sich auf die Decke setzt und den Ball in ihrem Schoß festhält. Ihre Mutter protestiert, ergreift den Ball und wirft ihn weg. Mit Entschlossenheit steht Nicole auf und besteht darauf, dass das Spiel fortgesetzt wird. Nachdem Nicole nochmals versucht hat, sich mit dem Ball hinzusetzen, wirft ihn ihre Mutter zum zweiten Mal weg. Während Nicole den Ball holt, nimmt ihre Mutter Nicole dieses Mal die Decke weg und entzieht ihr damit den gemeinsamen Ausgangspunkt ihres Spiels. Nicole läuft verwirrt hin und her, nimmt ihre Finger in den Mund und entdeckt schließlich einen Zipfel der Decke, in den sie sich kuschelt. Dann wiederholt die Mutter die gesamte Sequenz. Die Folge ist, dass Nicoles Verwirrung zunimmt und ihre Verhaltensmuster abrupter werden. Schließlich wickelt sie ihre ausgerissenen Haare um ihre Finger, lutscht an ihnen und zieht sich regressiv zurück. Da Nicole keine Hilfestellung von ihrer Mutter erhielt, kam es zu diesem Rückzug in die aversive Isolation. Tatsächlich war die Mutter die Ursache dafür, dass Nicole keine realen Erfahrungen von Ursache und Wirkung, Reiz und entsprechender Reaktion machen konnte und es ihr nicht möglich war, die genaue Bedeutung der Konsequenzen ihres Handelns zu erfassen. In den darauffolgenden Monaten begann sie schließlich, ihre Mutter sadistisch zu kontrollieren, indem sie mit einem Lachen auf dem Gesicht sogar Sicherheitsgrenzen überschritt. Ein geschlossen-systemisches Beziehungsmuster wurde in Gang gesetzt (vgl. J. Novick und K. K. Novick, 1996).

Kleinkinder reagieren möglicherweise mit geschlossen-systemischen Lösungsstrategien, wenn normale Selbstbehauptung und Autonomie von den Erwachsenen als Aggression definiert werden.

Bei unserer Arbeit mit sadomasochistischen Patienten wurde deutlich, dass sie bereits im Kleinkindalter wenig Vertrauen in ihre eigenen Fähigkeiten besaßen und dass weitere Möglichkeiten, kompetente Interaktionen zu entwickeln, vereitelt und verhindert wurden. Selbstbehauptung wurde von den Eltern als Aggression erlebt und definiert; Möglichkeiten, Aggressionen auf angemessene Weise loszuwerden, wurden nicht zur Verfügung gestellt, so dass die Kinder in der Tat wirklich aggressiv wurden. Erste vorsichtige Schritte in Richtung Selbständigkeit wurden von ihren Müttern als törichte Kämpfe um Kontrolle wahrgenommen. Externalisierung und physische Aufdringlichkeit der Eltern führten dazu, dass die Kinder nie für ihren Körper Verantwortung übernehmen und von ihm Besitz ergreifen durften. Aversive und verärgerte Reaktionen auf mangelnde mütterliche Empathie führten zu ansteigenden Spiralen von Wut, Schuld und Vorwürfen, sodass sich unsere Patienten als Kleinkinder für den Schmerz, den Ärger, die Hilflosigkeit und die Unzulänglichkeit ihrer Mütter verantwortlich fühlten mussten. Das dauerhafte Unvermögen der betreuenden Person, mit den kindlichen Bedürfnissen nach kompetenten Interaktionen angemessen umzugehen, führte dazu, dass die Kinder intensive, hilflose Wut empfanden. Diese wurde durch Omnipotenzphantasien von Kontrolle, Rettung und potentieller Destruktivität abgewehrt.

Die Entwicklung des geschlossenen-systemischen Funktionierens im Kleinkindesalter wird durch ein Gefühl der Hilflosigkeit verstärkt. Ursache hierfür ist, dass angenehme Erfahrungen der eigenen Kompetenz immer wieder verhindert werden und zwischenmenschliche Beziehungen eine spezifischere Entwicklung durchlaufen, wodurch sich allgemeine Frustration in gezielte Wut verwandelt.

Wir müssen aber auch erklären, wie sich omnipotente Vorstellungen verfestigen und später zu Wahnvorstellungen werden. Sie zeigen sich bei Patienten aller Altersstufen, die unter dieser Pathologie leiden, und nehmen solche Formen an, dass sie andere *wirklich* zerstören können.

Infantile Entwicklungsstränge, bei denen sich auf Grund von Schmerz Hilflosigkeit in geschlossen-systemische Kontrolle von Bindungen umwandelt, verflechten sich mit weiteren Gefühlssträngen: Es zeigt sich Wut, die gegen andere gerichtet ist, und es bildet sich außerdem die reale Grundlage für die spätere wahnhafte Überzeugung von der Macht der Gefühle, die durch feindliche, omnipotente Kontrolle anderer gekennzeichnet ist. Diese Überzeugung hat unserer Meinung nach ihren Ursprung in einer äußeren Bestätigung der Vorstellung, dass Wut tatsächlich destruktives Machtpotential enthalte und die Eltern überwältigen, schädigen oder sogar töten könne. Die elterliche Antwort auf das kindliche Funktionieren enthält entweder omnipotent zerstörerische oder omnipotent wiedergutmachende Elemente. Die Externalisierung der Verantwortung hat zur Folge, dass dem Kind gesagt wird: »Du bringst mich um, du bist mein Tod.« Oder: »Mama hat Kopfweh, wenn du brav bist, geht es deiner Mama wieder besser.« Das Kind, das nach einer Lösung für seine Hilflosigkeit sucht, bekommt die Vorstellung, dass die Gefühle und das Wohlbefinden der Mutter von seinem Verhalten abhängen. Der Wunsch des Kindes, etwas bewirken zu können, wird durch die Botschaft der Eltern, den »Schiedsrichtern über die Wirklichkeit«, in illusorischer Form erfüllt. Sie lautet: Wut und aggressives Verhalten sind die beste Methode, damit die kindlichen Wünsche erfüllt werden.

Der Glaube, Autonomie und Selbstbehauptung seien destruktiv, gehört häufig zum omnipotenten Glaubenssystem von Müttern. Es gibt Mütter, die mit Trennung als Bestrafung drohen, die ihre Kinder in Kaufhäusern oder im Supermarkt verlieren oder die als Vergeltungsmaßnahme für das Gefühl, von ihrem Kind – das gerade laufen gelernt hat – verlassen zu werden, ihre Berufstätigkeit wieder aufnehmen.

Wenn Eltern den Kontakt zu ihren Kindern verlieren oder nur unregelmäßig mit ihnen in Verbindung sein können, verinnerlichen die Kinder dieses Muster und nehmen zu sich selbst und anderen keine stabilen Beziehungen auf. In der Behandlung kann sich dieses verworrene, instabile Muster in der Beziehung zum Therapeuten zeigen, wenn die Verbindung zu ihm unkalkulierbar schwankend bleibt. Die Grundlage für die Entwicklung einer voll ausgeprägten sadomasochistischen Beziehung wird im Kleinkindalter gelegt, wobei Omnipotenz einen wesentlichen Aspekt der von Narzissmus geprägten seelischen Ökonomie darstellt. Bereits zu diesem Zeitpunkt hängen Selbstregulation und Selbstwertgefühl des Kleinkindes davon ab, ob es seine Macht beweisen kann, indem es andere kontrolliert (vgl. J. Novick und K. K. Novick, 1996).

In unserem Buch über »emotionale Muskulatur« (K. K. Novick und J. Novick, 2010) sprechen wir davon, dass bereits Kleinkinder diese wichtige emotionale Muskulatur entwickeln können, indem sie lernen, »ihre Gefühle auf das richtige Maß zu reduzieren« und »gemischte Gefühle zu tolerieren«. Folgende normale offen-systemische Aufgaben sollten Eltern in dieser Phase übernehmen: Sie sollten ihr Kind dabei unterstützen, dass sie mit ihren Gefühlen zurechtkommen, dass sie ihre Erfahrungen steuern können, ohne von ihnen überwältigt zu werden, und dass sie Strategien entwickeln, neue Situationen zu bewältigen. Beachten sie hierbei: Wir haben zuvor beschrieben, wie geschlossen-systemisches Funktionieren dazu beiträgt, dass geschlossen-systemische Abwehrmechanismen wachgerufen werden. Wir vertreten die Auffassung, dass das Konzept der Abwehr und die Analyse der Abwehrmechanismen, die für die Aktivierung und Veränderung der dynamischen Gewohnheiten einer Person erforderlich sind, in den Grenzbereich des geschlossenen Systems gehören. Im Gegensatz hierzu trägt die realistische Verankerung des offen-systemischen Funktionierens dazu bei, dass sich Mechanismen entwickeln können, mit deren Hilfe ein Kind sich an neue Situationen anpassen und sie bewältigen kann. Diese Fertigkeiten haben wir als emotionale Muskulatur bezeichnet (ebd.). In Alltagssituationen sprechen wir mit Eltern über diese Muskulatur, die sie entwickeln müssen, um jene Arbeit erledigen zu können. Hierbei müssen wir beachten, dass wir Wutausbrüche und Trotzanfälle nicht abmildern, sondern dass wir diese

Situationen eher als Chancen begreifen. Sie können dazu beitragen, dass unsere Kinder die Fähigkeit entwickeln, ihre Gefühle zu modulieren.

Von emotionalen Zuständen zu emotionalen Signalen

Zita, Mariannas Mutter, beschrieb in einer Elterngruppe von Vorschulkindern ihre zunehmende Verwirrung über Marianas ständige Wutausbrüche. Sobald Mariana einen Wutausbruch hatte, ließ Zita ihre Tochter drei Minuten lang auf einer bestimmten Treppenstufe sitzen, was allerdings keine Wirkung zu zeigen schien. Zita sagte: »Mariana ist bald zwei Jahre alt und ich habe den Eindruck, dass ich immer noch nicht weiß, wie ich mit ihren Ausbrüchen umgehen soll.« Alle Eltern der Gruppe wollten gerne wissen, wie sie mit diesen »Trotzanfällen« ihrer Kinder – den Zeiten, in denen sie von ihren Gefühlen überwältigt werden – umgehen sollten. Diese Fragestellung bezog sich normalerweise auf ihre Wut, wobei es aber auch Traurigkeit oder eine Form von Ärger sein konnte. Die Hauptstrategie, die die Eltern anwandten, bestand darin, dass sie die »Time-out Technik« anwandten und ihre Kinder in einen anderen Raum schickten, bis der Wutausbruch vorbei war.

Bei der Diskussion in der Gruppe kam der Gedanke auf, dass – so ärgerlich ein Trotzanfall für die Erwachsenen auch war – Mariana und die anderen Kinder nicht absichtlich böse seien. Die Kinder waren überwältigt und hilflos, da sie mit ihren Gefühlen alleine nicht umgehen konnten; sie brauchten einen Erwachsenen, der ihnen dabei half, in einer *Zeit mit* dem Erwachsenen ihre Gefühle zu bewältigen. Es gelang Zita, bei ihrer Tochter zu bleiben und mit ihr über ihre Gefühle zu sprechen, die »zu groß« wurden, sodass Mariana sie nicht mehr kontrollieren konnte. Zita konnte bei ihr sitzen bleiben und ihr dabei helfen, ihre eigene starke emotionale Muskulatur zu benutzen. So war es möglich, dass Mariana ihre Gefühle auf das »richtige Maß« reduzierte, um sie im Griff zu haben; im Anschluss daran waren Mutter und Tochter in der Lage, die Situation gemeinsam zu betrachten und zu überlegen, was zu tun sei.

Die Eltern verstanden, dass es das Ziel ist, ein Gefühl zu beherrschen und einen überwältigenden emotionalen Zustand in ein nützliches, emotionales Signal umzuwandeln. In diesem Zusammenhang konnte der Familienberater den Begriff der »emotionalen Muskulatur« einführen, der analog zu schnell wachsenden, körperlichen Muskeln gebraucht werden kann (vgl. K.K. Novick und J.Novick, 2010).

Dies stellt eine offen-systemische Alternative zur Entwicklung sadomasochistischer Abwehrstrategien dar. Kleinkinder können mit einem Gefühl der Handlungsfähigkeit und Sicherheit den nächsten Entwicklungsabschnitt beginnen, sofern sie über »verlässliche Werkzeuge« verfügen, die sie in die Lage versetzen, mit ihren Gefühlen zurechtzukommen oder – sofern notwendig – Hilfe bei der Selbstregulation ihrer Gefühle anzunehmen.

Phasenspezifische Herausforderung:
Frustration von Exploration und Selbstbehauptung.

Offen-systemische Reaktion:
Aggression des Kindes wird von konstanter elterlicher Liebe absorbiert; Exploration und Selbstbehauptung machen den Eltern Freude; Autonomie und Selbständigkeit als eine Quelle von Stolz, damit einhergehend Stärkung der positiven Bindung auf neuer Ebene.

Geschlossen-systemische Reaktion:
Wünsche werden als Realität verstanden – Selbstbehauptung – Aggression – Sadismus; Selbstachtung wird aus Kontrolle über andere bezogen; Externalisierung über die Eltern; Identifizierung mit externalisierender Abwehr der Eltern.

Symptome:
Wutanfälle, Schlafstörungen, Trennungsprobleme, Angriffe auf andere Kinder, beeinträchtigte Sprachentwicklung, verlängertes Einkoten/Einnässen, unzulängliche Körperkontrolle; unzulängliche Kontrolle der Gefühle (Wutausbrüche, Untröstbarkeit).

Kapitel 5

Kindergartenalter

Kinder im Kindergartenalter werden sich allmählich bewusst, dass es geheimnisvolle Aktivitäten der Eltern gibt, von denen sie ausgeschlossen und für die sie noch nicht ausgestattet sind. Dies erleben sie als Angriff auf ihre Würde und ihren Selbstwert. Aber die Kinder, die die Jahre im Kindergarten mit positiver Wertschätzung antreten, werden nicht von ödipaler Enttäuschung überwältigt. Ihre Wertschätzung beruht auf frühen Kompetenzgefühlen, die sie in erfolgreichen Interaktionen mit ihren realen inneren und äußeren Welten erlebt haben. Sie haben das possessive Festhalten an einem der beiden Eltern überwunden und können sich an Interaktionen mit beiden Eltern, mit anderen Erwachsenen, Geschwistern und Gleichaltrigen erfreuen. Diese Kinder sind vergnügt und stolz auf ihre physischen und kognitiven Aktivitäten; sie haben begonnen, phantasievoll zu spielen, und können sich über einen beachtlichen Zeitraum fröhlich vergnügen. Ihre Fähigkeit, infantile Wünsche zu transformieren und zurückzustellen, versetzt sie in die Lage, eine innere Unterscheidung zu treffen zwischen verleugneten Wünschen, die sie als Babys hatten, und eher erwachsenen, auf die Gegenwart und Zukunft gerichteten Wünschen, die sie als Kindergartenkinder haben, d. h. sie erlangen mit der Zeit ein Gefühl für Wachstum, ein Gefühl, dass sie sich auf einem progressiven Entwicklungsweg befinden, wie Anna Freud diesen Vorgang bezeichnete. Mit diesem Gefühl können die Kinder allmählich die Vorstellung hinauszögern, zurückstellen und akzeptieren, dass sie ihre eigene Person zukünftig in einem erwachsenen Sinne als liebenswert begreifen.

Um ihr Kind bei diesem offen-systemischen Durchleben der phallisch-ödipalen Phase zu unterstützen, müssen die Eltern ihr Kind vor exzessiver Stimulation schützen, ihm angemessene Grenzen setzen und Informationen über Sexualität zu einem Zeitpunkt und in einer Art und Weise vermitteln, wie es das Kind aufnehmen kann.

Liebevoller gegenseitiger Respekt der Eltern und Respekt der Eltern gegenüber ihrem Kind tragen dazu bei, dass die aggressiven, infantilen Theorien über Sexualität modifiziert werden, die alle Kinder auf der Grundlage ihrer eigenen körperlichen Erfahrungen entwerfen. Kinder, die auf die entwicklungsbedingten Herausforderungen und die Herausforderungen des Lebens bereits primär mit offen-systemischen Funktionieren reagieren und deren Eltern ähnlich funktionieren, erleben die Unvermeidbarkeit des ödipalen Versagens nicht als traumatisch, auch wenn sie etwas schmerzhaft ist. Sie stellen lediglich eine Erleichterung und ein Ansporn dar, dass die Entwicklung kontinuierlich und in realistischen Bahnen verläuft.

Kinder, die sich an geschlossen-systemische Reaktionen gewöhnt haben, und Kinder, deren Eltern vorwiegend externalisierende Abwehrstrategien anwenden und ihre Persönlichkeiten an omnipotenten Überzeugungen ausrichten, werden voraussichtlich einen anderen Weg durch die möglichen Untiefen der Kindergartenjahre einschlagen. In unserer Beschreibung der Entwicklung der Epigenese des Masochismus aus dem Jahre 1987 stellten wir fest, dass während der phallisch-ödipalen Phase eine entscheidende Transformation stattfindet, wenn die schmerzhaften Erfahrungen in der früheren Interaktion zwischen Eltern und Kind libidinös besetzt werden und diese für das Kind eine Beteiligung am elterlichen Geschlechtsverkehr repräsentieren. Zu den weiteren einflussreichen Ursachen von Sadomasochismus in früheren Phasen gehört, dass der normale ödipale Ausschluss umgangen wird (K.K. Novick und J.Novick, 1987).

In einer späteren Abhandlung über Masochismus und Omnipotenz stellten wir fest, dass bei unserer Auswahl sadomasochistischer Patienten diese während der ödipalen Phase mit Realitäten konfrontiert worden waren, die sie nicht integrieren konnten und die ein Potential enthielten, das sich traumatisch auswirkte (J.Novick und K.K. Novick, 1991). In der klassischen psychoanalytischen Libidotheorie geht es in der phallisch-ödipalen Phase um eine Verlagerung der Libido von den oralen und analen Zonen auf die Genitalien. Gleichzeitig findet eine Verlagerung der Beziehungen von dyadischen hin zu triadischen Konstellationen statt. Zwischen phallischer Selbstbehauptung und phallischem Sadismus, der nicht notwendigerweise zu einer normalen Entwicklung gehört, besteht ein wichtiger Unterschied, der gelegentlich übersehen wird.

Wir wollen diese Unterschiede jetzt unter dem Aspekt einer offen-systemischen, gedeihlichen Entwicklung beschreiben, die realistisch und progressiv ist und sich auf die Entwicklung von Fertigkeiten bezieht, mit denen Wünsche zum Ausdruck gebracht und verfolgt werden. Diese Entwicklung steht im Gegensatz zu dem geschlossen-systemischen Fortbestehen feindseliger, omnipotenter Interaktionen mit wichtigen Personen im Leben eines Kindes.

Die Schwierigkeiten, die dadurch entstehen, dass alle drei Personen – Mutter, Vater, Kind – in die liebevolle Umgebung einbezogen sind, werden Teil einer geschlossen-systemischen Reaktion auf die Herausforderungen dieser Phase. Die Art und Weise, wie Kinder ihre Impulse einschätzen, hängt von der Reaktion ihrer Eltern ab. Sie definieren die Akzeptanz und das Wesen der kindlichen Wünsche und tragen dadurch zur Selbsteinschätzung bei, die gegen Ende dieser Phase im Über-Ich verinnerlicht wird. Omnipotente Überzeugungen und geschlossen-systemisches Funktionieren können nicht aufrechterhalten werden, wenn sie nicht auch von außen bestätigt werden. Dadurch trägt das elterliche Funktionieren entscheidend zu den Erfahrungen und den daraus resultierenden Persönlichkeitsstrukturen in diesen Jahren bei.

Der Gegensatz zwischen offen-systemischem und geschlossen-systemischem Funktionieren kann sich in vielerlei Hinsicht zeigen. Spaß ist Ausdruck eines Selbstwertgefühls, das von innen kommt, ein Selbstbewusstsein und eine Unbefangenheit, die mit zuverlässiger, bedingungsloser Wertschätzung des realen Selbst und der Fähigkeiten eines Kindes einhergeht. Offen-systemische Selbstregulation, die dazu beiträgt, dass Kinder mit sich selbst zufrieden sind, basiert auf der Realität. Manische Begeisterung dagegen verweist auf pathologischen, verfälschten Narzissmus, bei dem sich das Selbstwertgefühl auf instabile äußere Quellen stützt; sie stellt außerdem eine omnipotente Kompensation für Demütigung dar.

Kinder, die verlacht, geärgert oder beschämt werden, erleben dies als Angriff auf ihre Selbstachtung, sie fühlen sich angesichts von Feindseligkeit mächtiger Erwachsener hilflos und wenden sich unrealistischen

Lösungen zu. Die Verknüpfung von Demütigung mit Aggression hat auf dieser Stufe tiefgreifende Auswirkungen: Das Kind wird möglicherweise Demütigung mit Vernichtung, Auslöschung, Leere und völliger Hilflosigkeit gleichsetzen, anstatt die ödipale Niederlage als legitime Frustration seiner libidinösen Wünsche zu erleben, die tatsächlich mit den physischen Realitäten ineinandergreifen. Dieser Vorgang wird Einfluss auf alle späteren Situationen haben, die Risikobereitschaft erfordern; alle späteren libidinösen Impulse können diese Reaktion auslösen und diese tiefgehenden Ängste enthalten, wobei sie zunehmend starke Beweggründe für eine massive Abwehr schaffen. Wenn Eltern auf Überschwänglichkeit reagieren, als ob es Feindseligkeit oder Konkurrenz ist, fangen Kinder an, ihre eigenes Vergnügen als sadistisch zu erleben.

Omnipotente Überzeugungen bestehen weiter, wenn sie von außen bestätigt werden.

Sie können sich nicht länger an ihren eigenen Leistungen erfreuen, ohne weitere Gratifikation darin zu suchen, dass sie über andere triumphieren. Dies bildet ein Grundmuster geschlossen-systemischer, sadomasochistischer Beziehungen zwischen dem eigenen Selbst und anderen.

Eine solche pathologische Auflösung des Ödipuskomplexes wirkt sich in zweierlei Hinsicht auf die geschlossen-systemische Selbstregulation aus. Erstens verfestigen sich omnipotente, geschlossen-systemische Vorstellungen als scheinbar brauchbare Konfliktlösungen. Zweitens gibt es keine echte Auflösung der Herausforderungen des Ödipuskomplexes und folglich keine realistische Internalisierung und Konsolidierung des Über-Ichs. Das Kind ist gezwungen, auf geschlossen-systemischen Mechanismen zurückzugreifen, um seine Gedanken und Handlungen zu kontrollieren und zu regulieren. Es bewegt sich nicht über seine Eltern als dem Zentrum seiner Welt hinaus und wird deshalb später auch Schwierigkeiten haben, sich anderen Menschen wirklich zuzuwenden. Und ohne ein funktionierendes Gewissen können Leistungen und Fähigkeiten nicht als Anlass für eine positive Bestätigung des Selbst und eine innerlich vermittelte Befriedigung genutzt werden.

Die Beschreibung von Entwicklung auf der Grundlage der beiden Systeme führt uns auf dieser Stufe zu dem Thema Narzissmus. Genauso wie wir vorschlagen, dass jeder einen Weg finden muss, um sich sicher zu fühlen, so nehmen wir an, dass jeder von uns einen Weg finden muss, mit sich selbst zufrieden zu sein. Das Selbstwertgefühl trägt wesentlich zum seelischen Funktionieren bei. Es kann aber auf einem unrealistischen Bild des Selbst oder anderer basieren, die in einer sadomasochistischen Interaktion idealisiert oder abgewertet wurden. Dies könnten wir als geschlossen-systemischen Narzissmus bezeichnen. Wertschätzung kann auch auf der freudigen Erfahrung eines Kindes beruhen, die darin besteht, dass es reale, altersgerechte Herausforderungen gemeistert hat. Dies führt zu einem offen-systemischen Bestreben und Bemühen.

Phasenspezifische Herausforderung:
Realität der Unterschiede zwischen den Geschlechtern und Generationen (Ausschluss von der Aktivität der Erwachsenen).

Offen-systemische Reaktion:
Hinwendung zu realen Gratifikationen, inneren Quellen des Selbstwertgefühls; Entwicklung eines autonomen Gewissens mit bestätigenden und verbietenden Anteilen, offen für Korrekturen durch die Realität.

Erkennungszeichen:
Neugier im Sinne eines wachsenden Realitätsbewusstseins, Entwicklung eigenständiger Freundschaften, Fähigkeit, Erwachsene als Ressourcen zu benutzen.

Geschlossen-systemische Reaktion:
Kind reagiert auf Traumatisierung durch überwältigende Erfahrungen (Urszene, angsterregende Filme, Fernsehsendungen usw.) mit Sexualisierung, Verleugnung und Externalisierung; Kollusion des Vaters/der Mutter mit den Wünschen des Kindes fördert die Bildung eines Omnipotenzwahns; sadomasochistische Phantasien

und Überzeugungen organisieren das Über-Ich, das tyrannisch und von der Realität losgelöst ist und durch Erfahrung nicht modifiziert wird.

Symptome:
Fortbestehen früherer Probleme, Unfähigkeit, auf das Übergangsobjekt zu verzichten, tyrannisches und kontrollierendes Verhalten, Provozierung von Angriffen, Zwangsrituale, Bettnässen, Einschränkung der Ich-Funktionen.

Kapitel 6

Schulalter

Die Komplexität der Entwicklungsprozesse während der Schulzeit wurde in den klassischen theoretischen Darstellungen bisher unterbewertet. Gleichermaßen wurde auch der wichtige Beitrag dieser Entwicklungsphase zum späteren Funktionieren unterschätzt (K.K. Novick und J. Novick, 1994). Dies trifft auch auf ein Verstehen der geschlossen- und offen-systemischen Optionen zu, über die das Schulkind und seine Eltern verfügen. Feindseliges, defensives geschlossen-systemisches Funktionieren in der Latenzzeit basiert auf der Grundlage früherer pathologischer Entwicklungen aus den präödipalen und ödipalen Phasen; aber in dieser Phase kommen entscheidende Faktoren dazu. In der Latenzzeit vereinigen sich viele Merkmale der geschlossen-systemischen Selbstregulation, wobei sich die Methoden und Strukturen stärker verfestigen.

Wir bekamen einen Einblick in geschlossen-systemische Phänomene, als wir die Probleme sadomasochistischer Patienten behandelten. Der Schulzeit gilt unser besonderes Interesse, da die sadomasochistischen Patienten, die wir untersuchten, wenig offen-systemischen Spielraum hatten, dass sich die Ich-Entwicklung und die wenigen realistischen Quellen des Selbstwertgefühls nicht konsolidieren konnten – eines Selbstwertgefühls, das in einem gütigen, anpassungsfähigen, inneren Gewissen hätte internalisiert werden können. Die Lücke, die diese Kinder erlebten und zu schließen versuchten, befand sich nicht zwischen dem realen und idealen Selbst, sondern zwischen der realen und idealen Mutter-Kind-Beziehung. Abwehrversuche, Wunschphantasien und omnipotente Überzeugungen hatten nicht das Ziel, die realen Fähigkeiten des Selbst weiterzuentwickeln, vielmehr wollten sie den Schmerz und die Unzulänglichkeit der Eltern-Kind-Beziehung leugnen und transformieren.

Geschlossen-systemisches Funktionieren führt zu einem statischen Teufelskreis.

Diese Kinder waren nicht in der Lage, bei den Eltern angemessene Reaktionen auszulösen, sie griffen auf omnipotente Überzeugungen von sadomasochistischer Kontrolle anderer zurück, um ihre Gefühle zu regulieren und ihr Selbstwertgefühl aufrechtzuerhalten. Wenn sie den Eindruck haben, dass wenige realistische und zuverlässige Quellen für echtes Selbstwertgefühl zur Verfügung stehen, geraten Schulkinder möglicherweise in einen negativen, sich selbst-verstärkenden Teufelskreis. Sie empfinden Scham und Demütigung durch Viktimisierung, die dann sadistische Angriffe auf andere oder nach innen gerichtete Angriffe auf das Selbst rechtfertigen. Dieser Vorgang führt dann zu weiterer Scham, Schuld, Demütigung und Rachegelüsten.

Geschlossen-systemisches Funktionieren in der Latenzzeit will etwas unmittelbar bewirken, ohne tätig zu sein; der Glaube an die eigene Wirkmächtigkeit bedeutet tatsächlich immer die Implementierung magischer Mittel. Er zielt darauf ab, nicht das Selbst, sondern den Anderen zu ändern. Die Magie des Gedankens, des Wortes und der Tat wird als allmächtig erlebt und besitzt nach und nach die Wirkkraft der Idealisierung, die sich in früheren Phasen entwickelt hat. Solange magische Überzeugungen verinnerlicht bleiben und eine verborgene mentale Kontrolle darstellen, haben sie keinen negativen Einfluss auf die Umwelt und bleiben deshalb möglicherweise oft unangefochten. Aber im Untergrund bestehen sie weiter, wobei auf der Suche nach Bestätigung die Realitätsprüfung immer verfälschter wird. Diese innere Dynamik trifft häufig auf die Wünsche der Erwachsenen, die die Ernsthaftigkeit der Situation leugnen und hoffen, dass das Kind den Schwierigkeiten entwachsen wird. Der größere Verlust besteht darin, dass es die Freude an seinen realen Erfolgen verliert, was wiederum Zündstoff für offen-systemische, autonome Motivation liefern würde.

Geschlossen-systemische Überzeugungen bringen normalerweise weitere Ängste mit sich. Wenn sie zu groß werden und sich auf das Alltagsleben und die Beziehungen auswirken, werden diesen Kindern oft Medikamente verabreicht, damit ihre daraus resultierende Kümmernis oder Unruhe unter Kontrolle ist.

Geschlossen-systemisches Funktionieren zielt darauf ab, nicht das Selbst, sondern andere zu ändern.

Medikation erschwert das Problem, da die Beeinträchtigung und Hilflosigkeit der Kinder, sich mit ihren Schwierigkeiten auseinanderzusetzen, bestätigt werden. Sie bekräftigt die Vorstellung einer magischen Lösung, die außerhalb des Kindes liegt. Es gibt für das Kind außerdem einen enormen sekundären Krankheitsgewinn, der darin besteht, dass seine Sorgen, Ängste oder phobischen Symptome wirklich eine Möglichkeit werden, die anderen Familienmitglieder zu kontrollieren. So entsteht ein Kreislauf, bei dem die schmerzhafte Erfahrung des Kindes erneut gespürt und in der Realität bestätigt wird. Sie wird zu einer Möglichkeit, andere zu kontrollieren und Zustimmung zu omnipotenten Wünschen zu erzwingen.

Die Konsequenz aus der Vermeidung der normalen ödipalen Auflösung besteht darin, dass Gefühle für das Selbst als überwältigend erlebt und als Möglichkeit gesehen werden, andere zu überwältigen. Ohne ein gefestigtes, offen-systemisches Über-Ich, das zu einer zuverlässigen, inneren Kontrolle fähig ist, entwickeln Emotionen nicht ihre angemessene Hinweisfunktion, sondern werden gegen zunehmende Angst abgewehrt. Wir behaupten: Im Kleinkindalter beginnt die Entwicklung einer affektbetonten Sequenz, sobald das kleine Kind über Ursache und Wirkung nachdenkt. Die Entwicklung verläuft in späteren Phasen kontinuierlich weiter, wobei eine eindeutige Differenzierung in der Schulzeit stattfindet. Wenn Kinder, die ein vorwiegend offen-systemisches Funktionieren entwickeln, etwas Falsches machen, so zeigt sich bei ihnen Scham, dann Reue und danach folgt ein Impuls zur Wiedergutmachung. Bei Kindern, die sich bereits auf omnipotente und unrealistische Weise für Dinge verantwortlich fühlen, die ihre Fähigkeiten überschreiten, hat Fehlverhalten folgende Konsequenzen: Völlige Demütigung angesichts der realen kindlichen Hilflosigkeit, gefolgt von omnipotenter Wut und danach überwältigender Schuld, im Anschluss daran Externalisierung der Scham oder Rachephantasien – alles, um das Gefühl der Hilflosigkeit außerhalb des Selbst zu platzieren. Dann wird der Teufelskreis in Gang gesetzt. Bedauern taucht zu einem späteren

Zeitpunkt in dieser Sequenz auf, wobei das Kind davon ausgeht, es besitze die omnipotente Fähigkeit, die Realität der Zeit zu leugnen und zurückzugehen, um den ursprünglichen Fehler wiedergutzumachen.

Das Schulalter ist eine Zeit, in der ein offen-systemische Gewissen konsolidiert und von innen und außen verstärkt werden kann. Generelles offen-systemisches Funktionieren, das auf Anerkennung und Respekt der Individualität und der Getrenntheit des Selbst und Anderen beruht, wird durch die Freude verstärkt, die Schulkinder empfinden können, wenn sie nach Regeln spielen, ihre Kompetenzen erweitern, empathische Freundschaften mit Gleichaltrigen eingehen und Anerkennung von Lehrern und anderen Erwachsenen bekommen.

In dieser Phase ist eine sich wechselseitig erweiternde Beziehung zwischen Ich und Über-Ich möglich, da sowohl das Ich-Ideal als auch die Richtlinien und Einschränkungen des Über-Ichs das Selbst schützen und Spielraum für sichere, neue Erfahrungen zulassen. Unvermeidliche Misserfolge und Begrenzungen werden als Herausforderungen erlebt, die weitere Übung und Anstrengung erfordern. Die Freude darüber schließt die Zufriedenheit des Schulkindes mit ein, wenn es seine idealisierten Ziele erreicht und Anerkennung von sich selbst und anderen bekommt. Dies wiederum motiviert das Schulkind, weiterhin nach den Regeln zu leben. Offen-systemisches Funktionieren ermöglicht eine ständige Entfaltung der Persönlichkeit, wobei eine kontinuierliche Integration des Gewissens in die Selbstrepräsentanz stattfindet.

Während der Schulzeit wird ein geschlossen-systemisches Über-Ich dadurch angegriffen, dass die Gleichaltrigen sich weiterentwickeln und als organisiertes Gebilde funktionieren, das allgemein anerkannten Standards entspricht. Was die Persönlichkeitsentwicklung der verschiedenen Kinder betrifft, werden die Unterschiede bereits in den ersten Schuljahren immer offensichtlicher.

Zu dieser Zeit ist ein geschlossen-systemisches Über-Ich ein entscheidendes, dynamisches Element, was die Beibehaltung des geschlossen-systemischen Funktionierens betrifft. Denn es unterstützt, bestätigt, bekräftigt und legitimiert den sadomasochistischen Teufelskreis, der die Symptome aufweist, die nachstehend zusammengefasst sind. Zu Beginn der Schulzeit kennzeichnet ein solches Über-Ich die Persönlichkeit eines Kindes – es ist ein Tyrann, ein Opfer oder ein Einzelgänger usw. Dies bedingt eine weitere Verfälschung des Ichs und bringt es mit sich, dass ein Kind Absonderungsmanöver unternimmt oder ein Doppelleben entwickelt, wobei es geheime, omnipotente Gratifikationen erhält, indem es sich nach außen konform verhält. Dies ist ein weiterer entscheidender Punkt in der Entwicklung, an dem das Kind – normalerweise mit Unterstützung – ein geschlossen-systemisches Über-Ich in eine offen-systemische Struktur umwandeln kann oder es konsolidiert sich das omnipotente, sadomasochistische Über-Ich.

Wir behaupten: Die Neigung zu geschlossen-systemischen Lösungen, die eher auf omnipotenten als auf realistischen Überzeugungen basieren, verfestigt sich während der Schulzeit unter Stress und untergräbt später mögliche Entscheidungen in Bezug auf alternative Lösungen.

Offen-systemisches Funktionieren führt zu einem selbstverstärkenden, positiven Kreislauf guter Gefühle.

Es gibt vielfache Motive für die Beibehaltung omnipotenter Eigenschaften im seelischen Leben und das Funktionieren der bisherigen Persönlichkeitsstruktur. Sie vermengen sich in der Schulzeit, werden Teil der Charaktermerkmale einer Person und sind folglich zunehmend resistent gegenüber Veränderungen, die sich aus der Erfahrung oder einer Analyse ergeben könnten.

Derivate solcher Entwicklungen tauchen in den Behandlungen Jugendlicher und Erwachsener auf und zeigen sich in der Qualität des therapeutischen Bündnisses und des Widerstandes gegen dieses Bündnis. Bestimmte Konflikte ergeben sich meistens im mittleren Teil der Behandlungen, wenn Themen wie die Fähigkeit, in der Beziehung mit dem Therapeuten zu arbeiten und mit ihm zusammenzuarbeiten, sehr wichtig sind. Die Darstellungen von Entwicklungen, die sich auf das Funktionieren während der Schulzeit beziehen, treten möglicherweise im Grenzbereich des defensiven Funktionierens auf, wo Patienten zwanghaft und detailliert Geschichten erzählen oder übertriebene Förmlichkeit an den Tag legen, die Erinnerungen an ein Schulkind wachruft, das vom Auflisten, Sammeln und Ordnen besessen ist. Im umgekehrten Fall ist es in Momenten der Erkenntnis ein gemeinsamer Genuss bzw. ein kameradschaftliches Vergnügen, wenn wir von der Leidenschaft oder dem Interesse eines Patienten hören, was möglicherweise Bilder fleißiger, engagierter Jugendlicher evoziert.

Phasenspezifische Herausforderungen:
Notwendigkeit, Regeln, Belohnungen, Ansprüche und äußere Kontrollen auszuhandeln.

Offen-systemische Reaktion:
Gute Gefühle, denen das Bild eines kompetenten, lern-, spiel- und verhandlungsfähigen Selbst zugrundeliegt, das soziale Kontakte knüpfen kann und zur Selbstkontrolle wie auch zur Veränderung im Stande ist.

Erkennungszeichen:
Erfolgreiche Impulskontrolle, Toleranz von Ambivalenz, Entwicklung komplexer Beziehungen, Freude an der Arbeit.

Geschlossen-systemische Reaktion:
Selbstwertgefühl beruht vorwiegend auf der Überzeugung, andere kontrollieren zu können; reale Begabungen und Fähigkeiten werden eingesetzt, um das wahnhafte, omnipotente Selbstbild aufrechtzuerhalten (Anspruchsdenken, Ausnahmen).

Symptome:
Fortbestehen früherer Probleme, Verstärkung der Zwangsrituale, alternierend mit wildem, »aufgedrehten«, angstgetriebenem Verhalten, fehlende Freude an realen Leistungen, Lernprobleme, Tyrannisieren und Viktimisieren Anderer, Unfähigkeit zu spielen, soziale Isolation.

Kapitel 7

Adoleszenz

Jugendliche, deren reale, offen-systemische Fertigkeiten und Talente sowie deren Freude an kompetenten Interaktionen sich während der Schulzeit konsolidiert und erweitert haben, freuen sich auf die zunehmenden seelischen und körperlichen Fähigkeiten, die sie in der Adoleszenz erwerben können. In dieser Phase ergeben sich weitere Gelegenheiten, sich zu engagieren und das Selbstwertgefühl zu steigern. Man darf aber nicht leugnen, dass Adoleszenz – wie alles im Leben – Enttäuschung, Verletzung, Versagen und die schmerzhafte Erkenntnis von Begrenzungen bedeutet. Gehen wir aber von einem Teenager aus, der eine hinreichend gute Latenzzeit hatte, was hinreichend gute Eltern und ein hinreichend gutes Umfeld beinhaltet. Er kann die anstehenden Schwierigkeiten überwinden und wird möglicherweise sogar Stärke entwickeln, indem er sich mit den normalen Hindernissen auseinandersetzt, die ihn erwarten.

Nehmen wir andererseits einen Jugendlichen, der bisher mit seinen rasch lieb gewordenen omnipotenten Überzeugungen und seinem leichten Triumph über andere in einer geschlossen-systemischen, sadomasochistischen Welt gelebt hat: Er wir nicht in der Lage sein, jene Überzeugungen und die Realität eines sich verändernden Körpers und sich verändernden äußeren Anforderungen zu integrieren. Die inneren und äußeren Realitäten der Adoleszenz fordern die omnipotenten Überzeugungen des jüngeren Kindes heraus. Wachstumsprozesse in der Adoleszenz, die mit der Fähigkeit verbunden sind, Wünsche in reale Handlungen umzusetzen, machen eine Transformation früherer geschlossen-systemischer Lösungen notwendig.

Durch die Bewältigung normaler Herausforderungen mit offen-systemischen Lösungen bildet sich emotionale Muskulatur.

Alle entwicklungsbedingten Aufgaben in der Adoleszenz erfordern – als Teil der Integration des reifen Körpers und des Selbst – eine Transformation der Beziehung zur Realität und Phantasie. Der generell gut funktionierende Jugendliche erreicht im Laufe der Integration seines reifen Körpers und seines Selbst eine neue Integration der Lust- und Realitätsprinzipien. Für den gestörten Jugendlichen, der seine Persönlichkeit auf geschlossen-systemischen Lösungen aufbaut, bleiben die beiden Prinzipien ein Gegensatz, so dass, was real ist, kein Vergnügen bereitet und das Vergnügen in irrealen, magischen Phantasien einen Platz hat.

Wir betrachten eine Sequenz der Entwicklungsschritte in diesem Bereich: Ein Jugendlicher akzeptiert, dass er einen sexuellen Körper hat und geht den nächsten Schritt, er hat einen geschlechtsspezifischen Körper; schließlich gipfelt die Entwicklung darin, dass er sich auf die Wahl eines Sexualpartners festlegt. (Da die Entwicklung eines Jugendlichen so vielschichtig ist, beansprucht jeder Entwicklungsschritt Zeit, wobei jeder einzelne Jugendliche unterschiedlich viel Zeit benötigt. Hieraus ergeben sich in jeder Phase des Entwicklungsprozesses die Gefahren der verfrühten Beendigung einer Phase. Der Druck auf viele junge Menschen, die sich mit körperlicher Dysphorie und körperdysmorphen Problemen herumschlagen und dann unwiderrufliche Entscheidungen treffen, macht die genannten Schwierigkeiten deutlich. Ernsthafte Auswirkungen kann auch der soziale Druck haben, der auf Teenager ausgeübt wird, die ihre sexuelle Orientierung bekanntgeben sollen, bevor sie sich hierüber selbst im Klaren sind. Hierbei ist möglicherweise die Stärkung der emotionalen Muskulatur entscheidend, die das Aushalten von Unklarheit, Unsicherheit und Abwarten erforderlich macht. Sie kann Jugendlichen helfen, die anstehenden Wachstumsprobleme zu bewältigen.) In der Adoleszenz gibt es ein sehr breites Spektrum individueller Unterschiede in Bezug auf jeden dieser Entwicklungsschritte, was das Erleben, Verstehen und Einschätzen der Entwicklung kompliziert macht. Die Abfolge der offen-systemischen Entwicklungsschritte ist am Ende dieses Kapitels zusammengefasst, die geschlossen-systemischen Reaktionen auf die entwicklungsbedingten Herausforderungen zeigen dagegen folgende Tendenz: Sie versuchen, das Tempo der

Veränderung zu unterbrechen, zu verlangsamen oder umzuleiten oder die Veränderung selbst zu beenden.

Die Erfahrung genitaler Lust macht weiterhin eine illusorische Vorstellung von ödipaler Gleichheit hinfällig und eine Anerkennung der Generationsunterschiede erforderlich. Die Koaleszenz einer getrennten Identität widerspricht dem Glauben an die Unentbehrlichkeit oder Identität mit den Eltern. Die Akzeptanz der Realitäten der Zeit, der Wahlmöglichkeit und der persönlichen Begrenzungen macht es notwendig, feste magische Vorstellungen aufzugeben, dass man nie erwachsen bzw. alt werden, sterben, eine Entscheidung treffen oder irgendetwas aufgeben müsse. Die Hauptaufgabe der frühen Adoleszenz besteht darin, den reifenden Körper und die Selbstrepräsentanzen und Überzeugungen aus der Kindheit zu integrieren. Jugendliche in der Spätadoleszenz stehen vor der Aufgabe, eine Identität auszubilden. Hierzu gehört es, Entscheidungen zu treffen, Ziele zu formulieren und Verpflichtungen einzugehen, was das Akzeptieren realistischer Vorstellungen über sich selbst und seine Eltern einschließt. Keine der phasenspezifischen Aufgaben kann erfüllt werden, solange gleichzeitig omnipotente Wahnvorstellungen aufrechterhalten werden. Sobald ältere Jugendliche klar sehen, wer ihre Eltern sind, sind sie in der Lage, jene Aspekte ihrer Eltern auszuwählen, mit denen sie sich identifizieren wollen.

Geschlossen-systemische Eltern-Kind-Beziehungen führen zu umfassenden, introjektiven Identifikationen, da sadomasochistische Muster innerlich und in anderen Beziehungen aufrechterhalten werden.

Es besteht die Tendenz, dass eine realistische, offen-systemische Emulation bewusster stattfindet und nicht der Abwehr dient. Sie schließt die Internalisierung von Elternfunktionen mit ein: Körperpflege und Handhabung eines Babys, Regulierung und Kontrolle von Gefühlen und Impulsen, das Aussprechen von Anerkennung, Bestätigung, Liebe und Lob. Hierzu gehört auch, sich Ziele und Maßstäbe zu setzen sowie seinem Leben einen Sinn und eine Richtung zu geben. Wenn Jugendliche Elternfunktionen in sich aufnehmen und über sie verfügen, können sie – unabhängig davon, ob sie schon selbständig leben oder nicht – die Funktion von Erwachsenen übernehmen.

Deshalb lässt sich die Adoleszenz als eine Zeit des herausfordernden Konflikts zwischen den Bestrebungen nach offen-systemischem und geschlossen-systemischem Funktionieren beschreiben. Die Auflösung des Widerspruchs zwischen den Realitätsansprüchen der Adoleszenz und geschlossen-systemischen omnipotenten Überzeugungen bestimmt das Ergebnis der Entwicklung eines Jugendlichen und stellt die Weichen für seine gesunde bzw. pathologische Entwicklung. Ein Jugendlicher, der den realistischen Pfad einer kontinuierlichen Entwicklung geht, entscheidet sich für die Vergnügungen, die sich ihm in der Realität bieten, und legt eine vergangene oder in jüngster Zeit gefundene geschlossen-systemische Lösung beiseite. Das Festhalten an omnipotenten Lösungen kann die Vermeidung tatsächlicher Aufgaben der Adoleszenz und eine ausufernde, sogar selbstdestruktive Reihe von Handlungen zur Folge haben. Diese haben das Ziel, die Realität zu verleugnen, Verantwortung und Schuld anderen zuzuweisen und dafür zu sorgen, dass andere sich hilflos fühlen und Angst haben. Die omnipotente Überzeugung feindseliger Kontrolle über die Handlungen und Reaktionen anderer soll tatsächlich inszeniert werden.

Wir behaupten, Adoleszenz ist eine Phase, in der sich eine geschlossen-systemische, perverse, sadomasochistische Konfliktlösung etabliert, die im Innersten auf omnipotenten Überzeugungen beruht. Sie verfestigt sich als ein Gefühl, das für das Überleben des Einzelnen von wesentlicher Bedeutung ist. (In einer Fußnote unseres Einführungskapitels erläuterten wir den Gebrauch der Begriffe »pervers« und »Perversion«. Die Begriffe wurden vielfach so verwendet, dass sie negative Werturteile implizieren und vorherrschende kulturelle Vorstellungen von Normalität und Pathologie widerspiegeln. Wie wir bereits angemerkt haben, haben wir Anna Freuds Kriterium übernommen und sprechen ganz allgemein von der »Wiederaufnahme der progressiven Entwicklung« als dem Behandlungsziel und dem Maßstab für Veränderung. Aber es stellt sich die Frage, ob nicht nur einfach ein Wort durch ein anderes ersetzt wird. Wir werden dies in den späteren Kapiteln über Behandlungstechniken ausführlicher diskutieren, wollen aber an dieser Stelle Folgendes anmerken: Wir operationalisieren Anna Freuds Gedanken im Sinne einer »Kostenschätzung/Nutzenbewertung« und sind uns bewusst, dass es neutraler und objektiver ist, auf diese Weise über belastete Themen zu sprechen. Welches Ziel verfolgt eine Person mit einem bestimmten Verhalten oder einer bestimmten Vorgehensweise? Welche Funktionen erfüllt das Verhalten oder welche Bedürfnisse erfüllt es? Was »kostet« es im Sinne der Auswirkungen auf andere Aspekte des Lebens und der Erfahrung?) Die Entscheidung für eine geschlossen-systemische Lösung wird zu einem integrierten Reaktionsmuster einer Persönlichkeit, das sich immer weniger vermeiden lässt und Suchtcharakter annimmt.

Alle Entwicklungsstränge früherer Stufen können sich unter der Einwirkung der realen Veränderungen in der Adoleszenz verstärken.

Geschlossen-systemische Lösungen werden im Laufe der Zeit zu einem Bestandteil der Persönlichkeitsstruktur.

Da der Jugendliche sich in Richtung Autonomie bewegt oder in Richtung Autonomie gedrängt wird, nimmt die Angst bezüglich den Themen Bindung, Getrenntheit und Einsamkeit zu und bedroht seine traumatische Hilflosigkeit. Dadurch wird der Entwicklungsstrang des Schmerzes als eine omnipotente Möglichkeit von Bindung bekräftigt. Ängste aus der Zeit des Kleinkindalters hinsichtlich Wut, Tod und Zerstörung leben angesichts der realen Fähigkeit des Jugendlichen, seine Tötungswünsche in die Tat umsetzen, wieder auf. Deshalb kann der Entwicklungsstrang seiner omnipotenten Überzeugung, dass er zu Mord in der Lage ist, ebenfalls verstärkt werden. Mächtige Abwehrstrategien gegen intensive Gefühle – und zwar in der Tat gegen Gefühle überhaupt – werden möglicherweise mit zunehmender Verzweiflung heraufbeschworen. In der Adoleszenz kann Sexualität die ödipalen Gefühle von Ablehnung, Demütigung, Neid und Eifersucht verstärken, folglich wird der Entwicklungsstrang des wahnhaften Glaubens an die Macht und Unwiderstehlichkeit sexueller Triebe weiter verstärkt. In der Latenzzeit besteht das Bedürfnis, dass das Gewissen externalisiert wird und Verantwortung und Schuld vermieden werden. Dieser Vorgang wird durch inzestuöse und perverse Wünsche in der Adoleszenz verstärkt, wodurch außerdem der Entwicklungsstrang schneller, von außen auferlegter, unmittelbarer Gratifikationen ins Stocken gerät.

Wir können Adoleszenz als eine Zeit des Abschiednehmens bezeichnen, entweder wörtlich genommen als Abschied von der ursprünglichen Familie und Heimat, oder innerlich und symbolisch verstanden als Abschied von der Kindheit. Wir konnten feststellen, dass die Muster des Abschiedsnehmens in der Adoleszenz häufig in der Art wiederholt werden, wie Einzelne ihre Therapie beenden. Für uns ist dies ein weiteres Beispiel dafür, wie wichtig es ist, Entwicklungsprozesse im Auge zu haben und zu wissen, wie die offen- und geschlossen-systemischen Optionen und Muster zu bestimmten Zeiten im Lebenslauf aussehen. Nachwirkungen und Derivate jeder Phase beeinflussen die folgende Phase und werden von ihr beeinflusst, sie treten im späteren Leben und in Behandlungen wieder auf.

Die Entwicklungsstränge aus allen früheren Phasen werden in der Adoleszenz möglicherweise zu etwas geflochten, was wie ein undurchtrennbares Seil aussieht. Der Jugendliche klammert sich an dieses Geflecht des geschlossen-systemischen Funktionierens, um die Gefahr abzuwehren, dass er durch bereits erlebte Vernichtung, Verlassenheit, Demütigung, Kastration, Wut, Eifersucht und Schuld bedroht wird. Während der Adoleszenz werden omnipotente Überzeugungen entweder von offen-systemischen, auf der Realität basierenden Methoden der Selbstregulation ersetzt oder sie verfestigen sich zu einem wahnhaften Inneren, das die unterschiedlichsten Pathologien von Jugendlichen und Erwachsenen aufweist. Sie reichen von dem anscheinend normal funktionierenden Zwangsneurotiker bis hin zu dem Patienten, der an einer perversen, süchtigen, impulsgesteuerten, narzisstischen Borderline-Persönlichkeitsstörung leidet.

Phasenspezifische Herausforderungen:
Reale Veränderungen des Körpers und der Psyche sowie der sozialen Erwartungen.

Offen-systemische Reaktion:
Identifizierung mit dem reifen sexuellen Körper; Konsolidierung der Geschlechtsidentität; realistische Selbst- und Objektrepräsentanzen.

Erkennungszeichen:
Freude am Aussehen und Funktionieren des Körpers; verbesserte Fähigkeit, das Selbst zu bemuttern, konstante Beziehungen zu Gleichaltrigen.

Geschlossen-systemische Reaktion:
Aufrechterhaltung omnipotenter Überzeugungen durch zunehmend verzweifelte, selbstdestruktive Verhaltensweisen.

Symptome:
Pathologischer Umgang mit dem Körper (Essstörungen, Selbstzerstörung, Suizid, Substanzmissbrauch, Schwangerschaft, Schwangerschaften in rascher Folge und wiederholte Abtreibungen, Promiskuität), Delinquenz, Depression, Fragmentierung der Persönlichkeit, niedriges Leistungsniveau, Grandiosität, soziale Isolation, fortdauernde Unreife.

Kapitel 8

Junges Erwachsenenalter

Wir folgen der Tradition der psychoanalytischen Denker seit Erikson (Erikson, 1950) und vertreten die Ansicht, dass Entwicklungsprozesse durch das Erwachsenenalter hindurch bis zum Lebensende andauern (Colarusso und Nemiroff gehören zu den wenigen Psychoanalytikern, die die Entwicklung durch das Erwachsenenalter hindurch untersucht haben, siehe beispielsweise 1979 und 1981.) Daraus folgt unsere Behauptung, dass jeder Abschnitt im Leben eines Erwachsenen phasenspezifische Herausforderungen mit sich bringt und dass der Einzelne auf diese Herausforderungen mit offen- oder geschlossen-systemischen Methoden der Selbstregulation und Konfliktlösung reagiert.

In der späten Adoleszenz wird der Rahmen für erwachsenes Funktionieren abgesteckt, indem sich die Charakterbildung konsolidiert und entweder offen- oder geschlossen-systemische Reaktionen stärker ausgeprägt sind. Dieser Vorgang bestimmt wesentlich den Verlauf des jungen Erwachsenenalters und die damit verbundenen Aufgaben sowie das Engagement im Leben und in der Arbeit, durch Berufs- und Partnerwahl. Sozialwissenschaftler machten über viele Jahre den Vorschlag, das junge Erwachsenenalter als verlängerte Phase der späten Adoleszenz zu betrachten. Diese Position wurde durch neuronale Entwicklungsstudien unterstützt, die zeigen, dass die schnelle Gehirnentwicklung zumindest bis zum 26. Lebensjahr andauert (Giedd, 2009). Unsere Erfahrung bestätigt jedoch die Forschungsergebnisse von Laufer, dass es wichtig ist, die Unterscheidung zwischen Adoleszenz und jungem Erwachsenenalter bis zu einem gewissen Grad beizubehalten. Nur so verlieren wir wesentliche Unterscheidungen nicht aus dem Auge, die beim Blick auf Adoleszenz diagnostisch wichtig sind (Laufer und Laufer, 1984). Wir halten eine Unterscheidung zwischen verschiedenen, elementaren Herausforderungen in den beiden Entwicklungsstufen für möglich. Deshalb sprechen wir von später Adoleszenz, die die Studien-

bzw. Lehrjahre (ungefähr zwischen 17 und 21 Jahren) umfasst, und dem jungen Erwachsenenalter, das die 20er Jahre einschließt.

Jeder junge Erwachsene sieht sich der Herausforderung gegenüber, ein sicheres Gefühl für ein getrenntes Selbst und außerdem weitere Eigenschaften beizubehalten: Kreativität, Intimität, Wachstum angesichts potenzieller Hilflosigkeit und Verletzung durch Ablehnung angesichts von Enttäuschung, Frustration oder Schicksalsschlägen. Genauso wie in früheren Phasen reagiert der Einzelne möglicherweise mit offen- oder geschlossen-systemischen Reaktionsmustern.

Um die Erfahrung der Getrenntheit zu vermeiden, treffen viele Heranwachsende in der späten Adoleszenz möglicherweise geschlossen-systemische Entscheidungen. Sie setzen körperliche Nähe und gemeinsame Werte mit der Illusion gleich, sie seien Teil einer größeren Gruppe (Familie, Studentenverbindung, Paar, College, Fangemeinde usw.). Aber dies lässt sich nach den Lehr- und Studienjahren nur schwer aufrechterhalten.

Jeder Mensch ist durch die grundlegende Getrenntheit jedes Einzelnen herausgefordert.

Einsamkeit ist ein Gefühl, das sich zwangsläufig aus der Erfahrung der Getrenntheit ergibt. Menschen können auf Einsamkeit mit geschlossen- oder offen-systemischen Verhaltensmustern reagieren.

Geschlossen-systemische Reaktionen zielen darauf ab, die Erfahrung der Einsamkeit zu verleugnen oder zu verdrängen, da wahrscheinlich ein Gefühl unerträglichen Schmerzes die Folge wäre. Junge Erwachsene greifen möglicherweise auf geschlossen-systemische Reaktionen zurück: Drogenmissbrauch, Depression, Suizid oder nervtötende Verhaltensweisen wie beispielsweise Zwangsmechanismen, Zwänge oder Spaltung. Hektisches, getriebenes Verhalten und oberflächliche oder häufig wechselnde Beziehungen dienen möglicherweise der Abwehr der Einsamkeit, wobei eine omnipotente Gleichsetzung mit Ablehnung, Demütigung und Verlassenheit stattfindet (T. Barrett, 2008).

Offen-systemische Reaktionen führen dazu und bedeuten gleichzeitig, dass Erfahrungen der Einsamkeit als wesentlicher Bestandteil einer Übergangsphase im Leben akzeptiert werden, wodurch eine realistische Beziehung zur Zeit zum Ausdruck gebracht wird. Junge Erwachsene können »Selbstgespräche« führen, indem sie beispielsweise sagen: »dieser Schmerz ist vorübergehend«, »was nicht ist, kann noch werden«, »die Zukunft ist nicht dasselbe wie die Vergangenheit oder Gegenwart«. Einsamkeit kann als Ansporn dienen, kreativ zu sein und seine Interessen zu verfolgen sowie wichtige Freundschaften sowie letztendlich bedeutsame und intime Beziehungen einzugehen.

Bei der Betrachtung der Entwicklungsphasen im Erwachsenenalter, einschließlich ihrer Unterphasen, halten wir es für wichtig, unsere Grundannahme über das Entwicklungsprinzip der Epigenese im Auge zu behalten. Es geht davon aus, dass die Ergebnisse einer Entwicklung sich aus der Interaktion zwischen psychologischen Gegebenheiten und der Einwirkung externer Faktoren ergeben. Sie schließen kulturelle, ökonomische, politische, historische und biophysiologische Veränderungen mit ein, so wie wir sie mit Mitte zwanzig im 21. Jahrhundert bekannterweise antreffen. So leben zum Beispiel junge, über 30-jährige Erwachsene in Italien normalerweise noch bei ihren Eltern (la familia lunga). Themen wie Autonomie, Selbstfürsorge und wichtige Beziehungen zu anderen Personen können dadurch verdeckt werden. Dessen ungeachtet müssen die inneren Entwicklungsaufgaben trotzdem angepackt und bewältigt werden (Devito, Novick und Novick, 1994, 2000).

Die Herausforderung für Frauen, die mit Arbeits- und Berufswahl verbunden ist, unterscheidet sich je nach Kultur und Zugang zu Bildung. In weiten Teilen der Welt sind die Tätigkeiten von Frauen auf den Haushalt, das Gebären und Aufziehen von Kindern begrenzt. In den USA und vielen Ländern der Ersten Welt wird von jungen Frauen kulturell erwartet, sowohl Beruf als auch Familie zu haben, auch wenn die Einstellungen vieler Männer und Firmen in Nordamerika sowie die Arbeitsregelungen 60 Jahre der Zeit hinterher sind, sodass die Verbindung von Beruf und Familie nicht gelingen kann. Trotzdem werden in dieser Lebensphase sowohl junge Männer als auch junge Frauen mit der Herausforderung der Berufswahl konfrontiert. Angesichts vieler externer Faktoren, die den Lebensweg junger Erwachsener beeinflussen, bietet das Modell der zwei Systeme unserer Auffassung nach brauchbare Perspektiven, die zum Verständnis der Komplexitäten der Entwicklung im jungen Erwachsenenalter beitragen.

Im vergangenen Kapitel stellten wir fest, dass Jugendliche der späten Adoleszenz, die offen-systemische Methoden der Selbstregulation anwenden, magische, omnipotente Selbstrepräsentanzen ablegen und realistische Ziele, Entscheidungen und Verpflichtungen akzeptieren können. Die meisten Sportler akzeptieren während ihrer Schulzeit, dass sie nie professionelle Sportler werden, und wenden ihre Aufmerksamkeit anderen Bereichen zu. Wenn Menschen offen-systemischen Realismus zeigen und ihn mit erfreulichen Erfahrungen der Bewältigung realer Herausforderungen verbinden, können sie ihre Leidenschaften, Interessen und Fertigkeiten ermessen. So können sie sehen, welche Berufe ihre Fähigkeiten erweitern und ihnen Freude bereiten. Wenn solche Berufe nicht zur Verfügung stehen, werden sie vielleicht eine neues Arbeitsfeld kreieren, so wie Sigmund Freud oder Mark Zuckerberg oder die Mitglieder der Allianz für psychoanalytische Schulen es vor ihnen gemacht haben. (Die nicht-kommerzielle, internationale Allianz für psychoanalytische Schulen fördert die Zusammenarbeit zwischen Pädagogik und Psychoanalyse in vielen unterschiedlichen Bereichen. Weitere Informationen auf der APS-Website unter:
www.psychoanalyticschools.org.

Wenn geschlossen-systemische Lösungen weiterhin eine wichtige Rolle spielen, findet der junge Erwachsene keine Arbeit, die ihn befriedigt. Es ist für ihn schwierig oder unmöglich, Fertigkeiten zu entwickeln, die er mit Freude ausübt, außerdem ist er unglücklich und nachtragend, er jammert ständig und hat sehr wahrscheinlich wenig Erfolg. Der junge Erwachsene behält jugendliche Verhaltensmuster bei, er zeigt möglicherweise geschlossen-systemische Reaktionen und sucht dort Befriedigung, wo er schnelle und leichte Erfüllung findet: exzessiver Alkoholgenuss, »sich ins Nachtleben stürzen«, Drogen und Drogenhandel oder andere grenzwertige oder illegale Unternehmungen. Im Extremfall kann er dazu übergehen, Terroranschläge zu verüben oder andere Menschen zu töten.

Phasenspezifische Herausforderungen:
Sich einlassen auf die Realität innerer Bedürfnisse und äußerer Anforderungen, um einen Partner zu finden und einen Beruf zu ergreifen.

Offen-systemische Reaktion:
Gebrauch der emotionalen Muskulatur, um die Risiken und Belastungen lebenswichtiger Entscheidungen auszuhalten; Weiterarbeit an lebens- und berufsnotwendigen Fertigkeiten.

Geschlossen-systemische Reaktion:
Widerstand gegen Veränderungen; Leugnen der Zeit; Vermeiden lebensnotwendiger Aufgaben.

Kapitel 9
Erwachsenenalter

Die Jahre zwischen ungefähr 30 und 50 sind vielschichtig und facettenreich. Die zentrale Herausforderung dieser Jahre besteht darin, die Phase der Elternschaft zu erreichen und deren Unterphasen schrittweise zu durchlaufen. Die Phase der Elternschaft weist folgende Merkmale auf: Kreativität, generationsübergreifendes Denken und Mentorenschaft, d. h. nachhaltige Motivation und die Fähigkeit, sich über das eigene Selbst hinaus intensiv für eine Person oder Sache einzusetzen und diese zu fördern, ungeachtet der Tatsache, ob man tatsächlich Kinder hat oder nicht. Im tatsächlichen Umgang mit Kindern lassen sich die Merkmale dieser Phase direkt beobachten, aber die Reaktionen auf die damit verbundenen Herausforderungen treffen in gleicher Weise auf andere Bestrebungen zu, wie zum Beispiel eine Firma gründen, ein Buch schreiben, einen Kurs entwerfen, Lehrlinge ausbilden, andere anleiten, bei einem Theaterstück die Regie führen usw.

Die erste Aufgabe, die wir als Eltern haben, können wir als Model für mögliche Reaktionen auf allgemeine Herausforderungen der Phase des Erwachsenenalters betrachten (siehe auch unsere früheren Ausführungen im Kapitel über Schwangerschaft). Ein möglicher Ausgangspunkt des Gefühls von Hilflosigkeit ist die Anerkennung der Realität, dass jeder Einzelne ein getrenntes Wesen darstellt. Ein neu geborenes Baby ist genau genommen ein fremdes Wesen, mit dem wir in Kontakt kommen müssen. Mutter und Kind können in Bezug auf das gegenseitige Kennenlernen sich als Partner ergänzen und dabei offen- oder geschlossen-systemische Verhaltensweisen entwickeln. Erziehungspartner können auf ihre eigene, offen-systemische, emotionale Muskulatur als Grundlage von Geduld und Ausdauer zurückgreifen oder sie können sich bei der Erledigung ihrer Aufgaben in gegenseitige, sadomasochistische Interaktionen hineinziehen lassen und geschlossen-systemische Abwehrmechanismen entwickeln, indem sie etwa das Kleinkind als Zielscheibe von Externalisierungen benutzen.

Für Erwachsene umfasst die offen-systemische emotionale Muskulatur das Tolerieren von Misserfolgen und das Akzeptieren der Realität von Begrenzungen.

Beruht dies auf einer lebenslangen Erfahrung, ist die Herausforderung nicht so groß und die Bedrohung durch eine Gefahr wird nicht als überwältigend erlebt. Das Wissen, dass selbst unter optimalen Bedingungen Eltern und Kinder nur 30 Prozent ihrer Zeit »miteinander im Einklang sind«, trägt dazu bei, dass sich realistische Standards ausbilden können. Oft kämpfen Eltern, die von geschlossen-systemischem Perfektionismus und Selbstquälerei bestimmt werden, mit der Vorstellung, sie seien keine idealen Eltern. Wenn es gelingt, die Diskrepanz zwischen Vorstellung und Realität zu überwinden, machen das Baby und seine Eltern die Erfahrung von Kompetenz und Kontrolle. Dies stärkt eine Selbstrepräsentanz, die auf realen, offen-systemischen Fertigkeiten beruht. Es ist offensichtlich, dass zwischen dem Setzen persönlicher Standards und dem Erreichen externer Ziele in anderen Kontexten Parallelen bestehen.

So wie die Realität adoleszenter Entwicklung ein Ansporn sein kann, omnipotente Lösungen aufzugeben, kann die Realität der Elternschaft im Erwachsenenalter dazu führen, dass Werte neu geordnet werden und sich ein offen-systemisches Gewissen festigt. Die kontinuierliche Entwicklung als Erwachsener zeigt sich in zunehmender Flexibilität und Komplexität des Urteilsvermögens, Toleranz gegenüber dem Selbst und anderen sowie der Fähigkeit, mit gutem Beispiel voranzugehen. Vorwiegend offen-systemisches Funktionieren umfasst ein realistisches Gespür für das eigene Handeln und die Bereitschaft, sich sowohl Erfolge als auch Misserfolge zuzugestehen.

Wie wir in früheren Entwicklungsphasen beobachten konnten, umfasst eine geschlossen-systemische Reaktion häufig ein Alles-oder-nichts-Denken. Dies macht es schwierig, Ambiguität, Ambivalenz oder gemischte Gefühle auszuhalten. Die Erfahrung in der Familie oder am Arbeitsplatz, gebraucht zu werden, ist äußerst befriedigend. Eine offen-systemische Reaktion auf die Herausforderungen dieser Phase deutet auf Altruismus und Verantwortung sowie die Entwicklung von Werten, die auf realen Erfahrungen basieren, während gleichzeitig elementare Prinzipien des Ich-Ideals, des idealen Selbst und des Gewissens beibehalten werden. Freude ergibt sich aus dem Gefühl, einen Beitrag zu leisten und wirklichen Einfluss auszuüben.

Ein Erwachsener kann mit seiner offen-systemischen, emotionalen Muskulatur sich daran erfreuen, dass er gebraucht wird und gleichzeitig anerkennen, dass die Förderung von Autonomie das Ziel von Elternschaft, Mentorenschaft und Erziehung ist. Die Abfolge der Schritte, die die Ermutigung zu Autonomie erfordert, setzt einen Erwachsenen voraus, der Trauer angesichts des Zurücklassens früherer Phasen erträgt und gleichzeitig die neu gewonnene Freiheit wertschätzt und genießt. Dies heißt Unterstützung, Zusammenarbeit und danach die Bereitschaft zur Bewunderung (E. Furman, 1992). Diese Abfolge wiederholt sich bei jedem Entwicklungsschritt, den ein Kind bewältigt, oder ein jeder Entwicklungsstufe eines Projektes. Letztlich gelingt es Erwachsenen, die offen-systemisch reagieren, die Realität zu akzeptieren, dass Entwicklung für alle Beteiligten Veränderung bedeutet und dass die Veränderung von Beziehungen ein ganzes Leben andauert.

Geschlossen-systemisches Funktionieren im Erwachsenenalter umfasst viele verschiedene Symptombilder in mehreren diagnostischen Kategorien, wobei der Schwerpunkt auf sadomasochistischen, omnipotenten Überzeugungen und ihrem durchdringenden Einfluss liegt. Rigidität, Härte, Schwarz-weiß-Denken und Nullsummenspiele weisen alle auf die Wirkungsweise eines geschlossen-systemischen Ich und die Selbstregulation durch das Über-Ich. Perfektionismus und Delinquenz können sich abwechseln oder nebeneinander bestehen, wobei die beiden Erscheinungsformen mit der ständigen Tendenz einhergehen, andere zu beschuldigen und die Verantwortung nach außen zu verlagern.

Wir bezeichneten Elternschaft als die zentrale phasenspezifische Herausforderung des Erwachsenenalters, unabhängig davon, ob jemand tatsächlich Kinder hat oder nicht. Vergleicht man autoritatives und autoritäres elterliches Verhalten, wird der Unterschied zwischen offen-systemischen und geschlossen-systemischen Reaktionen auf diese vielgestaltige Herausforderung deutlich. Unsere klinische Erfahrung hat gezeigt, dass geschlossen-systemischer Sadomasochismus abgespalten und bei ansonsten gut funktionierenden Erwachsenen in der Elternschaft ausgelebt werden kann. Der Machtunterschied in der Eltern-Kind-Beziehung oder in manchen Situationen am Arbeitsplatz bietet einen geeigneten Rahmen, um geschlossen-systemische Dynamiken, Interaktionen und Muster auszuleben.

Dieser Zusammenhang wurde in politik- und sozialwissenschaftlichen Studien hergestellt. Die Beantwortung von Fragen zu elterlichen Erziehungszielen gilt dort als verlässlicher Maßstab für die Beurteilung des Persönlichkeitsmerkmals: potenzieller Autoritarismus. Da uns dies wichtig ist, geben wir die Fragen aus Feldman und Zeller (1992) hier wieder.

1. Was ist für ein Kind Ihrer Meinung nach wichtiger:
   Unabhängigkeit oder Respekt vor Älteren?
2. Was ist für ein Kind Ihrer Meinung nach wichtiger:
   Gehorsam oder Selbstständigkeit?
3. Was ist für ein Kind Ihrer Meinung nach wichtiger:
   Rücksichtnahme oder gutes Benehmen?
4. Was ist für ein Kind Ihrer Meinung nach wichtiger:
   Neugier oder gute Umgangsformen?

Phasenspezifische Herausforderungen:
Kreativität und generationenübergreifendes Denken (Elternschaft).

Offen-systemische Reaktion:
Auseinandersetzung mit der Realität von Wachstum, Veränderungsprozessen und Begrenzungen; Zulassen von Unsicherheit; Geduld, Toleranz, Ausdauer, Altruismus, Flexibilität; eigenverantwortliches Handeln und eigenständiges Selbst.

Geschlossen-systemische Reaktion:
Rigidität, Härte, Perfektionismus; Schwarz-weiß-Denken; Autoritarismus; Externalisierung von Scham und Verantwortung.

Kapitel 10

Mittleres Lebensalter

Wir halten Veränderung und Vergänglichkeit für die wesentlichen entwicklungsbedingten Herausforderungen des mittleren Lebensalters (Colarusso und Montero, 2007). Alle Menschen dieses Lebensabschnittes haben es mit seelischen und körperlichen Veränderungen sowie Veränderungen in Beziehungen zu tun, wodurch die Transformationen der Selbstrepräsentanz unter Druck geraten. Menschen mit Familie werden auch mit dem Alterungsprozess älterer Eltern und Geschwister konfrontiert, mit dem Heranwachsen und dem Wandlungsprozess ihrer Kinder sowie den Veränderungen in ihren Rollen gegenüber all diesen verschiedenen Personen. Die wesentliche Tatsache ist das wachsende Bewusstsein für zeitliche Begrenzungen und die Realität von Mortalität. Unvorhersehbarkeit, Unvertrautheit und Unsicherheit gehören dazu und bringen die Gefahr der Hilflosigkeit mit sich. Wie zu jedem früheren, herausfordernden Zeitpunkt in der Entwicklung zeigt der Einzelne möglicherweise offen- oder geschlossen-systemische Reaktionen, um ein Gefühl der Sicherheit, Verbundenheit und Freude wiederherzustellen.

Eine offen-systemische Reaktion auf die Herausforderung durch innere und äußere Veränderungen schließt Freude an einer realistischen Einschätzung von sich selbst und anderen mit ein. Seine eigenen Stärken und Schwächen zu akzeptieren und wertzuschätzen bedeutet, dass man mit der Realität zurechtkommt. Zwei Prozesse können gleichzeitig ablaufen: Das Nachdenken darüber, was man noch verändern, bearbeiten oder versuchen kann, und die Einwilligung in die Konsequenzen, die sich aus Lebensentscheidungen und Dingen ergeben, die man nicht kontrollieren kann. Wer sich gegenüber der Fähigkeit zu trauern öffnet, kann sich auf Veränderungen einlassen, die auf allen Ebenen stattfinden: Veränderungen, was die Sexualität betrifft, Unterschiede, was die Führungsrollen am Arbeitsplatz betrifft oder auch die Umwandlung der Vorrangstellung als Eltern gegenüber der neuen Rolle als Großeltern.

Trauerarbeit erleichtert den Zugang zu freudvollen Erfahrungen bei der Entwicklung neuer Rollen.

Bei offen-systemische Reaktionen können wir unterscheiden zwischen der Freude, die darin besteht, dass wir neue kreative Aufgaben anpacken und gemeinnützige Arbeit übernehmen (dies stellt eine Erweiterung der Fürsorge dar, die wir im früheren Erwachsenenalter begonnen haben) und dem Genießen des Wachstums der adoleszenten und jungen erwachsenen Kinder. Mentorenschaft, die darin besteht, dass man sein Wissen nutzt und seine Fertigkeiten mit anderen teilt, kann zutiefst zufriedenstellend sein, auch wenn sie dazu führt, dass man selbst ersetzt wird. Erikson bezeichnete diesen Vorgang als »Generativität« (Erikson, 1950). Die Akzeptanz zeitlicher Begrenzungen kann dazu führen, dass man neue Prioritäten setzt und Erfahrungen intensiv genießt.

Im Gegensatz hierzu sind geschlossen-systemische Reaktionen durch nachlassende Toleranz und gesteigerte Rigidität gegenüber sich selbst und anderen gekennzeichnet. Ein Spektrum pathologischer Abwehrstrategien kann während dieser Phase stärker in den Vordergrund treten, wobei Verleugnung, Externalisierung und Projektion besonders herausragen. Das Leugnen, dass die Zeit vergeht und der Körper verletzlich ist, kann sich darin zeigen, dass jemand eine Abhängigkeit von Alkohol, Drogen oder Medikamenten entwickelt, Modediäten einhält, fanatisch Sport treibt, sich einer Schönheitsoperation unterzieht, seine Phantasien in Außenbeziehungen auslebt oder sich überstürzt scheiden lässt. Dies alles sind Anzeichen dessen, was gemeinhin als »Midlife-Crisis« bezeichnet wird (Jacques, 1995).

Eltern von Jugendlichen und jungen Erwachsenen scheinen häufig mit den Veränderungen ihrer Kinder zu ringen, indem sie auf die aufkeimende Sexualität, Reife und das Lebenspotenzial ihrer Kinder mit geschlossen-systemischen Abwehrmechanismen reagieren und diese ausleben. Dadurch leugnen sie das Schwinden ihrer eigenen Kräfte. Da sie nicht in der Lage sind, die Veränderungen an ihrem eigenen Körper zu akzeptieren, wird Schuld oft auf Veränderungen in der Außenwelt verlagert und beim Ehepartner, bei sozialen und kulturellen Veränderungen angesiedelt. Bedenkzeit oder Rettung wird in zunehmend extremen Lösungen gesucht. Der sadomasochistische Aspekt geschlossen-systemischer Lösungen wird beispielsweise in der Begeisterung für einen jüngeren Partner oder der Unterwerfung unter eine starke religiöse oder politische Persönlichkeit sichtbar.

Phasenspezifische Herausforderungen:
Veränderung und Vergänglichkeit; Mortalität.

Offen-systemische Reaktion:
Freude an realistischer Einschätzung des Selbst und anderer; Akzeptanz der Mortalität und Freude an der verbleibenden Zeit.

Geschlossen-systemische Reaktion:
Verminderte Toleranz, gesteigerte Rigidität; Verleugnung von Veränderung und Tod; Wut und Schuldzuschreibung an wichtige externalisierte Bereiche; Suche nach Hilfe und Ruhe durch sadomasochistische Kränkung außenstehender Personen.

Kapitel 11

Hohes Erwachsenenalter

Im hohen Erwachsenenalter werden wir durch unsere nachlassenden Kräfte mit der Herausforderung konfrontiert, mit unserer Mortalität zurechtzukommen. »Es ist genügend Zeit«, unbegrenzte Gelegenheiten, vielfache Möglichkeiten usw. gibt es nicht mehr. Als Erikson diese Herausforderung zum Thema machte, sprach er von einer Wahl zwischen Aufrechterhaltung der Ich-Integrität und dem Versinken in Verzweiflung. In unserem Modell der zwei Systeme beschreiben wir die Alternativen zwischen offen-systemischen Reaktionen und geschlossen-systemischer Abwehr der Hilflosigkeit der Verzweiflung.

Zu den offen-systemischen Reaktionen gehört, dass wir die Chance ergreifen, Erfahrungen, Wissen, Fertigkeiten und Reichtum mit anderen Personen aller Generationen zu teilen. Die Erkenntnis, dass unsere Zeit begrenzt ist, fördert die Bemühungen, Fehler zu beheben und vergangene schlechte Handlungen wiedergutzumachen. Verzweiflung und Gefühle der Nutzlosigkeit können wir unmittelbar bekämpfen, indem wir uns daran erfreuen, dass wir unser Leben so gut wie möglich gelebt haben. Den Nährboden für gute Gefühle bieten in gleicher Weise eine realistische Einschätzung dessen, was in der eigenen Arbeit noch möglich ist, die Sorge um andere, ein gesellschaftlicher Beitrag, ästhetische Erfahrungen und das Bewusstsein für große und kleine Befriedigungen.

Die Umkehr der Rollen, die zwischen Eltern in hohem Lebensalter und ihren Kindern stattfindet, stellt eine weitere Herausforderung dar. Sie bedeutet sowohl die Akzeptanz einer neuen Veränderung, was die Kräfte und Fähigkeiten betrifft, als auch die Chance für weitere Transformationen der Beziehung zu unseren Kindern. Die Möglichkeit, weiterhin als Modell für den Umgang mit Herausforderungen dieser neuen Lebensphase zu dienen, kann eine sehr große Befriedigung darstellen.

Geschlossen-systemische Reaktionen zeigen sich in Bitterkeit und Kummer. Die unausweichlichen Folgen von Hilflosigkeit zeigen sich in der Verleugnung der Realität von Zeit und Mortalität. Sie führt dazu, dass ältere Menschen ihre destruktive Wut auf jüngere Menschen innerlich zulassen, einschließlich der Wut auf die eigenen Kinder oder Enkel. Eine psychologisch vergleichbare Reaktion, auch wenn sie als Gegensatz erscheint, kann darin bestehen, dass ältere Menschen möglicherweise aufgeben: Sie glauben, sie seien völlig ohnmächtig, unfähig und verantwortungslos. Mildere Formen geschlossen-systemischer Abwehr, zu der sich ältere Menschen in ihrer Omnipotenz berechtigt fühlen, zeigen sich in Unhöflichkeit, Vorurteilen gegenüber gesellschaftlichen Veränderungen, gegenüber unbekannten Personen oder Technologie und bzw. oder in der Ablehnung angemessener Hilfe und Sorge von anderen Menschen.

Phasenspezifische Herausforderungen:
Körperlicher Verfall; Mortalität.

Offen-systemische Reaktion:
Freude an den verbleibenden Fähigkeiten, an einem gut gelebten Leben mit anhaltenden, gemeinsamen Vergnügungen; Transformation von Beziehungen.

Geschlossen-systemische Reaktion:
Bitterkeit, Verzweiflung, Verleugnung; Externalisierung von Schuld und Kritik; Anspruchsdenken.

Teil II
Behandlung

Kapitel 12

Phasen und Aufgaben im Verlauf einer Behandlung

Im ersten Teil des Buches benutzten wir das Modell der zwei Systeme, um die Reaktionen auf entwicklungsbedingte Herausforderungen in verschiedenen Lebensabschnitten zu betrachten. Im zweiten Teil richtet sich unser Blick darauf, wie dieses Modell auf klinische Verfahren im Laufe der einzelnen Behandlungsphasen angewendet werden kann.

Wir wollen aufzeigen, wie sich mit dem Modell der zwei Systeme im Hinterkopf die technischen Herangehensweisen eines Therapeuten strukturieren lassen, wie sein technisches Repertoire erweitert und die Auswahl klinischer Interventionen vergrößert werden können.

Verständlicherweise sind Analytiker erleichtert, wenn sie ihre Patienten einstufen und Behandlungen in irgendeine allgemeingültige Kategorie einteilen können. Gleichzeitig geht jeder Patient mit seinem Therapeuten eine einzigartige Beziehung ein, die sich ihrerseits mit jedem Patienten wieder ändert und durch ihn verändert wird. Der Verlauf jeder Analyse ist auch einzigartig und unvorhersehbar, er kann vielleicht eher durch eine Chaostheorie als durch zweidimensionale lineare Regressionskoeffizienten erfasst werden. Metapsychologische (oder multidimensionale) Beschreibungen seelischer Phänomene sind zunächst komplex, können aber durchaus vorgenommen werden. Der heuristische Wert von Kategorisierungen wurde zu einer Zeit erkannt, als Freud seine frühen Unterscheidungen zwischen passiven und aktiven Verführungen oder dem Denken in Primär – und Sekundärvorgängen machte, als er die Abfolge der libidinösen Phasen beschrieb und Analytikern Empfehlungen für den Anfang von Therapien gab (Freud, 1895). Freud erörterte die Anfangsphase einer Analyse und verwies auf die mittleren und abschließenden Phasen, aber erst Glover schlug viel später explizit die Gliederung in Anfang, Mitte und Schlussphase einer Analyse vor (Glover, 1955). Wir müssen bei dem Versuch, jene

Gedanken zu verstehen, zwei Fragen stellen: Welcher Dynamik unterliegt eine Behandlung? Welchen Verlauf nimmt eine Behandlung durch diese Phasen hindurch?

Fester Bestandteil der Theorie des Lebenszyklus von Erikson, der Freud'schen Konzeption der Triebtheorie und der psychosozialen Phasen sowie Anna Freuds Entwicklungslinien ist der Gedanke der Ausrichtung einer Therapie (Freud, 1905; A. Freud, 1965). Alle Kinderpsychoanalytiker benutzen explizit oder implizit Entwicklungsziele als Grundlage für ihre Diagnosen, Beurteilungen, Behandlungspläne und Entscheidungen, was die Beendigung von Therapien betrifft. Anna Freuds übergreifendes Behandlungsziel der Wiederherstellung des progressiven Entwicklungspfades ist eine eindeutige Aussage in Bezug auf die Ausrichtung und Dynamik einer Therapie. Ihre Gedanken haben uns veranlasst, den Verlauf einer Therapie unter dem Aspekt der Entwicklung zu betrachten. Eine Behandlung sehen wir als eine Erfahrung, in der Patient, Therapeut und wichtige andere Personen eine Entwicklung durchmachen. Ein derartiges Nachdenken über die Entwicklung und Ausrichtung von Behandlungen führt uns dazu, Behandlungsziele zu entwerfen. Für uns ist das zentrale Ziel die Entscheidungsfreiheit eines Patienten angesichts der inneren und äußeren Herausforderungen seines Lebens. Das aktive Verfolgen dieses Ziels ermöglicht es dem Therapeuten zusammen mit seinem Patienten seine Behandlungstechniken zu erweitern, die wir in den folgenden Kapiteln in Bezug auf jede einzelne Behandlungsphase darstellen werden. Dadurch dass wir multimodale Behandlungstechniken anwenden, können wir die Multidimensionalität von Psychoanalyse und Psychotherapie aufzeigen.

Erikson erweiterte Freuds Vorstellung von den Phasen der psychosozialen Entwicklung und sprach von den »acht Entwicklungsstufen des Menschen«, wobei jede einzelne Stufe ihr eigenes »Organmodus-Konzept«, ihre »Modalitäten des sozialen Lebens« und dementsprechende »Kernkonflikte« umfasst (Erikson, 1950). Er schrieb, dass das Ich auf jeder Entwicklungsstufe vor der Aufgabe steht, eine Lösung für diesen Kernkonflikt zu finden. Wenden wir die Gedanken Eriksons auf unsere Behandlungen an, können wir Psychoanalyse unter folgenden Aspekten betrachten: die Einteilung in Phasen, die Übernahme therapeutischer

Aufgaben, die Beurteilung der Bewältigung jener Aufgaben oder des Ergebnisses therapeutischer Interventionen zu jedem beliebigen Zeitpunkt der Behandlung. Jede Behandlungsphase hat unserer Auffassung nach ihren eigenen Kernkonflikt oder ihre eigene Aufgabe, die von uns allen erlebt wird und die wir bewältigen müssen.

Behandlung ist für alle Beteiligten eine entwicklungsspezifische Erfahrung.

Das Ich des Patienten hat die Aufgabe, diesen Kernkonflikt zu lösen, indem es die entsprechende Aufgabe erfüllt. Die Art und Weise, wie der Patient den Konflikt löst, offenbart die individuellen Besonderheiten seiner Lebensgeschichte und sein gegenwärtiges Funktionieren; wie der Therapeut reagiert, hängt von seinen individuellen Fähigkeiten, seiner Ausbildung und seiner Weltanschauung ab. Aber wir alle werden mit denselben grundlegenden Herausforderungen konfrontiert; während der Evaluationsphase besteht beispielsweise die Aufgabe des Patienten darin, den Konflikt zu lösen, ob er sich auf den Therapeuten einlässt oder nicht. Zu Beginn einer Therapie stehen wir alle vor der schwierigen Frage, ob wir uns bei unserem Therapeuten sicher genug fühlen oder nicht. Dies gilt für den gesamten Therapieverlauf.

Einige Verfasser psychoanalytischer Schriften behaupten, im Therapieverlauf würden frühere Entwicklungsphasen tatsächlich wieder aufgegriffen (Zetzel, 1965). Folgen wir unserem epigenetischen Ansatz, der eine ständige Interaktion zwischen inneren und äußeren Faktoren sowie zeitliche Auswirkungen auf Zukünftiges und auch Vergangenes voraussetzt, so halten wir diese Gleichsetzung allerdings für eine grobe Vereinfachung. In all unseren Veröffentlichungen haben wir die »Ablagerung von Erfahrungen« aus jeder Lebensstufe und die Verflechtung von Strängen der Derivate früherer Phasen beschrieben, die sich auf die Gegenwart auswirken (J. Novick und K. K. Novick, 1991, 1996).

Im ersten Teil dieses Buches (Entwicklung) haben wir am Ende jedes Kapitels die phasenspezifischen Herausforderungen jeder Entwicklungsstufe und die geschlossen- und offen-systemischen Reaktionen auf diese Herausforderungen zusammengefasst. In den folgenden

Kapiteln beschreiben wir die Abfolge der Aufgaben, die sich aus dem therapeutischen Bündnis ergeben und in der jeweiligen Behandlungsphase im Vordergrund stehen. Zwischen den phasenspezifischen Herausforderungen und den therapeutischen Aufgaben gibt es Parallelen, die es nahelegen, die Besonderheiten von Entwicklungserfahrungen einer Behandlung intensiver zu untersuchen. An dieser Stelle halten wir zunächst fest, dass jede Behandlungsphase nachwirkt und Erinnerungen oder Derivate früherer Funktionsweisen aus bestimmten Entwicklungsphasen wachruft. In diesem Abschnitt des Buches werden wir in den Kapiteln über die einzelnen Behandlungsphasen die Besonderheit dieser Parallelen erforschen. Zunächst aber wollen wir noch einige allgemeine Anmerkungen machen.

Jede Behandlungsphase hat ihre eigene Hauptaufgabe.

Im Allgemeinen scheinen geschlossen-systemische Entwicklungen einen ziemlich linearen Verlauf zu nehmen. Das aktive Aufsuchen schmerzlicher Situationen, das den erwachsenen sadomasochistischen Patienten kennzeichnet, beginnt höchst wahrscheinlich schon in der Kindheit, als Schmerz mit Bindung assoziiert wurde. Wir konnten feststellen, dass Derivate aus dem Kleinkindalter, dem Kindergartenalter, dem Schulalter und der Adoleszenz in späteren Phasen wieder zum Vorschein kommen, nach dem Motto »Alter Wein in neuen Schläuchen«. Wie wir am Ende der einzelnen Kapitel im ersten Teil des Buches gezeigt haben, kann jede phasenspezifische Herausforderung später in seiner erwachsenen Ausprägung erkannt werden. Geschlossen-systemisches Funktionieren, das sich fest etabliert hat, lässt sich von der äußeren Realität relativ wenig beeinflussen; alte Lösungen werden trotz neuer äußerer Umstände und Chancen beibehalten. Dies könnte zur Folge haben, dass entwicklungsspezifische Reaktionen, die eine Behandlungsphase besonders kennzeichnen, sich eher auf geschlossen-systemische als auf offen-systemische Aspekte beziehen. Um dies an einer späteren Stelle in diesem Buch zu verdeutlichen, werden wir bereits veröffentlichte und unveröffentlichte Beispiele aus unserer Arbeit der vergangenen Jahre heranziehen.

Offen-systemisches Funktionieren scheint dagegen weniger linear und lässt sich in Bezug auf späteres Verhalten oder Funktionieren auch nicht eindeutig voraussagen. Offen-systemische Formen der Selbstregulation unterliegen einem ständigen epigenetischen Wechselspiel zwischen sich verändernden inneren Fähigkeiten, äußeren Möglichkeiten und Einflüssen von außen. Deshalb wäre zu erwarten, dass es in Bezug auf offen-systemische Faktoren weniger Übereinstimmung zwischen spezifischen Entwicklungsphasen und besonderen Behandlungsphasen gibt.

Zu Beginn einer Behandlung funktioniert jeder Patient auf die ihm eigene Art und Weise, einige haben Schwierigkeiten mit dem Behandlungsbeginn, andere präsentieren Material im Überfluss. Aber bei allen Patienten wissen wir als Therapeuten wirklich nie genug, um substantielle Deutungen vornehmen zu können. Diese Unsicherheit empfinden wir möglicherweise als eine Art Hilflosigkeit; als Therapeuten können wir – wie alle anderen Menschen auch – mit Verhaltensmustern des offenen oder geschlossenen Systems reagieren. In früheren Veröffentlichungen bezeichneten wir Toleranz angesichts von Unsicherheit als einen der wichtigsten »emotionalen Muskeln« eines Therapeuten (J. Novick und K. K. Novick, 2012; K. K. Novick und J. Novick, 2010, 2011). Wenn wir selbst mit einer starken emotionalen Muskulatur ausgestattet und durch ein stabiles, emotionales persönliches Leben gestärkt sind, können wir auch auf vielfältige Modelle seelischen Funktionierens zurückgreifen. So können wir uns in dem zunächst »grenzenlosen Raum« orientieren, in dem wir einem neuen Menschen begegnen und mit ihm eine Beziehung eingehen, die unbekanntes Potenzial enthält.

Geschlossen-systemisches Funktionieren ist linearer und voraussehbarer als offen-systemisches Funktionieren.

Ein Schema der Behandlungsphasen mit seinen spezifischen Aufgaben kann genauso wie ein Modell der zwei Systeme der Selbstregulation dazu beitragen, den Therapeuten vor einem Rückzug in geschlossen-systemisches Denken und Reagieren zu schützen. Solche »Landkarten« können uns in der Realität der Beziehung, die wir mit unserem Patienten erleben, verorten. Sie bewahren uns möglicherweise vor versteckter Feindseligkeit, die sich hinter übertriebenen therapeutischen Ambitionen oder geschlossen-systemischem, gedankenlosem Festhalten an künstlich auferlegten Regeln verbirgt. Geschlossen-systemische Reaktionen können bei Therapeuten die verschiedensten Formen annehmen: eine sadomasochistische, autoritäre Übertragung fixer Ideen oder Theorien auf den Patienten, ein Angriff auf sorgsam gehütete Abwehrstrategien unserer Patienten durch verfrühte oder zu tiefgründige Deutungen oder auch eine langfristige Verstrickung in eine ausbeuterische Machtbeziehung.

Die Aufgaben des therapeutischen Bündnisses bieten für sich genommen einen nützlichen Rahmen, um Konflikte, Abwehrstrategien, Widerstände und auch neue Möglichkeiten zu verstehen, wobei in unterschiedlichen Behandlungsphasen jeder Aufgabe eine besondere Bedeutung zukommt. Was sogar noch wichtiger ist: Wir konnten feststellen, dass die Bewältigung der Aufgaben des therapeutischen Bündnisses offen-systemisches Funktionieren fördert und auch von ihm ausgeht. Im nächsten Abschnitt erörtern wir die Aufgaben des therapeutischen Bündnisses in jeder Behandlungsphase ausführlicher.

Die Bewältigung der Aufgaben des therapeutischen Bündnisses hat im offen-systemischen Funktionieren seinen Ursprung und führt auch dazu.

Kapitel 13

Das therapeutische Bündnis und seine Aufgaben im Laufe der Behandlungsphasen

Das therapeutische Bündnis ist ein Konzept, das auf die frühen Anfänge der Psychoanalyse zurückgeht (Freud, 1895). Im psychoanalytischen Denken gewann es in den 1930er Jahren mit der Entwicklung der Ich-Psychologie in Wien an Bedeutung und wurde durch Greenson und andere in den 1970er Jahren als therapeutischer Kristallisationspunkt zu einem grundlegenden Bestandteil von Behandlungen (Greenson, 1965, 1971). Außerhalb der Psychoanalyse nimmt das Konzept des therapeutischen Bündnisses bei anderen Fachkräften für psychische Gesundheit weiterhin eine zentrale Stellung ein. Im Mainstream-Denken des 21. Jahrhunderts dagegen ist es irgendwie in Vergessenheit geraten, ja sogar in Ungnade gefallen.

Ausgehend von Freuds Formulierungen bis hin zu der Arbeit von Greenson und seinen Anhängern wurde das Bündnis zwischen Patient und Analytiker unter dem Aspekt einer interpersonellen Beziehung betrachtet. Es wurde immer als Grundlage einer Zwei-Personen-Psychologie vorausgesetzt (Balint, M., 1968). Unserer Auffassung nach bedeutet die Ablehnung des Konzepts des therapeutischen Bündnisses als mehrdeutig, trügerisch oder gefährlich für unseren Bereich einen Verlust. Dadurch verlor die klassische, psychoanalytische Mainstream-Theorie die konzeptuelle Möglichkeit, relationale und kognitiv-affektive Elemente der Analyse in ihr theoretisches Gedankengut zu integrieren. Unterschiedliche Schulen konnten sich entwickeln, die als Gegensatz zu dieser Behandlungstechnik oder als Reaktion auf sie entstanden sind. Das Konzept des therapeutischen Bündnisses wurde als steril und inhuman angesehen, es wurde behauptet, das Konzept sei mit der Objektbeziehungstheorie und einer interpersonellen oder intersubjektiven Zwei-Personen-Psychologie nicht vereinbar.

Wir vertraten dagegen immer die Auffassung, wir sollten an irgendeiner Form des Konzeptes des therapeutischen Bündnisses festhalten. Dies war besonders zu der Zeit der Fall, als wir versuchten, komplexe klinische Phänomene in offensichtlich sehr unterschiedlichen theoretischen Forschungsbereichen zu verstehen. Unsere Studien über die Beendigung von Therapien beschreiben das therapeutische Bündnis während der Vorbereitung auf die Beendigungsphase als entscheidendes Kennzeichen der Bereitschaft, die Beendigungsphase einzuleiten. Außerdem spielt es eine zentrale Rolle hinsichtlich einer adaptiven Reaktion auf das tatsächliche Ende einer Therapie (J. Novick, 1976, 1982, 1988, 1990, 1992, 1997; K. K. Novick und J. Novick, 1991, 1996). Die Fähigkeit zur Selbstanalyse, die gegenwärtig als wesentliches Ziel einer Analyse bezeichnet wird, kann man als Ergebnis der Internalisierung des therapeutischen Bündnisses verstehen. Durch unsere Arbeiten über Sadomasochismus, Omnipotenz und Externalisierung gelangten wir zu der Einsicht, dass die Aufgaben des therapeutischen Bündnisses in jeder Behandlungsphase eine Möglichkeit sind, die Widerstände gegen Sadomasochismus in den Mittelpunkt zu rücken (K. K. Novick und J. Novick, 1987, 1991, 1992, 1996). Es erschien uns immer wieder notwendig und sinnvoll, auf die Nützlichkeit des therapeutischen Bündnisses zu verweisen. Dadurch überarbeiteten wir die Theorie des therapeutischen Bündnisses und unternahmen den Versuch, die Beiträge vieler theoretischer Ansätze zu integrieren, die sich mit den betreffenden Themen auseinandersetzten (J. Novick, 1992; J. und K. K. Novick, 1996).

Unsere überarbeitete Theorie des therapeutischen Bündnisses wird in Bezug auf die spezifischen Aufgaben operationalisiert, die jeder Beteiligte einer therapeutischen Beziehung – Therapeut, Patient und wichtige andere Personen – erledigen muss (K. K. Novick und J. Novick, 1998). Sämtliche Aufgaben des therapeutischen Bündnisses bleiben während der Behandlung bestehen, aber bestimmte Aufgaben treten in jeder Phase besonders in den Vordergrund. Unsere Formulierung des therapeutischen Bündnisses hat sich bewährt, um wie mit einer Linse das Augenmerk auf bestimmte Merkmale des therapeutischen Bündnisses zu richten und diese hervorzuheben. Außerdem können einige weitverbreitete Aspekte pathologischen Verhaltens aufgezeigt werden, insbesondere geschlossen-systemische, sadomasochistische, omnipotente Widerstände und Beziehungsmuster, die in einer Behandlung zum Vorschein kommen.

An dieser Stelle geben wir eine kurze Zusammenfassung der wichtigsten, allgemeinen Gesichtspunkte unseres Konzepts des therapeutischen Bündnisses wieder. In den nachfolgenden Kapiteln über die einzelnen Behandlungsphasen erörtern wir ausführlich die Aufgaben dieses Bündnisses in jeder einzelnen Phase und ihre Wechselwirkung auf andere Formen der Wahrnehmung und Denkweisen über das Material.

Das therapeutische Bündnis als eine Art Linse

Das therapeutische Bündnis unterscheidet sich nicht von anderen behandlungstechnischen Sichtweisen auf den therapeutischen Prozess und lässt sich auch nicht von diesen trennen. Es hat sich bewährt, aus der Perspektive des therapeutischen Bündnisses die klinischen Daten zu betrachten, wie zum Beispiel Übertragung, Widerstand, Analyse der Abwehr usw. Das Konzept des therapeutischen Bündnisses ist wie eine Linse, die bestimmte Merkmale des Materials besonders ins Blickfeld rückt. Unabhängig davon, welche Linse wir benützen, das Material bleibt dasselbe. Schaut man durch die Linse des therapeutischen Bündnisses, wird unsere Aufmerksamkeit besonders auf offen-systemische Fähigkeiten und offen-systemisches Funktionieren gelenkt. Dies steht im Gegensatz zum geschlossen-systemischen Funktionieren, das sich im Allgemeinen in dem Wechselspiel zwischen Übertragung und Gegenübertragung zeigt.

Ich-Fähigkeiten und Motive

Es erscheint sinnvoll, zwischen jenen Fähigkeiten zu unterscheiden, die für das Eingehen eines therapeutischen Bündnisses notwendig sind, und der Motivation, jene Fähigkeiten für gemeinsam vereinbarte Ziele einer Therapie einzusetzen. Die meisten Patienten, darunter auch Kinder und Heranwachsende, verfügen über kognitive und emotionale Fähigkeiten, die für das Eingehen eines therapeutischen Bündnisses notwendig sind. Individuelle Unterschiede zwischen Patienten gibt es in Bezug auf die Motivation. Findet diese Unterscheidung nicht statt, werden falsche Einteilungen zwischen Patienten und Therapeuten vorgenommen. Außerdem dient sie Therapeuten als Entschuldigung für das

Scheitern einer Behandlung. Unsere Erfahrung mit schwer gestörten Patienten aller Altersgruppen zeigt, dass sie ein Bündnis eingehen und aufrecht erhalten können, wenn es in die therapeutischen Bemühungen integriert werden kann. Die geschlossen-systemische Tendenz, positive Ich-Fähigkeiten zu vereinnahmen, damit omnipotente Überzeugungen, sadomasochistische Beziehungen und pathologische Abwehrstrategien aufrechterhalten werden, zeigt sich in den Beeinträchtigungen des therapeutischen Bündnisses.

Gründe für das therapeutische Bündnis

Das therapeutische Bündnis wird von rationalen und irrationalen Kräften bestimmt. Hierzu gehört die Übertragung angepasster und fehlangepasster früherer seelischer Strukturen. Die Gründe hierfür sind bewusster und unbewusster Natur, sie haben ihren Ursprung sowohl in den Wünschen des Es als auch in den Ich-Bedürfnissen (Winnicott, 1988). Die Wünsche des Es haben die Tendenz, von selbst zum Vorschein zu kommen, Ich-Bedürfnisse müssen erkannt und vom Therapeuten aktiv eingebracht werden, damit sie den therapeutischen Prozess unterstützen können. In der therapeutischen Arbeit mit Patienten aller Altersgruppen muss nicht zwischen rationalen und irrationalen, reifen und infantilen Gründen für das Eingehen eines therapeutischen Bündnisses unterschieden werden. Sie stellen Wertungen dar, die zu konzeptuellem Durcheinander und behandlungstechnischem Stillstand führen. Unsere Erfahrung mit Kindern lehrt uns, zu nehmen, was wir bekommen können, und das Bündnis in vollen Zügen auszuschöpfen, solange es besteht. Unsere Behandlungstechnik wird teilweise von folgenden Fragestellungen bestimmt: Warum beginnen wir ein Bündnis und behalten es bei? Warum sind wir wachsam gegenüber geschlossen-systemischen Widerständen, die das Bündnis beeinträchtigen? Warum machen wir uns ständig die Instabilität des Bündnisses bewusst?

Schwankungen im therapeutischen Bündnis

Von Analytikern, die mit Erwachsenen arbeiten, wird das therapeutische Bündnis im Allgemeinen als stabile Kraft in der therapeutischen Situation dargestellt. Unserer Erfahrung nach ist es nicht stabil, vielmehr variiert es bei näherer Betrachtung in verschiedenen Behandlungsabschnitten bei jedem nachfolgenden Auftreten eines Konflikts und dessen relationalen, affektiven und triebhaften Komponenten. Gehen wir noch einen Schritt weiter: Die Schwankungen des Bündnisses versetzen den Therapeuten in die Lage, den Konflikt des Patienten, seine Abwehr, Angst und Übertragung so zu erkennen, mit ihm zu teilen und zu deuten, wie er dies – selbst in jungem Alter – verstehen kann. Schwankungen im therapeutischen Bündnis können als Barometer für Konflikte, Widerstände und Veränderungen genutzt werden; dies werden wir in den nachfolgenden Kapiteln ausführlich erörtern.

Das therapeutische Bündnis als Beziehung

Das therapeutische Bündnis ist ein Beziehungskonzept; von daher erfordert es einen Beitrag von allen Beteiligten. Normalerweise sind Patient, Therapeut und Eltern bzw. wichtige andere Personen mit einbezogen, wobei jeder Beteiligte eine komplementäre, phasenspezifische Aufgabe hat. Alle rationalen und irrationalen, bewussten und unbewussten Aspekte sowie Elemente der Übertragung und Nichtübertragung sind hierbei enthalten.

Aufgaben des therapeutischen Bündnisses

Die Behandlungsphasen und ihre Bündnisaufgaben sind auf der folgenden Seite in einer Tabelle zusammengefasst. Sie ist aus Gründen der Lesbarkeit als Raster aufgebaut, wir sollten aber nicht vergessen, dass die Aufgaben des therapeutischen Bündnisses jeder einzelnen Phase durch alle nachfolgenden Phasen hindurch weiterbestehen. Widerstand kann in Bezug auf jede der Bündnisaufgaben verstanden werden, aber die primäre Aufgabe, die in jeder Phase im Vordergrund steht, bezieht sich auf die Weiterentwicklung der therapeutischen Arbeit im Verlauf der Behandlung und bietet einen Maßstab für diese Entwicklung. Die Erfüllung der therapeutischen Bündnisaufgaben korreliert mit der Aktivierung und Wahrnehmung der offen-systemischen Fähigkeiten.

Alle Bündnisaufgaben bestehen durch alle Behandlungsphasen hindurch weiter.

	Evaluation	Beginn	Mittlere Phase	Vorbereitung auf Beendigung	Beendigung	Nach der Therapie
Patient	Lieferung von Material Einleitung von Veränderung	Mit dem Therapeuten zusammen sein	Zusammenarbeit mit dem Therapeuten	Umsetzung von Einsichten ins Handeln Selbstständige therapeutische Arbeit Beibehaltung des progressiven Schwungs	Verzicht auf omnipotente Überzeugungen Internalisierung des Bündnisses Trauerarbeit	Verwendung der im Bündnis erlernten Fähigkeiten, um ein kreatives Leben zu führen
Therapeut	Initialisierung der Umwandlung von – Selbsthilfe in gemeinsame Arbeit – Chaos in Ordnung und Bedeutung – Phantasien in realisitsche Ziele – äußere Beschwerden in innere Konflikte – Hilflosigkeit in Kompetenz – Schuldgefühlen in konstruktive Sorge	Mit dem Patienten fühlen	Maximaler Einsatz der Ich-Funktion	Anerkennung der eigenständigen therapeutischen Arbeit des Patienten	Anerkennung der Trauer des Patienten Bearbeitung des eigenen Verlusts Analysearbeit bis zum Schluss	Verfügbarkeit als Analytiker Zulassen der Weiterentwicklung Gemeinsame Weiterentwicklung mit dem Patienten
Eltern oder wichtige andere Personen	Mitwirkung an Veränderung	Zulassen des »Zusammenseins mit«	Zulassen der Individuation oder psychischen Getrenntheit	Freude mit Fortschritt und Validieren des Erreichten	Trauer über den Verlust der Therapie Internalisierung des Bündnisses Konsolidierung in der Phase der Elternschaft	

Kapitel 14

Zwei Systeme und das therapeutische Bündnis

Offen-systemisches Funktionieren ist jeder Zeit eine mögliche Reaktion auf die Herausforderungen des Lebens. Es erfordert seelische Arbeit, Aktivität und die Auseinandersetzung mit der Welt und anderen Menschen. Geschlossen-systemisches Funktionieren ist zu jedem Zeitpunkt in der Entwicklung eine mögliche Entscheidung für eine Reaktion auf empfundene Gefahr, Bedrohung und Herausforderung. Angesichts überwältigender Erfahrungen kann sich jeder – unabhängig davon, wie seine frühere Lebensgeschichte und seine gewohnte Art der Selbstregulation gewesen sein mag – auf eine geschlossen-systemische Reaktion zurückziehen. Unsere klinische Erfahrung zeigt jedoch, dass eine geschlossen-systemische Reaktion oft sehr starke, tiefe Wurzeln hat, die sich auf Grund wiederholter, komplexer Erfahrungen auf mehreren Entwicklungsebenen gebildet haben.

Der Hintergrund unserer Betrachtungen ist bei den meisten Patienten, die eine sadomasochistische, selbst-vernichtende oder selbstzerstörerische Persönlichkeitsstruktur aufweisen, eine vielschichtige, strukturierte, gewohnheitsmäßige und häufig abhängige Reaktion auf Stress. Hieraus ergibt sich, dass wir geschlossen-systemisches Funktionieren in unseren Behandlungen weitgehend als das Ergebnis eines Prozesses verstehen, der sich aus der Zusammenarbeit mit dem Therapeuten ergibt.

- Geschlossen-systemisches Funktionieren wird nicht vom Therapeuten verursacht. Es zeigt sich in der Art und Weise, wie ein Patient, vermutlich seit seiner Kindheit, im Laufe seiner Entwicklung funktioniert hat. Dieses Funktionieren wurde jetzt auf alle Beziehungen übertragen. Wir sprechen von einer »generalisierten Übertragung«, bei der der Patient versucht, den Therapeuten in eine vertraute, sadomasochistische Beziehung zu verwickeln.

- Der Therapeut steht vor der schwierigen Aufgabe, das geschlossen-systemische Funktionieren wahrzunehmen und zu verstehen, ohne sich hierbei weder auf die Seite der Dominanz noch die Seite der Unterwerfung ziehen zu lassen.
- Der Therapeut vertritt die Realität, die sich in den Aufgaben des therapeutischen Bündnisses zeigt. So hilft der Therapeut dem Patienten dabei, erste Erfahrungen mit alternativen Formen der Selbstregulation und Beziehung in einem offenen System zu machen.
- Die Aufgaben des therapeutischen Bündnisses operationalisieren in jeder Behandlungsphase offen-systemisches Funktionieren – sie sind das objektive Korrelat des offenen Systems.
- Der Therapeut beteiligt den Patienten aktiv an den Aufgaben jeder einzelnen Phase, er stärkt das Bündnis, indem er den Widerstand in Worte fasst, er spürt die Ursachen des Widerstandes auf, er macht legitime Bedürfnisse ausfindig, die durch geschlossen-systemische Abwehrstrategien befriedigt werden, und hilft dem Patienten dabei, weniger aufwendige und effektivere Methoden zu finden, damit er seine wirklichen Bedürfnisse befriedigen kann.
- Diese Sequenz wiederholt sich in jeder Behandlungsphase, da der Patient offen-systemische Alternativen zu aufwendigen geschlossen-systemischen Abwehrstrategien internalisiert.
- Nach mehrfachen Wiederholungen versucht der Patient, mit seinen Gefühlen zurechtzukommen, die er hat, wenn er omnipotente Lösungen vermeidet und effektive und kompetente Formen offen-systemischer Selbstregulation internalisiert. So erlangt er die Freiheit, zwischen zwei Formen der Selbstregulation zu wählen.
- Nachdem Patient und Therapeut zusammengearbeitet haben, um die Entscheidungsfreiheit wieder herzustellen, können sie einen guten Abschied vorbereiten.

Kapitel 15

Zwei Systeme und zwei Behandlungstechniken

Die Formulierung der zwei Systeme führt zu einer präzisen Beschreibung zweier unterschiedlicher Behandlungstechniken (K. K. Novick und J. Novick, 2003). Die Erweiterung unseres Repertoires an Interventionen stellt einen wichtigen Vorteil dieses Überdenkens unseres psychoanalytischen Entwicklungsmodells dar. Eine Annäherung und Integration vielfältiger Ansätze finden unter praktischen Gesichtspunkten durch die Anwendung des Bezugsrahmens unserer überarbeiteten Theorie des therapeutischen Bündnisses statt, wobei alle Beteiligten phasenspezifische Aufgaben übernehmen müssen.

Geschlossen-systemisches Funktionieren erfordert eine klassische Behandlungstechnik.

Behandlungstechnische Interventionen haben unterschiedliche Auswirkungen auf Phänomene, die die beiden Systeme betreffen. Geschlossen-systemische Phänomene erfordern ein Trieb-Abwehrkonzept und den klassischen Ansatz der Übertragungs- und Abwehranalyse, die das Ziel verfolgen, den Patienten mit seiner Pathologie aktiv ins Zentrum zu stellen. Aber Deutungen des Abwehr- und Übertragungsgeschehens des offen-systemischen Funktionierens können den Patienten pathologisieren und ihn von seiner Kompetenz wegführen.

Um nur wenige Beispiele zu nennen: Spiegelung, Empathie, Rekonstruierung, Validierung, Unterstützung und eine entwicklungsfördernde Erziehung verbinden offen-systemische Phänomene mit den Funktionen des Analytikers, die weitreichender sind als nur als Übertragungsobjekt zu dienen. Aber möglicherweise sind diese Behandlungstechniken, sofern sie bei geschlossen-systemischem Funktionieren angewendet werden, bestenfalls eine schmerzlindernde Zeitverschwendung; schlimmstenfalls können sie dazu beitragen, dass eine passive, hilflose Opferhaltung seitens des Patienten verstärkt wird. Deshalb müssen wir erweiterte und alternative behandlungstechnische Optionen in Erwägung ziehen, um die offen-systemischen Dimensionen der Persönlichkeiten unserer Patienten und die Chancen der jeweiligen Behandlungssituationen zu erfassen.

Wie sehen behandlungstechnische Interventionen aus, die die Wirkungsweisen der beiden Systeme veranschaulichen, Widerstände thematisieren und offen-systemische Alternativen in unserer alltäglichen Arbeit fördern? Im nächsten Abschnitt des Buches hat jedes Kapitel eine bestimmte Behandlungsphase zum Thema. Es werden drei Dimensionen der Behandlungstechnik sowohl in Bezug auf offensystemisches als auch geschlossen-systemisches Funktionieren thematisiert.

Die erste Dimension richtet sich auf die Frage, *worauf wir unsere Aufmerksamkeit richten*. Wir wollen untersuchen, in welcher Weise unser Modell der zwei Systeme sowohl unsere bewussten als auch unbewussten Entscheidungen in Bezug darauf Einfluss nimmt, was wir hören. Die zweite Dimension bezieht sich auf die *tatsächlichen Interventionen*, die wir ergreifen oder auch nicht. Hierzu gehören Themen wie die Wahl des richtigen Zeitpunkts, unser Fingerspitzengefühl und die richtige Reihenfolge. Es geht auch um die Frage, wie wir entscheiden, was zu einem bestimmten Zeitpunkt zu tun ist. Die dritte Dimension verweist auf die Fragen: Welche Behandlungstechniken *umfasst* dieses Modell? Entsprechen sie berechtigterweise und im engeren Sinne analytischen Vorgehensweisen?

Worauf richten wir unsere Aufmerksamkeit?

Wir behaupten, Analytiker widmen sich im Allgemeinen so vielen Bereichen wie möglich, indem sie unterschiedlichstes Material, das sich in der Beziehung zu ihren Patienten entwickelt, auf vielen Ebenen wahrnehmen. Aber ohne festen Bezugsrahmen entgleiten viele Wahrnehmungen in das Vorbewusste und werden je nach persönlicher Vorliebe des einzelnen Analytikers verwendet oder auch nicht. Die menschliche Tendenz zur Vereinfachung wird manchmal durch Analytiker verstärkt, die dazu beitragen, dass sich ein rigides analytisches Über-Ich entwickelt. Demzufolge schließen sich verschiedene Konzepte gegenseitig aus, sie widersprechen sich eher, als dass sie sich bereichern und die komplexe multidimensionale Tradition psychoanalytischer Theorien in sich aufnehmen, die menschliche Phänomene aus verschiedensten Blickwinkeln betrachten.

Offen-systemisches Funktionieren erfordert erweiterte und alternative Behandlungstechniken.

Zu leicht können wir hierbei die metapsychologische Theorie aus den Augen verlieren, die uns ein Vokabular oder einen konzeptuellen Bezugsrahmen für das vielfältige Material bietet, das die Patienten in die Therapie einbringen, und eine Bandbreite an Behandlungstechniken für die unterschiedlichsten Interventionen bietet (K.K. Novick und J.Novick, 2002).

Was tun wir tatsächlich?

In jedem Kapitel über die einzelnen Behandlungsphasen werden wir unsere tatsächlichen Interventionen beschreiben, erläutern und auch begründen. Wir bemühen uns, Behandlungstechniken zu entwickeln, bei denen gleichzeitig sowohl offen-systemisches als auch geschlossen-systemisches Funktionieren bezüglich der phasenspezifischen Aufgaben ineinandergreifen. Tatsächliche Interventionen werden auf Bereiche angewandt, auf die wir unsere Aufmerksamkeit richten, ohne dass wir über die Beziehung zwischen dem Modell der zwei Systeme und dem, was wir tun und sagen, eindeutigere Aussagen machen können. Wir glauben nicht, dass unsere Vorgehensweise erfahrenen Analytikern fremd erscheint oder sich wesentlich von ihrem alltäglichen Tun unterscheidet. Aber ein Modell der zwei Systeme verankert diese Interventionen in einem theoretischen Bezugsrahmen, der uns auf ein grundlegendes metapsychologisches Modell zurückführt. Dieser Bezugsrahmen bietet außerdem eine Grundlage dafür, dass wir die Vielfalt therapeutischer Interventionen beschreiben und anderen vermitteln können, indem wir die behandlungstechnischen Voraussetzungen in den Vordergrund unserer Untersuchungen rücken.

Wir arbeiten durchgehend mit zwei Systemen.

Jeder Analytiker verfügt über ein implizites Entwicklungsmodell, das ihm mitteilt, worauf er seine Aufmerksamkeit richten soll. Deshalb haben wir versucht, unsere zweigleisige Konzeptualisierung des Entwicklungspotenzials für offen- und geschlossen-systemische Selbstregulation auf jeder Entwicklungsstufe in Worte zu fassen. Die Vorstellung, die jeder Therapeut vom Behandlungsprozess hat, beeinflusst gleichermaßen seine behandlungstechnischen Entscheidungen. Viele Therapeuten fassen diese Vorstellungen selten in Worte, aber trotzdem wirken sie sich auf ihre Sichtweise auf den Patienten und das spätere Material aus, das sich im Laufe der Therapie entfaltet. Der Einfluss des Beobachters auf das beobachtete Material wird als gegebene wissenschaftliche und analytische Tatsache erachtet, ohne dass dem Einfluss des inneren Prozesses des Analytikers und seiner theoretischen Modelle auf den Patienten Aufmerksamkeit geschenkt wird.

Ein Modell der zwei Systeme bietet eine theoretische Grundlage für unsere Behandlungstechniken.

Kleinianische Patienten haben kleinianische Träume, Vertreter der ödipalen Theorie haben Patienten, die in triangulierten Welten leben, die durch Rivalität, Eifersucht, Triumph und Niederlage gekennzeichnet sind, Selbstpsychologen haben Patienten, die grundlegende Selbstdefizite aufweisen. Wir halten es für wichtig, dass wir uns des Modells, das wir in uns tragen, bewusst sind und es in einem offenen System belassen, wo es ständig mit der äußeren Welt interagiert und für Modifizierungen und Veränderungen offen ist.

Welche Behandlungstechnik ist psychoanalytisch?

Viele Kontroversen, Spaltungen und Meinungsverschiedenheiten unter Psychoanalytikern drehen sich um die Streitfragen der Ausbildung und Behandlungstechnik. Sie beschäftigen sich ständig mit den Fragen: Was ist Psychoanalyse und wer darf sich Psychoanalytiker nennen? Bei unseren Überlegungen benutzten wir immer einen metapsychologischen Bezugsrahmen. In verschiedenen Publikationen haben wir den Versuch unternommen, zu beschreiben, wie verlorengegangene und frühzeitig verworfene analytische Vorstellungen zurückgewonnen und Vorstellungen aus anderen Ansätzen integriert werden können. Wir wollten sie nutzen und fruchtbar machen, um unser Gebiet neu zu beleben. Eine weitere Fortführung unserer Bemühungen besteht im Sammeln und Vergleichen von Behandlungstechniken, die wir im Kontext unserer Überlegungen innerhalb eines Bezugsrahmens der zwei Systeme in den vergangenen Jahren beschrieben haben.

Kapitel 16
Evaluation

In diesem und in den folgenden Kapiteln setzen wir die Untersuchung der Behandlungsphasen fort. Wir beschreiben die übergreifenden Aufgaben des therapeutischen Bündnisses und die spezifischen Aufgaben für Patienten, Therapeuten und wichtige andere Personen. Was in der Evaluationsphase passiert, halten wir für den weiteren Verlauf der Behandlung für entscheidend. Deshalb beschreiben wir die Behandlungstechnik und die zeitliche Abfolge in diesem Kapitel etwas ausführlicher. Wir legen dar, wie und warum unserer Meinung nach Evaluationen lang genug sein sollten, damit eine solide Basis für eine gegenseitige Festlegung auf eine Behandlung geschaffen wird. Dies bezieht auf jeden Fall die ersten positiven, offen-systemischen Gefühle mit ein, die von wirklichem Respekt und Anerkennung geprägt sind. Sie bilden das Fundament für die objektive Liebe, die offen-systemische Entwicklungs- und Wachstumsprozesse nährt.

Sichten des Materials/Erstkontakt

Wir versuchten, ein Wort oder einen Ausdruck zu finden, der die erste Kontaktaufnahme mit einem potenziellen Patienten beschreiben würde. Es gibt Wichtiges, was gleich von Anfang an passieren kann und passieren sollte. Therapien werden häufig als Erkundungsreisen beschrieben. Dies ließ uns an eine Zeit wie dem 17. Jahrhundert denken, bevor ausgeklügelte Navigationsinstrumente erfunden wurden; mutige, eher tollkühne Abenteurer segelten über unbekannte Ozeane und hofften auf eine »gute« Landung, waren aber auch auf das Gegenteil vorbereitet.

Der Gedanke der Landnahme, des ersten Sichtens des Landes, lässt sich mit unserer Vorstellung verbinden, wie ein geschlossenes System in einem »Grenzgebiet« operiert, wobei der Begriff Grenzgebiet eher geographisch als diagnostisch zu verstehen ist (Hughes, 1884; Russel, 1884). Wer zu uns kommt, fühlt sich überwältigt, hilflos oder ängstlich und neigt deshalb dazu, geschlossen-systemische Muster der Selbstregulation und des Selbstschutzes anzuwenden. Wir werden, ob wir dies wollen oder nicht, unweigerlich in dieses Grenzgebiet gezerrt und dadurch Teil der geschlossen-systemischen Bemühungen des Patienten um Sicherheit, Kontrolle und Gratifikation.

Die meisten Patienten brechen alle Arten von Behandlungen vorzeitig ab.

Es ist allseits bekannt und wurde in groß angelegten Studien nachgewiesen, dass die meisten Patienten nach dem Erstkontakt abbrechen oder bald danach ihre Therapie beenden. Sie lehnen unsere Empfehlung, die Therapie fortzusetzen, normalerweise ab. Dies trifft auf alle Arten von Behandlungen zu. Ärzte sprechen davon, dass medizinische Anordnungen kaum eingehalten werden und Therapeuten verweisen auf die mangelnde Bereitschaft, ein therapeutisches Bündnis einzugehen (J. Novick und K. K. Novick, 2005, 2012). Dies ist ein Problem des öffentlichen Gesundheitswesens, aber auch eine wesentliche Ursache dafür, dass Therapeuten unter Burnout leiden. Viele Therapeuten schützen sich davor, indem sie Behandlungsmodalitäten einsetzen, die den Patienten auf Distanz halten, wie beispielsweise Medikation, Manualisierte Kognitive Verhaltenstherapie, Dialektische Verhaltenstherapie, Mentalisierungsbasierte Psychotherapie usw. Solche Interventionen mögen bei einer multimodalen Behandlung gelegentlich notwendig erscheinen, aber zunächst müssen wir das Material sichten.

Wir müssen das Grenzgebiet betreten, aber wir können dies nur tun, wenn wir eine Vorstellung von dem gesamten Gebiet haben. Das Modell der zwei Systeme gibt dem Therapeuten eine grobe Landkarte des geschlossenen Systems, des Grenzgebietes, an die Hand. Die offensystemischen Aufgaben des therapeutischen Bündnisses befähigen uns, unsere Erkundungen weiter voranzutreiben und einen Pfad für unsere Reise zu beschreiben. Der Analytiker braucht die Unterstützung durch Konzepte, die ihn in die Lage versetzen, eine Spur auf seiner Behandlungsreise zu verfolgen; nur dann kann er sicher in ein so schwieriges, komplexes und gelegentlich gefährliches Gebiet reisen.

Der erste Telefonanruf

Zuerst müssen wir sicherstellen, dass wir genügend Zeit für ein erstes Gespräch am Telefon haben. Wir fragen, ob die Zeit für ein Gespräch günstig ist, »so dass wir die beste Möglichkeit des weiteren Vorgehens erkennen können«. Sollte es ungünstig sein, vereinbaren wir einen anderen Zeitpunkt für ein Telefonat.

Dadurch, dass wir die realen zeitlichen Einschränkungen des Patienten respektieren, um eine für beide Seiten günstige Zeit zu vereinbaren, geben wir ihm das Gefühl, dass wir zusammenarbeiten wollen. Dies ist einer der ersten Schritte auf dem Weg zu einem Arbeitsbündnis.

Was Therapeuten und Therapien betrifft, tragen alle Patienten Phantasien und Erwartungen in sich; sie können dazu führen, dass in der Seele des Patienten de facto ein bewusster oder unbewusster Behandlungsplan entsteht. Wir fanden Folgendes heraus: Wenn wir dies nicht von Anfang an thematisieren, wird der Plan des Patienten gegenüber dem des Therapeuten früher oder später eine Vorrangstellung einnehmen und die gemeinschaftlichen Bemühungen um gemeinsame Behandlungsziele und Strukturen überflüssig machen.

Jeder Patient bringt seinen eigenen Behandlungsplan mit.

Hier ein Beispiel für ein typisches Erstgespräch am Telefon, bei dem der Plan des Patienten deutlich geäußert wird: »Dr. X hat mir ihren Namen angegeben, ich rufe an und möchte fragen, ob Sie Zeit für eine Behandlung haben. Dr. X hat vorgeschlagen, dass ich zweimal pro Woche Therapie brauche, dass ich meine Medikamente weiterhin einnehmen solle und … oh … übrigens, machen Sie kognitive Verhaltenstherapie?« Diesen Versuch, eine Situation möglicher Verunsicherung zu kontrollieren, gibt es in vielen Varianten, aber er fordert uns unmittelbar heraus, und es stellt sich die Frage, was wir sagen sollen.

Wir weisen in der Regel darauf hin, dass wir nicht wissen, ob eine Person eine Behandlung braucht oder welche Art von Behandlung notwendig ist. »Deshalb sollten wir uns Zeit nehmen, damit ich Ihre Geschichte kennenlerne und dass Sie mich kennenlernen. Leuchtet Ihnen dies ein?« Die meisten Menschen nehmen die Gelegenheit gerne wahr, etwas davon zu erzählen, was sie auf dem Herzen haben. Dies gibt dem Therapeuten auch die Gelegenheit, den Umwandlungsprozess einzuleiten, der von Selbsthilfe zu gemeinsamer Arbeit führt.

Erste Fragen ergeben sich normalerweise während des Zuhörens. Wir achten darauf, ob es sich bei der betreffenden Person um einen psychologischen oder medizinischen Notfall handelt; gegebenenfalls stellen wir klar, dass wir ihr dringend raten, umgehend eine Behandlung zu beginnen. Gibt es noch etwas, was wir herausfinden müssen, bevor wir uns treffen, beispielsweise dass ein Kind sich einem schulischen oder neuropsychologischen Test unterziehen sollte, usw.?

Normalerweise besteht kein Bedarf an unmittelbarer medizinischer Intervention oder weiteren Untersuchungen, aber dadurch, dass wir uns die Zeit nehmen, mit einer Person ohne Vorbehalt zu sprechen und sie nach mehr als nur ihren psychischen Symptomen zu fragen, versuchen wir, einen Umwandlungsprozess einzuleiten, der eine Alternative aufzeigt: von wütender, omnipotenter Selbstgenügsamkeit hin zur offensystemischen Hoffnung auf die heilende Kraft einer einfühlsamen Beziehung.

Wir sprechen über die Gründe für eine Evaluation. Sie ist notwendig, um eine Reihe von gemeinsamen Zielen und Erwartungen zu entwickeln, um eine Arbeitsbeziehung zu beginnen und um einige der ersten Erwartungen anzusprechen. Im Folgenden beschreiben wir, wie wir die Evaluation gliedern. Im Laufe des Gesprächs ergibt es sich von selbst, dass wir etwa sagen: »Es gibt anscheinend Vieles, worüber wir sprechen können. Lassen Sie uns einen Termin vereinbaren, an dem wir uns treffen und gemeinsam über Ihre Situation und das nachdenken können, was Ihnen helfen könnte.«

Wir fordern die Personen auch auf, kurz etwas über sich aufzuschreiben und es uns zukommen zu lassen, bevor wir uns zum ersten Mal treffen. Wir sagen: »Nur eine oder zwei Seiten über etwas, was Ihrer

Meinung nach für mich wichtig sein könnte und was ich von Anfang an wissen sollte«, und wir bezeichnen es als »eine Möglichkeit, Zeit sowie Geld zu sparen«, und wir sagen: »Ich kann jetzt anfangen, über Sie nachzudenken.«

Es ist wichtig, dass wir uns bereits beim ersten Telefonat über die Realität im Klaren sind. Dies gehört zur offen-systemischen Haltung des Analytikers. Wir sagen den zukünftigen Patienten, was die Therapiestunde kostet, und erkundigen uns, ob sie dies bezahlen können. Falls dies nicht möglich ist, bieten wir ihnen an, nach einer Möglichkeit zu suchen, bei der sie weniger bezahlen müssen. Danach vereinbaren wir einen Termin für ein erstes Treffen, wir klären die Parkmöglichkeiten und spezielle Wegbeschreibungen oder Modalitäten, um zur Praxis zu gelangen. Hierbei sind wir uns immer bewusst, dass bereits nach diesen ersten Kontakten die Patienten zwangsläufig ihre sadomasochistischen Muster der geschlossen-systemischen Abwehr auf die therapeutische Situation und Beziehung übertragen, aber dieses Thema können wir zu einem späteren Zeitpunkt aufgreifen. Zunächst eröffnen wir eine offen-systemische Alternative, indem wir dem Patienten kompetent, hilfreich, autoritativ, respektvoll und realistisch begegnen.

Die Aufgabe des Therapeuten: Die Initiierung von Veränderungsprozessen

Veränderung beginnt bereits mit dem ersten Telefonanruf zwischen unbekannten, fremden Personen, die aufeinandertreffen und erste Ziele vereinbaren. Die spezifischen Veränderungsprozesse, die zu Beginn einer Therapie initiiert werden, dauern während der gesamten Behandlung an. Aber für den Therapeuten ist es wichtig, diese Prozesse im Gedächtnis zu behalten, während er die ersten Informationen des Patienten bekommt, denn sie sind Teil sowohl des geschlossen-systemischen als auch des offen-systemischen Funktionierens und eröffnen die Möglichkeit, sich einzubringen und Veränderungen einzuleiten.

Die Aufgabe des Patienten: Lieferung von Material und Einleitung von Veränderungen

Menschen unterscheiden sich in der Art und Weise, wie sie sich präsentieren. Einige überschütten uns mit Informationen und Gefühlen, sie sind eifrig und erleichtert, wenn sie mit jemandem reden können, der ihnen vielleicht hilft. Andere sind eingeschüchtert, abwehrend, reserviert oder gehemmt, sie ringen damit, bedeutsames Material preiszugeben, und schaffen eher die Situation einer Befragung als eines Gesprächs. Bereits die Reaktionen auf einleitende Sätze oder Fragen, wie beispielsweise »Wie kann ich helfen?« oder »Was führt Sie heute zu mir?« oder »Wir wollen über das, was Sie mir aufgeschrieben haben, etwas ausführlicher sprechen«, verrät uns sehr viel über die einzelnen Menschen. Mit der Zeit gewinnt die dahinterliegende Persönlichkeit an Konturen und es zeigt sich, wie die Menschen mit ihren Gefühlen umgehen, wie sie zu anderen eine Beziehung herstellen usw.

Dadurch, dass der Therapeut einige Veränderungsprozesse beschreibt, die Therapeut und Patient zusammen erarbeiten, treten wertvolle Informationen ans Tageslicht und der Therapeut versteht, welche Vorstellungen für den Patienten sinnvoller sind oder relevanter erscheinen, welche schmerzhaft und aversiv sind und welche unmittelbar etwas Erleichterung schaffen.

Die Aufgabe des Therapeuten: Evaluationssitzungen – das Initiieren von Veränderungen

Veränderung ist während des gesamten Lebens ein reales Phänomen. Sie ist ein Entwicklungsziel und kann im Laufe einer Behandlung als Barometer für Transformationsprozesse und offen-systemisches Funktionieren dienen. Geschlossen-systemisches Funktionieren ist statisch und repetitiv; es beeinträchtigt Wachstum, Transformation und Veränderung. Dementsprechend sehen wir in jeder Behandlungsphase eine enge Verbindung zwischen dem Modell der zwei Systeme und der Offenheit für Veränderungen. All nachfolgenden Dimensionen zeigen sich auf die eine oder andere Weise während der gesamten Behandlung, sie sind aber in der Evaluationsphase von besonderer Bedeutung, wenn Patient und Therapeut gemeinsam herausfinden wollen, was erforderlich und erwünscht ist, welche verfügbaren Stärken den Patienten bei seinen Bemühungen unterstützen können, wie sie sich durch Anpassung weiterentwickeln können und wo Schwierigkeiten zu erwarten sind.

Die Umwandlung von Selbsthilfe in gemeinsame Arbeit
Dieser Prozess beginnt mit dem ersten Telefonat und setzt sich beim ersten Zusammentreffen fort, wenn wir den Klienten ermutigen, die Notizen, die er geschickt hat, näher zu erläutern. Es ist ein selbstverständliches und entspanntes Gefühl, sich hierüber auszutauschen; wir zeigen Interesse an möglichen Themen, die nicht berücksichtigt wurden, oder an Gefühlen angesichts wichtiger Lebensereignisse, an Informationen über die derzeitige Familie oder Beziehungen; wir interessieren uns dafür, was ein Klient über seine Herkunftsfamilie weiß und welche Gedanken er sich hierüber oder auch die Familie der Großeltern macht usw. Dadurch nehmen wir Einfluss auf eine weitere Veränderung.

Die Umwandlung von vereinzelten Momenten zu bedeutungsvollen Verbindungen
Unsere Fragen können folgende Konsequenzen haben: Der Patient denkt über die Möglichkeit nach, dass Vergangenheit und Gegenwart, äußere Ereignisse und innere Prozesse, Traumata und gegenwärtige Ängste usw. bedeutungsvolle Verbindungen und Muster darstellen.

Wir untersuchen die Symptome unserer Klienten, wie dies ihren Erwartungen an uns und unserer Ausbildung entspricht, aber wir fragen auch nach ihren gegenwärtigen und vergangenen Stärken, Fähigkeiten, Interessen und Dingen, die ihnen Spaß machen. Anders ausgedrückt, wir sehen, dass sowohl das offen-systemische als auch das geschlossen-systemische Funktionieren eine weitere entscheidende Veränderung signalisiert.

Vom Fokus auf die Pathologie hin zur Einbindung der gesamten Person

Diese Verlagerung des Schwerpunktes der Behandlung wird später auch das Schlachtfeld sein, auf dem der Konflikt zwischen offen-systemischen und geschlossen-systemischen Formen der Selbstregulation ausgetragen wird. In der Evaluationsphase trägt dies dazu bei, ein Behandlungsziel festzulegen, das eine Wiederherstellung früherer Freude und gegenwärtig blockierter offen-systemischer Ressourcen des Selbstwertgefühls im Auge hat.

Während die Klienten weiterhin ihre Symptome und Leiden beschreiben, hören wir darauf, wie sie von ihren geschlossen-systemischen Mustern Gebrauch machen, um ihre grundlegenden Bedürfnisse nach Sicherheit, Abwehr, Bindung und Gratifikation zu erfüllen. Dies hilft uns, ein weiteres Behandlungsziel festzulegen: die Umwandlung von überwiegend geschlossen-systemischen Abwehrstrategien in adaptive offen-systemische Bewältigungsstrategien und Reaktionsweisen auf Herausforderungen. Mit unseren Patienten können wir über folgende Veränderungsmöglichkeiten sprechen:

Die Umwandlung von Hilflosigkeit in Kompetenz und von Verzweiflung in ein hoffnungsvolles Gefühl

Wir sprechen davon, dass Veränderung Zeit, Mühe, Geduld sowie überschaubare Schritte erfordert und dabei Freude machen soll. Viele Patienten tragen den unbewussten Glauben an magische Lösungen in sich. Sie wünschen sich, ihr Therapeut solle ihnen helfen, dass sie ihre magische Omnipotenz zurückgewinnen oder dass sie ihre Omnipotenz auf seine magischen Kräfte und Behandlungstechniken projizieren können. Dieser Vorgang wird schließlich auch die Hauptursache für Widerstände und Schwierigkeiten während der gesamten Behandlung sein. Deshalb versuchen wir, unsere Patienten bereits in der Evaluationsphase darauf aufmerksam zu machen. Wir suchen gemeinsam nach verlässlicheren und zufriedenstellenderen (offen-systemische) Formen der Befriedigung legitimer Bedürfnisse als durch (geschlossen-systemisches) Leiden. Dieses Leiden ist oft selbstverschuldet, es führt uns dazu, den Blick auf folgenden Vorgang zu richten:

Die Umwandlung von Schuldgefühlen in konstruktive Sorge und die Umwandlung eines tyrannischen Gewissens in eine realistische »innere Ressource«

Beachten wir das relevante Material in der Evaluationsphase, wird es uns möglicherweise gelingen, die Vorstellung der Umwandlung eines strengen, tyrannischen Über-Ichs in eine realistische Ressource in die Therapie einzubringen. Diese Ressource kann uns leiten, helfen und ermutigen. Wir treffen allerdings auch auf Fälle, in denen Patienten harte Urteile treffen und sich selbst verdammen oder in denen sie ihre eigenen moralischen Maßstäbe bzw. die Maßstäbe anderer Menschen verletzt haben.

Alle Analytiker arbeiten mit mentalen Modellen sowie Einstellungen, von denen unsere Patienten offen oder indirekt wissen. In unserer klinischen Arbeit neigen wir dazu, die Evaluationsphase länger auszudehnen als meistens erforderlich. Uns geht es dabei um echten, realitätsbezogenen Respekt vor unseren Patienten und die positive Überzeugung, dass eine Therapie wirklich zu alternativen Antworten auf ihre vergangenen und gegenwärtigen Ängste geben kann.

Wir akzeptieren, dass besonders zu Beginn einer Behandlung unsere Modelle und Einstellungen eine tiefgründige Wirkung auf unsere Patienten ausüben, und wir gehen davon aus, dass ein echtes, hoffnungsvolles Gefühl und Zutrauen unsererseits für den Beginn eines Veränderungsprozesses von großer Bedeutung ist. Indem wir darüber hinaus den Fokus auf die Bereiche offen-systemischen Funktionierens richten, können wir gemeinsame Behandlungsziele entwerfen und einen Veränderungsprozess in die Wege leiten. Dadurch kann der Patient schließlich wieder die Fähigkeit erlangen, zwischen zwei alternativen Systemen der Selbstregulation zu entscheiden. Dies stellt einen dynamischen Ansatz der Evaluation dar, der im Gegensatz zu dem nosologischen Ansatz des »diagnostischen und statistischen Leitfadens psychischer Störungen« (DSM) steht.

Empfehlung

Wenn eine Evaluationsphase länger als ein bis zwei Anfangssitzungen dauert, ist es unserer Einschätzung nach viel leichter, eine Empfehlung für eine zukünftige Behandlung auszusprechen. Denn es ist Zeit verstrichen, Therapeut und Patient haben sich kennengelernt und die therapeutische Vorgehensweise ist vertraut. Normalerweise ist der Patient etwas erleichtert und es gibt bereits einige positive Veränderungen. Dies ist auch der Zeitpunkt, an dem wir zusammen mit dem Patienten entscheiden sollten, ob dies für den Moment genug war oder ob wir eine regelmäßige Behandlung beginnen und die bisherige Arbeit weiterführen sollten. Wie sollte diese Behandlung aussehen? Welches ist die effektivste sowie kostengünstigste Behandlung in Bezug auf die uns zur Verfügung stehenden Ressourcen?

Es gibt nichts Mysteriöses, was die Frequenz der Sitzungen betrifft. Finden die Sitzungen häufiger als einmal pro Woche statt, entsteht mehr Raum und Zeit für die Entwicklung einer therapeutischen Beziehung. Entscheidend ist, dass neue Verhaltensweisen eingeübt werden können. Wir alle wissen dies und erinnern unsere Patienten daran, dass jeder Erfolg Übung erfordert. Spielen sie ein Instrument, treiben sie Sport oder sprechen sie eine Fremdsprache? Wie haben sie diese Fertigkeiten erworben? Wenn sie etwas ändern wollen, müssen sie arbeiten, üben, durchhalten und den Mut haben, Rückschläge und Frustrationen auszuhalten. Wir vertrauen unseren Patienten und geben ihnen das Gefühl, dass sie die Aufgabe bewältigen können, aber natürlich liegt es an den Patienten, ob sie sich auf eine Therapie einlassen.

Den Rahmen festlegen – die Arbeitsvereinbarungen

Sobald der Patient einer Weiterbehandlung zugestimmt hat, gehört es zum Ende der Evaluationsphase, den Rahmen für die Behandlung festzulegen und die Arbeitsvereinbarungen zu besprechen. Wir haben die Erfahrung gemacht, dass es viele Themen gibt, die häufig ausgelassen oder als lästige Pflicht abgetan werden. Sie werden für nicht so wichtig gehalten wie die psychologischen bzw. emotionalen Themen, die den Inhalt unserer Arbeit ausmachen. Unsere Arbeit hat Folgendes gezeigt: Werden die lästigen Pflichten, »der tägliche Kleinkram«, in eine untergeordnete Position abgedrängt, so dient dies im Allgemeinen der Abwehr. Werden diese administrativen Themen nicht in einer Weise geklärt, dass der Therapeut ein in sich stimmiges, offen-systemisches und kooperatives Bündnis mit dem Patienten eingehen kann, wird eine Behandlung auf lange Sicht möglicherweise scheitern.

Der »tägliche Kleinkram« ist wichtig.

Es entspricht dem Gedanken einer kooperativen Beziehung und der Verankerung in der Realität, dass wir unseren Patienten an der Stelle, an der wir eine Empfehlung für eine Behandlung aussprechen, sehr klare Aussagen zu unseren Arbeitsvereinbarungen machen.

Arbeitsvereinbarungen

1. Die Klienten müssen alle vereinbarten Sitzungen bezahlen, es sei denn, sie wurden innerhalb einer Frist von 30 Tagen abgesagt. Wir versuchen, die versäumten Sitzungen – soweit möglich – nachzuholen.
2. Zahlungen sind zu Beginn der letzten Sitzung eines Monats fällig.
3. Keine wesentlichen Veränderungen werden vom Therapeuten oder Klienten innerhalb eines Monats (vier Arbeitswochen) vorgenommen, was die Struktur oder Vereinbarungen unserer Behandlungen betrifft (beispielsweise Sitzungsfrequenz, Gebühren, Therapieende).
4. Verschlüsseltes, anonymisiertes Material aus den Sitzungen kann für Lehr- oder Forschungszwecke verwendet werden.

Es besteht die Gelegenheit, diese Themen gleich zu Beginn durchzusprechen, so dass keiner der beiden Beteiligten mit einer Überraschung rechnen muss. Wir fanden heraus, dass dieses Vorgehen eine Grenzlinie markiert, von der aus wir den Widerstand unserer Patienten bemessen können. Wichtig ist vor allem, dass sich auf der Grundlage einer ausführlichen Evaluation der Gedanke durchsetzen kann, dass alles eine Bedeutung hat. Danach werden die Arbeitsvereinbarungen nicht als eigenwillige Marotte des Therapeuten betrachtet, sondern als eine Möglichkeit, allen Beteiligten die Wichtigkeit einer Behandlung vor Augen zu führen. Wir sprechen über die Höhe des Honorars, das Abrechnungsverfahren, die Verantwortung für ausgefallene Sitzungen, Krankheiten, Ferienregelungen, Terminverschiebungen, Formen des Informationsaustausches, Schweigepflicht usw. Wir erwarten, dass die monatliche Bezahlung zu einem vereinbarten Zeitpunkt erfolgt.

Die Dreißig-Tage-Frist

Es ist äußerst wichtig, dass in diesen Gesprächen deutlich wird: Innerhalb einer Frist von dreißig Tagen können von *keinem* der Beteiligten (Patient, Therapeut, Elternteil oder Kind) Änderungen hinsichtlich der Vereinbarungen der Behandlung vorgenommen werden. Alle Therapeuten machen immer wieder schmerzliche Erfahrungen, was fristlose Abbrüche oder frühzeitige Beendigungen, Reduzierung der Sitzungsfrequenz usw. betrifft. Dadurch, dass gegenseitig vereinbarte Grundsätze festgelegt werden, die eine Frist von dreißig Tagen für das gemeinsame Arbeiten sicherstellen, können unserer Erfahrung nach viele Therapien weitergeführt werden. Der Gedanke der Dreißig-Tage-Frist verdeutlicht die Ernsthaftigkeit der gegenseitigen Verpflichtung des Patienten und Analytikers.

Klinische Beispiele der Technik der zwei Systeme

Erste Anzeichen objektiver Liebe

Herr G war ein ausgezeichneter Wissenschaftler mit einem hervorragenden Ruf in seinem Gebiet, aber er war, wie er selbst sagte, ein »egoistischer, widerlicher Langweiler«.

Seiner Frau, seinen Kindern und Angestellten gegenüber war er tyrannisch, und er schien seinen Sadismus ohne Schuldgefühle, Gewissensbisse oder innere Konflikte zu genießen. In seinen ersten probatorischen Sitzungen beschrieb er die Erinnerungen an seine Vorschulzeit und Schulzeit. Er sagte, diese Zeit sei von sadistischen Handlungen gegenüber seinen jüngeren Brüdern, seiner Mutter und seinen Lehrern geprägt gewesen. Als er schadenfroh davon erzählte, dass er auf einem Bett gesprungen sei, bis es auseinanderbrach, beschloss ich, nicht den offensichtlich zum Ausdruck gebrachten, sadistischen Triumph zu kommentieren, sondern stattdessen mein Augenmerk auf die kinästhetische Freude des Hoch-und-runter-Springens zu richten. (In diesem Abschnitt wählen wir das »Ich«, wenn wir uns auf die Interaktion des Analytikers in der konkreten klinischen Situation beziehen, und das »Wir«, sobald wir unsere gemeinsamen, allgemeinen theoretischen, behandlungstechnischen und klinischen Ansätze beschreiben. Das »Ich« stellt den Versuch dar, die Unmittelbarkeit unserer Arbeit zu erfassen; außerdem trägt es dazu bei, dass das dargestellte klinische Material vertraulicher erscheint.) Herr G war für einen Moment von dieser Reaktion überrascht und erinnerte sich dann an vergnügliche Erfahrungen als Schulkind, wie er in warmer Sommerluft mit Spaß und anderen Kindern zusammen einen grasbewachsenen Abhang hinunterrollte.

Die Frau von Herrn G drohte, ihn zu verlassen, wenn er sich nicht um eine Behandlung bemühen würde. Er erzählte von einer Reihe beleidigender Verhaltensweisen, die er angeberisch präsentierte und mich dabei herausforderte, ihn zurechtzuweisen. Stattdessen konzentrierte ich mich auf die grundlegenden Bedürfnisse, die durch sein Verhalten befriedigt wurden, und ich fügte hinzu, dass wir alle dieselben Bedürfnisse hätten. Meine Äußerung schien Herrn G etwas zu verwirren, aber dann erholte er sich wieder und sagte, er wisse, wie er bekomme, was er brauche, ohne jemand darum bitten zu müssen. Daraufhin forderte ich ihn auf, von seiner Frau zu erzählen. Zunächst beklagte er sich und sagte, sie sei unfair und überempfindlich und sie verdiene es, von ihm so schlecht behandelt zu werden, aber dann begann er, in einem leiseren Ton voller Bewunderung über ihre Erfolge zu sprechen. Ich sagte Herrn G, ich hätte den Eindruck, dass er die Beziehung zu seiner Frau schätze, obwohl er ihr gegenüber so hart sei. Herr G fing an zu weinen und sagte, er habe das Gefühl, er könne ohne sie nicht leben und er benötige die Behandlung, damit sie bei ihm bliebe (übernommen aus: J. Novick und K. K. Novick, 1996, S. 87 und 363).

Bei der Sichtung des Materials von Herrn G waren wir völlig überrascht, wie offensichtlich seine sadistische Grundhaltung von Begeisterung und Missachtung geprägt war. Aus unserer früheren Arbeit wissen wir, dass der Aufbau eines geschlossen sadomasochistischen, omnipotenten Systems eine wichtige seelische Leistung darstellt, die lebensnotwendigen Bedürfnissen wie Sicherheit, Bindung, sexueller Befriedigung oder dem Schutz vor Zerstörung des Selbst und/oder des Anderen usw. dient. In dieser sehr frühen Phase der Behandlung empfindet der Patient überwältigende Hilflosigkeit als einzige Alternative zu seinem geschlossen omnipotenten Funktionieren. In dem Material von Herrn G erkannten wir, dass er nicht die Absicht hatte, sein Verhalten zu ändern und auf die Herausforderungen einzugehen, die meinen Absichten entsprechen könnten.

Wir wenden unsere Aufmerksamkeit auch den Aspekten des offen-systemischen Funktionierens zu und erkunden neben Situationen sadistischen Triumphs vor allem Ereignisse, bei denen unsere Patienten positive Freude erlebt haben. Wir suchen nach Zeichen von Liebe, Spaß, Kreativität und Kompetenz, auch wenn diese Erfahrungen durch geschlossen-systemische feindselige Omnipotenz beeinträchtigt sind. Nach unserem Modell verfügt jeder Mensch von Geburt an über geschlossen- und offen-systemische Reaktionsmuster; deshalb gehen wir davon aus, vergangene und gegenwärtige Manifestationen offen-systemischen Funktionierens zu entdecken, unabhängig davon, welche Verhaltensauffälligkeiten der Einzelne zeigt. Dementsprechend wenden wir uns selbst angesichts größter Pathologien der adaptiven Dimension eines solchen Verhaltens zu. In der Evaluationsphase der Arbeit mit Herrn G stellten wir fest, dass er sich tatsächlich um eine Behandlung bemühte, dass er die Drohungen seiner Frau Ernst nahm und dass er genügend Liebe und positive Bindung empfand, so dass er um Hilfe bat.

In unserem Modell der zwei Systeme gibt es eine wichtige Unterscheidung zwischen offen-systemischer »objektiver Liebe« und geschlossen systemischer Unterwerfung. Die Arbeiten von Freud, Winnicott und Loewald bilden für uns die Grundlage, auf der wir schrittweise die allmähliche Entwicklung von gegenseitigem Respekt, Bewunderung und objektiver Liebe zwischen Therapeut und Patient im Verlauf der Behandlungsphasen verfolgen. Beispiele für diese Entwicklung der Beziehung im Verlauf einer Behandlung werden in unserem Aufsatz »Liebe in der therapeutischen Beziehung« (2000) ausführlich beschrieben.

Obwohl Herr G seinen Erfolg bei der Arbeit, zuhause und in zahllosen Liebesaffären ziemlich lange auf seine mächtige Stimme, sein Schikanieren und sein egoistisches Auftreten zurückführte, können wir auch den enormen Erfolg sehen, den er in seinem Bereich hatte, und den Stolz auf das, was er erreicht hatte. Dies sind für uns wesentliche Manifestationen einer offen-systemischen Kompetenz.

Die Idealisierung von Unterwerfung, die Ablehnung gemeinsamer Arbeit

Frau T war eine erfolgreiche Geschäftsfrau, sie war verheiratet und hatte drei erwachsene Kinder. Seit langem fühlte sie sich irgendwie leer und depressiv, deshalb konsultierte sie einen Psychiater, der ihr ein Antidepressivum empfahl. Frau T stand der Einnahme von Medikamenten kritisch gegenüber, da ihre Freunde, die Pillen nahmen, an Elan verloren hatten, obwohl sie von sich behaupteten, sie seien glücklich. Sie sagte, sie könne sich nicht entscheiden, was sie tun solle. Deshalb suchte sie einen Analytiker auf mit der Vorstellung, er würde ihr eine Analyse verschreiben. Ich wies sie darauf hin, dass sie anscheinend entschieden habe, eine Analyse zu machen, aber jetzt irgendeinen Fachmann suche, der die Verantwortung für ihre Entscheidung übernehme. Frau T antwortete, dies sei das Geheimnis ihres Erfolgs – sie hätte nie Entscheidungen treffen müssen, sie hätte sich vielmehr den Weg durchs Leben gebahnt, wobei die äußeren Umstände und die Vorstellungen, die andere von ihr hatten, den Ausschlag gaben. Ich dachte darüber nach, wie dieses Muster der Grund für Schwierigkeiten sein könne, und stellte fest, dass sie keine eigenen Wünsche hatte und bisher noch nie einer Sehnsucht gefolgt war, die von ihrem eigenen Inneren ausging.

Als sie erste Anzeichen eines Konfliktes in Worte fasste, kam neues Material ans Tageslicht. Sie sprach von mehreren Liebesaffären, die sie in weit entfernten Städten bei Tagungen hatte und sagte, sie hätte bisher mit niemandem darüber gesprochen.

Ich konnte Frau Ts Konflikt wahrnehmen, der darin besteht, dass sie eigene sexuelle Impulse hatte. Zu diesem Zeitpunkt begann ich auf der Grundlage der bisher wenig bekannten Inhalte nicht mit ersten Deutungen, sondern achtete auf die Anzeichen einer erotischen Übertragung in dem vorgelegten Material. Ich entschied mich dazu, ihr Gefühl aufzugreifen, dass sie ihre eigenen Wünsche nur in Verbindung mit eigenen Grenzen und im Verborgenen erfüllen könne, und machte ihr den Vorschlag, dieses Thema mit ihr gemeinsam zu bearbeiten, um es besser verstehen zu können. Frau T war nachdenklich und sagte, sie hätte gerne ein gutes Gefühl, nicht nur während der kurzen, geheimen Liebesaffären, sondern über einen längeren Zeitraum hinweg. Dies sei auch der Grund für ihre Depression. So konnten wir gemeinsam mit der Erforschung ihrer Konflikte beginnen, die Freude als ein explizites Ziel ihrer Behandlung zum Thema hatte (übernommen aus: K.K. Novick und J.Novick, 1998).

Das Material von Herrn G und Frau T erscheint zunächst sehr gegensätzlich. Frau T war sich ihres Leidens bewusst, suchte Hilfe und musste nicht davon überzeugt werden, dass Psychoanalyse die Behandlung ihrer Wahl war. Auf den ersten Blick schien sie die ideale neurotische Patientin zu sein mit der Aussicht auf ein gutes, traditionelles Arbeitsbündnis und ohne offensichtliche Anzeichen eines geschlossensystemischen, feindseligen, omnipotenten und sadomasochistischen Funktionierens. Wenn wir aber mit dem inneren Modell der zwei Systeme arbeiten, richten wir unsere Aufmerksamkeit auf die Phänomene in dem vorgelegten Material, die sich von beiden Formen des Funktionierens ableiten lassen. Analytiker haben nicht immer die Angewohnheit, den geäußerten, positiven Wunsch nach einer Behandlung als mögliches Anzeichen von Konflikten oder Widerständen zu sehen. In dem vorliegenden Fall machte ich innerlich eine Pause, um angesichts der anstehenden therapeutischen Bündnisaufgaben den Stand der Evaluation zu beleuchten, das heißt, ich konzentrierte mich auf die verschiedenen Veränderungen, die eingeleitet werden müssen, bevor die eigentliche Behandlung beginnt. Aus dieser Perspektive wurde mir klar, dass bei Frau T vieles noch nicht stattgefunden hatte: Frau T hatte noch nicht begonnen, den Gedanken einer gemeinsamen Arbeit ins Auge zu fassen, sie hatte ihre Phantasien noch nicht angesprochen, die damit zu tun hatten, dass sie gerne einen Experten hätte, der ihr sagt, was sie tun solle, außerdem glaubte sie immer noch, ihre Probleme hätten mit ihr nichts zu tun – wir waren gemeinsam noch nicht an dem Punkt, an dem sie das Gespür für einen inneren Konflikt in sich selbst hatte.

Dies war der Hinweis, dass noch mehr Arbeit in der Evaluationsphase erforderlich war, um auf ihr Potenzial sowohl für offen-systemisches als auch für geschlossen-systemisches Funktionieren näher einzugehen.

Bei Herrn G waren wir auf der Suche nach Manifestationen vergangenen und gegenwärtigen offen-systemischen Funktionierens, während wir uns bei Frau T intensiver um die versteckten, geschlossen-systemischen Manifestationen kümmerten. Jeder Mensch, auch der Therapeut, verfügt über das Potenzial für offen- und geschlossen-systemisches Funktionieren. Der Schlüssel zum Verstehen der Reaktion von Frau T auf den Stress der Evaluation lag in meiner Gegenreaktion. Ich war eifrig und bemüht, ihre erste Einschätzung zu akzeptieren, ihrem Plan einer Analyse mit fünf Sitzungen pro Woche zu folgen und auch ihre Vorstellung zu übernehmen, wir würden gut zusammenpassen und unser analytisches Vorhaben würde vorwiegend auf der Realität gründen. Dieser Rausch positiver Gefühl machte mich hellhörig, denn es bestand die Wahrscheinlichkeit, dass wir beide in eine Beziehung idealisierender Unterwerfung geraten könnten. Das Modell der zwei Systeme ermutigt uns, angesichts wichtiger Konzepte und Phänomene zu differenzieren, wie beispielsweise den Unterschieden zwischen Liebe in offenen und geschlossenen Systemen oder zwischen offen- und geschlossen-systemischen Determinanten der Über-Ich-Entwicklung (J. Novick und K. K. Novick, 2000).

Sowohl bei Herrn G als auch bei Frau T richten wir unser Augenmerk auf das offen-systemische Funktionieren, wie wir es bei den phasenspezifischen Aufgaben des therapeutischen Bündnisses dargestellt haben. In der Evaluationsphase besteht die Aufgabe des Therapeuten darin, eine Veränderung zu beginnen, die den inneren Konflikt zwischen offen- und geschlossen-systemischen Funktionieren einleitet. Jede offen-systemische therapeutische Bündnisaufgabe fordert ein wesentliches Element des geschlossenen Systems heraus, einen Vorgang, den wir in anderen Publikationen im Detail beschreiben haben (J. Novick und K. K. Novick, 1996, 2000, 2002; K. K. Novick und J. Novick, 1998). Das geschlossene System ist statisch, Bewegung ist illusorisch und findet in einem geschlossenen Kreis statt, Veränderung wird mit heftigem Widerstand begegnet. Das offene System ist gegenüber inneren und äußeren Kräften aufgeschlossen, es ist durch adaptive und kreative Veränderungen gekennzeichnet. Die trotzige Haltung von Herrn G wurde zum Ausgangspunkt seines Konflikts; Frau Ts Vorstellung, ihre Depression hätte körperliche Ursachen, wurde als innerer Konflikt erlebt, bei dem es um Freude ging. Diese Erfahrungen stellten erste Veränderungen dar und bildeten die Grundlage, auf der die Behandlungen beginnen konnten.

Kapitel 17
Beginn

Die Aufgabe des Therapeuten: Mit dem Patienten zusammen sein

Zu Beginn einer Behandlung weiß der Patient nichts von der Wahlmöglichkeit zwischen den beiden Formen der Selbstregulation, über die er seit seiner Geburt verfügt. Dies ist eine Vorstellung, die der Therapeut in sich trägt und ihm eine feste Position auf der Grundlage der Realität gibt. Im Gegensatz hierzu steht das »Grenzgebiet«, in dem der Patient bisher gelebt und an das er sich angepasst hat. Die geschlossen-systemischen Formen des Selbstschutzes des Patienten haben früher bis zu einem gewissen Grad funktioniert.

Die Aufgabe des Patienten: Mit dem Therapeuten zusammen sein

Der Patient kommt jetzt zur Therapie, er will nicht verändert werden, sondern wünscht sich normalerweise unbewusst, dass sein geschlossenes System gestärkt wird. Die Hauptaufgabe der Anfangsphase besteht für den Patienten darin, *mit dem Therapeuten zusammen zu sein.* Jeder Patient bringt die ihm eigenen Formen des Sicherheitsgefühls mit sich. Sie beruhen auf den üblichen Übertragungen und äußern sich wahrscheinlich in vielen vergangenen und gegenwärtigen Beziehungen. Obwohl sowohl Patient als auch Therapeut zusammenarbeiten und eine gemeinsame Entscheidung treffen, stellen wir im Allgemeinen fest, dass zu Beginn einer Behandlung Schuldgefühle, Konflikte und Abwehrmechanismen stärker werden. Viele Beispiele charakteristischer, geschlossen-systemischer Reaktionen machen dies deutlich.

»Mit dem Therapeuten zusammen zu sein« scheint für den Patienten eine selbstverständliche Aufgabe zu sein. Doch es ergeben sich folgende Fragen: Wie kann ich mit jemandem zusammen sein? Welche Voraussetzungen müssen erfüllt sein, damit ich mit den Ängsten, die ich erlebe, umgehen kann? Wie verteidige ich mich gegen voraussichtlichen Verlust, Verrat und Verzicht? Ganz allgemein beziehen sich diesen Fragen auf die vielfältig festgelegten und vielschichtigen, bewussten und unbewussten Ebenen des Gefühls »mit jemanden zusammen zu sein«, die den größten Teil einer Therapie prägen und zu Beginn besonders im Vordergrund stehen.

In unserem Bereich gibt es ein Auf und Ab der unterschiedlichen Richtungen, was behandlungstechnische Prioritäten betrifft. Zum Zeitpunkt des Verfassens dieses Buches liegt der Schwerpunkt auf Übertragung und Gegenübertragung. Wir konnten feststellen, dass die erste Übertragung normalerweise die Übertragung der Abwehr ist. Es handelt sich hierbei um die normalen unbewussten Abwehrstrategien, mit denen sich ein Mensch vor erwarteter Hilflosigkeit schützt. Hilflosigkeit ist traumatisch. Was macht ein Patient in der Sitzung und im Alltag, um sich sicher zu fühlen und nicht überwältigt zu werden?

Die Untersuchung von Abwehrstrategien im eigentlichen Sinne wird heutzutage wenig diskutiert, wir aber sehen in Abwehrstrategien das erste wichtige Material, das ein Patient in die Therapie einbringt. Wir arbeiten mit diesen Strategien, um das therapeutische Bündnis zu stärken, und lassen den Patienten wissen, dass wir alle, auch wir Therapeuten, uns sicher fühlen und nicht überwältigt werden wollen und müssen. »Wir sind dabei zu verstehen, wie Sie an der einen oder anderen Stelle mit ihrem Leben zurechtkommen. Wir wollen dies nicht außer Acht lassen, aber wir können uns auch nach Alternativen umsehen, die weniger Begleiterscheinungen haben. Alles hat seinen Preis, aber aus dem, was Sie erzählen, entnehme ich, dass Sie einen hohen Preis dafür bezahlen, dass Sie sich sicher fühlen.«

An dieser Stelle stellen wir als Alternative zur geschlossen-systemischen, unbewussten Verwendung omnipotenter Abwehrstrategien das Konzept der »emotionalen Muskulatur« vor. Dadurch, dass wir eine alternative, offen-systemische Form der Selbstregulation vorstellen, beginnen wir einen langen Prozess und tragen zu einem innerlich erfahrbaren Konflikt zwischen offen- und geschlossen-systemischen Formen der Selbstregulation bei.

Die Aufgabe des Therapeuten: Mit dem Patienten fühlen

In der Anfangsphase einer Behandlung besteht die Hauptaufgabe des Therapeuten darin, *mit dem Patienten zu fühlen.* »Fühlen mit« oder »sich in jemanden einfühlen« ist die präzisere Übersetzung des deutschen Wortes »Einfühlung«. Diesen Begriff verwendete Freud, um zu beschreiben, was Analytiker zu Beginn einer Therapie tun sollten. Das Wort hat seinen Ursprung in der Kunstkritik und beschreibt Einfühlungsvermögen als eine Fähigkeit, sich in ein Gemälde hineinversetzen zu können. Es wurde von Strachey mit »sympathic understanding« (mitfühlendes Verstehen) übersetzt und weist eher auf eine passivere, zuhörende Grundhaltung hin als eine einfühlsame Vorstellungskraft. Für Freud war dies ein aktiver, intellektueller Vorgang, der darin bestand, sich in die Lage eines anderen Menschen hineinzuversetzen. Unseres Erachtens bezieht sich Mitgefühl (engl. sympathy) meistens auf die schmerzlichen Erfahrungen eines Menschen, während Einfühlungsvermögen (engl. empathy) den ganzen Menschen, seine Vergangenheit und Gegenwart, mit einbezieht. In Übereinstimmung mit vielen anderen Autoren schlagen wir vor, Freuds Gedanken der Einfühlung als Grundlage zu sehen von »allem, was jeder Analytiker leisten sollte«, und als Basis des therapeutischen Bündnisses. Die aktive Rolle des Therapeuten besteht demnach darin, diesen Prozess zu eröffnen und aufrecht zu erhalten (K. K. Novick und J. Novick, 1998, S. 816). Wenn wir deshalb den Ausdruck »fühlen mit« verwenden, meinen wir Einfühlungsvermögen in einem sehr umfassenden Sinn. Es handelt sich dabei nicht um eine geheimnisvolle oder rätselhafte Fähigkeit, vielmehr bedeutet es, dass wir versuchen, einen Zugang zu sämtlichen Bereichen des offen-systemischen Wissens, der Erfahrung, der Gefühle und des Vorstellungsvermögen unserer Patienten zu bekommen.

Das Modell für diese Verbundenheit mit einem anderen Menschen ist die frühe Mutter-Kind-Beziehung. Angesichts von Schwankungen in diesem Verhältnis können wir auf die Verbundenheit zwischen Mutter und Kind während des Säuglings- und Kleinkindalters zurückgreifen und darauf Bezug nehmen. Wir intervenieren aktiv, sobald Hindernisse in Bezug auf das »Zusammen sein« auftreten, die im Inneren des Patienten, in der Umwelt oder in uns selbst ihren Ursprung haben. Unterbrechungen und Abweichungen im »Zusammen sein mit« sind oft erste Anzeichen von Widerstand, sich auf den therapeutischen Prozess einzulassen. Sie lenken unsere Aufmerksamkeit auf die Bedingungen, unter denen der Patient »mit dem Therapeuten sein« kann.

Einfühlungsvermögen bezieht den ganzen Menschen mit ein.

Typische Unterbrechungen nehmen vertraute Formen an, wenn Patienten beispielsweise ihre Hilflosigkeit, Verwirrung oder Störung externalisieren. Externalisierungen positiver Ich-Funktionen oder idealisierte Bilder des Selbst oder Anderen lassen sich nicht so leicht erkennen, aber sie gehören zu derselben geschlossenen, sadomasochistischen Art und Weise der Beziehungsgestaltung. In einer Behandlung können diese Externalisierungen über lange Zeit wunderbare Gratifikationen darstellen, wenn Therapeuten sich als großartig erleben. Ein Therapeut fühlt sich dann wie das lang ersehnte, perfekte Elternteil, der Freund bzw. Liebhaber, anstatt die (offen-systemische) Wahrnehmung einer realitätsbezogenen Gratifikation zuzulassen, die sich aus der Erledigung eines hinreichend guten Jobs in einem schwierigen und oft frustrierenden Arbeitsgebiet ergibt. Externalisierung ist ein wesentlicher Abwehrmechanismus in sadomasochistischen Beziehungen. Ihre Wirkungsweise, die durch die Bedingungen bestimmt wird, die der Patient in die therapeutische Beziehung einbringt, lässt sich oft an der Qualität der Gefühle des Analytikers gegenüber seiner Arbeit und seinem Patienten bemessen.

Was das Einfühlungsvermögen des Therapeuten betrifft, gibt es viele mögliche Beeinträchtigungen. Sie hängen oft damit zusammen, dass wir Unsicherheiten aushalten müssen und den therapeutischen Prozess nicht kennen und ihn auch nicht kontrollieren können. Der Therapeut ist angesichts der Bereitschaft und der Fähigkeit des Patienten »zusammen zu sein« besonders hilflos. Ergreift der Patient die Flucht, zieht er sich zurück oder wird er wütend, bevor der Therapeut irgendeine Ahnung von den Ursachen hat und auch nicht wissen kann, ob es sich um eine Übertragung, eine falsche Zeiteinteilung bzw. den falschen Rhythmus handelt? Der Patient kommt in die Therapie, hat Jahre verbracht, in denen er geschlossen-systemische Lösungen bevorzugt hat, er wehrt möglicherweise ab und ist wütend, wenn diese omnipotenten Lösungen nicht mehr greifen. Wahrscheinlicher ist folgendes Verhaltensmuster: Verdeckter Rückfall in sekundäre Abwehr, um die eigene Omnipotenz zu schützen, wie die vordergründige Einwilligung in die Therapie (z. B. antrainierte, detaillierte Wochen- oder Tagesberichte) und das Verschleiern einer unveränderten, verstärkten omnipotenten Haltung, die sich darin äußert, dass der Patient sich nicht ändert, sich nicht auf eine Therapie einlässt und den Therapeuten in eine hilflose Lage bringt. Gleichzeitig fordern diese Patienten umgehende Erfolge von einer idealisierten Figur, die sie zum Retter gemacht haben.

Im Verlauf einer Behandlung ist es durchaus möglich, dass offen-systemische Erfahrungen geschlossen-systemische Abwehrstrategien zunächst verstärken. Der Therapeut kann sich vorstellen, wie es sich anfühlt, wenn jemand geschlossen-systemische Formen einsetzt. Machtvolle und lustvolle Verhaltensweisen sind: Schreien, andere zu etwas zwingen, jemanden betrügen und ungestraft davonkommen, es sich immer leicht machen, eine Ausnahme sein wollen, sich nicht an Regeln halten und andere kontrollieren, indem man selbst sadistisch ist oder eine Opferrolle einnimmt. Eine Person, die sich omnipotent fühlt und dementsprechend handelt, übt auf andere Menschen oft auch eine große Anziehungskraft aus. Sie fühlen sich bei einem omnipotenten Führer sicher und geschützt. Patienten klammern sich möglicherweise an Omnipotenz bzw. sie übertragen Omnipotenz auf den Therapeuten, was für ihn sehr befriedigend sein kann. Es gibt auch die Möglichkeit, dass der Therapeut durch die Omnipotenz des Patienten dazu verführt wird, sich sicher und geschützt zu fühlen.

Wenn eine Therapie mehr sein soll als eine omnipotente Droge – was eine geschlossen-systemische Form des Zusammenseins darstellt – müssen sich Therapeut und Patient darüber bewusst werden, dass Therapie etwas kostet und kein Selbstzweck ist, sondern Mittel zum

Zweck. Außerdem müssen sich beide vorstellen können, dass es nach der Therapie die Möglichkeit eines erfüllten kreativen Lebens geben kann.

Sobald der Therapeut einige der Hindernisse des »Zusammenseins mit« in Worte fasst, empfinden die Patienten dies gelegentlich als große Erleichterung und als adaptive Befriedigung, was die Kommunikation und den Wunsch, gehört zu werden, betrifft. Diese Gefühle sind sowohl ein zentrales Ziel als auch ein Ergebnis der Anfangsphase, und die daraus resultierende Erfahrung wird zu einem wirksamen, positiven Ausgangspunkt für das therapeutische Bündnis. Sie ist weder etwas, was der Patient einbringt, noch wird sie vom Therapeuten bereitgestellt. Omnipotente Externalisierung und Annäherung von Patient und Therapeut sind in der Tat umgekehrt proportional.

Die Annäherung wird sowohl vom Patienten als auch vom Therapeuten gestaltet. Beide bemühen sich, die Schwierigkeiten zu beachten, die sich aus der Bündnisaufgabe des »Zusammenseins mit dem Therapeuten« ergeben, unabhängig davon, ob die Hindernisse im Patienten, der Umwelt oder dem Therapeuten ihren Ursprung haben. Die Erfahrung der Annäherung ist eine echte Quelle positiver Gefühle, sie stellt eine Verbindung zu heftigen Gefühle aus frühesten Beziehungen her und lässt diese Gefühle wachwerden. Wir ordnen diese Erfahrung dem offen-systemischen Funktionieren zu. Liebe zwischen einzelnen Personen, die auf der Realität gründet, erwächst aus der gemeinsamen Befriedigung dieser Ich-Bedürfnisse. Die Momente der Annäherung, die sich aus dieser Arbeit der Anfangsphase ergeben, sind die Grundbausteine der objektiven Liebe zwischen Therapeut und Patient.

Die Aufgabe wichtiger anderer Personen/der Eltern: Dem Patienten die Erlaubnis geben, mit einer anderen Person zusammen zu sein

Ein Faktor, den wir häufig vernachlässigen, muss an dieser Stelle erwähnt werden: die therapeutische Aufgabe für die wichtigen anderen Personen eines erwachsenen Patienten oder die Eltern eines Kindes oder heranwachsenden Patienten. Die Aufgabe des signifikanten Anderen besteht darin, *dem Patienten die Erlaubnis zu geben, mit einer anderen Person zusammen zu sein.* Aus unserer Arbeit mit Kindern und Heranwachsenden wissen wir, dass ein wichtiger Grund für das Scheitern einer Therapie darin besteht, dass wir den Reaktionen der Eltern zu wenig Beachtung geschenkt haben.

Wir sollten auch nicht die Realität aus den Augen verlieren, dass die Partner erwachsener Patienten ihnen gegenüber sehr wahrscheinlich auch auf irgendeine Weise reagieren, wenn sie sich auf eine lange, intime, teure und zeitaufwendige Beziehung mit einer unbekannten Person einlassen. Stellen sie sich vor, wie es sich anfühlt einen Ehepartner oder Partner zu haben, der eine Therapie macht und das, was er einem fremden Menschen anvertraut, mit ihnen nicht teilen kann oder will. Der Partner oder das Elternteil fühlt sich bedroht und hat möglicherweise Angst, den Patienten zu verlieren oder nicht mehr geliebt zu werden. Dies kann zu defensiven Selbstschutzreaktionen, wie beispielsweise Rückzug oder Externalisierung, führen.

Der Therapeut muss darauf achten, ob der Patient die Intimität einer Behandlungssituation in eine geschlossen-systemische, feindselige Heimlichkeit ummünzt. Deshalb unterscheiden wir zwischen Intimität, die im Menschen ein seelisch-geistiges Leben voraussetzt, das auf dem Respekt vor sich selbst und anderen als getrennte Individuen beruht, und Intimität, die anderen absichtlich Informationen vorenthält, die häufig feindselig ist und zur Kontrolle und Vermeidung echter Kontaktaufnahme eingesetzt wird. Verschwiegenheit sollte nicht um ihrer selbst willen gewahrt werden, sondern um die Intimität zu unterstützen. Eine ausführliche Erörterung dieses Thema finden sie in unserem Aufsatz »Expanding the Domain« (2008) und in unserem Buch *Elternarbeit in der Kinderpsychoanalyse* (2009). Hat der Patient den Therapeuten zu einem ahnungslosen Komplizen gemacht und ihn missbraucht? Wird diese Frage nicht beachtet, kann der konkrete Einfluss, den wichtige andere Personen ausüben, zu einem subtilen, aber gewaltigen Wettstreit mit dem Therapeuten um die Liebe und Zuwendung des Patienten führen. Der Patient kann dazu beitragen, dass das Gefühl eines Partners, ausgeschlossen zu werden, verstärkt wird, was bei ihm dann zu destruktiver Eifersucht führen kann. Da der Patient sich möglicherweise darüber freut, dass zwei Personen um ihn kämpfen, weiß der Therapeut vielleicht gar nicht, was los ist, bis es zu spät ist. Häufig ergibt sich auch folgendes Muster: Der Patient teilt jeden auch noch so intimen Gedanken mit seinem Partner und schafft dadurch etwas, was wir als »negatives therapeutisches Bündnis« bezeichnen. Es hat die Aufgabe, eine fragile Beziehung zu festigen, indem Schuld und Scheitern auf den Therapeuten externalisiert werden (J. Novick, 1980; J. und K. K. Novick, 1996). Nur eine einfache Bemerkung – wie »Sie haben noch gar nicht erwähnt, was Ihre Frau von der Therapie hält« – kann dazu beitragen, dass diese Themen Teil des therapeutischen Prozesses werden.

Klinische Beispiele für die zweigleisige Behandlungstechnik

Geschlossen-systemisches »Zusammenseins mit«

Der 19-jährige Nick kam zu einer Evaluation, da er sein Studium an der Universität als äußerst unangenehm und leidvoll erlebte, obwohl er – was die akademischen Anforderungen betraf – keinerlei Schwierigkeiten hatte. Er war in der Geschwisterfolge das zweite von drei Kindern aus einer Mittelschichtfamilie. Die Berichte über seine Zeit als Säugling und Kindergartenkind hatten nichts Auffälliges. Etwaige traumatische Ereignisse, wie größere medizinische Eingriffe oder Verluste usw., schien es nicht gegeben zu haben.

In seiner Schulzeit hatte er wenig Freunde und keine Freundinnen, anscheinend hatte er unter Schuldgefühlen gelitten und war verzweifelt gewesen. Nick glaubte, seine ganze Jugend an Alkohol und Drogen verschwendet zu haben. Irgendwelche soziale Fertigkeiten schien er nicht erworben zu haben und er hatte keine Ahnung, was er mit dem Rest seines Lebens anfangen solle. Er hinterließ den Eindruck eines verlorenen, verwirrten und gequälten Menschen. In seiner Spätadoleszenz hatte Nick schließlich den omnipotenten Glauben, die Lösung seiner Schwierigkeiten sei Suizid.

Als er sich auf eine Therapie mit vier Sitzungen pro Woche einließ, schwieg er oft, verzerrte sein Gesicht, wie wenn er körperlichen Schmerz empfinden würde, drehte und wand sich auf der Couch und schlug ohne erkennbaren Grund und völlig unvermittelt mit seinen Fäusten auf die Couch ein. Ich war verwirrt und ratlos, außerdem fühlte ich mich in seiner Anwesenheit unwohl. Dieser Zustand dauerte eine Weile an. Ich entdeckte in seinem Verhalten entwicklungsspezifische Merkmale, wie wir sie in unserem früheren Kapitel über das Säuglingsalter beschrieben haben. Hierbei ertappte ich mich bei folgendem Gedanken: Bei unseren anfänglichen Untersuchungen der Schlagephantasien bei Kindern berichteten alle Therapeuten über ein Gefühl des Unbehagens, wenn sie mit ihren Patienten zusammen waren. Ich sagte zu Nick, ich hätte das Gefühl, dass er als Säugling vielleicht sehr schmerzhafte, verwirrende und frustrierende Erfahrungen mit seiner Mutter gemacht habe. Gleichzeitig fragte ich mich, ob ich gegenwärtig spüren würde, was er als Säugling empfunden hatte.

Bald danach erzählte Nick seiner Mutter, was ich gesagt hatte. Seine Mutter reagierte nicht direkt, sondern verließ den Raum. Später schrieb sie ihm einen Brief. Sie teilte ihm mit, dass sie ihn als Baby nicht halten und umarmen konnte oder ihm sagen konnte, dass sie ihn gern habe. Sie hatte sich um seine körperlichen Bedürfnisse gekümmert, dann ließ sie ihn in seinem Kinderbett und ließ ihn schreien, bis er einschlief. Nicks Mutter war das älteste Kind gewesen, sie hatte einen Bruder, der drei Jahre jünger war. In ihrer Erinnerung wurde der jüngere Bruder bewundert, geliebt und bevorzugt. Im Verlauf von Nicks Behandlung konnten wir gemeinsam erkunden, dass Nick den verhassten männlichen Rivalen verkörperte, der bei seiner Mutter ein Gefühl von Verlassenheit und Depression hinterlassen hatte.

Sich sicher fühlen

Frau J, eine ältere, sehr angesehene Dame mit einer anspruchsvollen Tätigkeit kam in die Analyse auf Grund einer lähmenden Depression und einer vorausgegangenen Therapie, die ein schlechtes Ende genommen hatte. Von Anfang an machte sie mich zum Mittelpunkt ihrer Welt und war in ihren Gedanken ständig nur mit meiner Stimme, meinen

Äußerungen und meinen Handlungen befasst. Sie achtete die ganze Zeit darauf, wie ich auf das, was sie machte oder auch nicht machte, reagieren würde usw. In den Sitzungen während der ersten paar Monate warf sie sich buchstäblich zu meinen Füßen und rollte sich unter der Decke auf dem Boden vor meinem Stuhl zusammen. Indem sie sich wechselweise bei mir einnistete und versteckte, wollte sie erreichen, dass ich bei ihr eine Veränderung bewirkte. Ich sollte sie aus ihrer Verzweiflung befreien und ihr sagen, wie sie wieder vorankommen würde.

Diese intensive Vereinnahmung und ihre extreme Art der Selbstdarstellung hätten mich beunruhigen können. Ich wusste außer ihren missglückten Therapien noch nicht viel von ihrer Lebensgeschichte, nahm aber innerlich wahr, dass ich mich vergleichsweise wohlfühlte, wenn sie mir in diesem Zustand Gesellschaft leistete. Wenn ich im Rückblick darüber nachdenke, glaube ich, dass meine anfängliche Gelassenheit unmittelbar mit der Erfahrung zu tun hatte, die ich in meiner Arbeit mit Kindern und Heranwachsenden machte. Sie kommen nicht ins Behandlungszimmer, legen sich auch nicht auf die Couch und fangen an frei zu assoziieren. Ihr Material zeigt sich in unterschiedlichen Formen; die Art und Weise, wie sie es präsentieren, muss natürlich auch untersucht werden, ist aber zu Beginn einer Behandlung nicht so wichtig.

Am Anfang einer Therapie ist es die Aufgabe des Patienten, mit dem Therapeuten zusammen zu sein. Frau J konnte unter den Bedingungen, die sie schuf, mit mir zusammen sein. Dies machte es mir möglich, mit ihr zu fühlen. Es hat Vorrang, dass Therapeut und Patient sich sicher fühlen – vor allem, wenn wir es mit den vielfältigen Ausdrucksformen zu tun haben, mit denen Kinder sich selbst und ihr Material in die Therapie einbringen. Es war für mich in Ordnung, mich auf Frau J einzulassen. Dadurch war sie in einer Situation, in der sie die Bedingungen festlegen konnte, die sie brauchte, um mit mir zusammen zu sein. Viel später in der Behandlung konnten wir auf diese ungewöhnliche Art und Weise des »Zusammenseins« zurückkommen und die Hintergründe ihres Verhaltens aufdecken. Es hing damit zusammen, dass sich in ihrer frühen Kindheit während eines langen Krankenhausaufenthalts Krankenschwestern um sie kümmerten und ihre Bedürfnisse erfüllten.

Die Auswirkung sadomasochistischer Übertragung

Ein sehr gebildeter Mann mittleren Alters war viele Jahre bei einem anderen Kliniker in psychotherapeutischer Behandlung gewesen. Er kam zu mir zu einer Beratung, als seine alten Symptome wieder auftauchten. Herr H hatte den Eindruck, er sei bei seinem früheren Therapeuten in einer Falle gelandet und hätte sich seither nicht weiterentwickelt. Die Bearbeitung der frühen Beziehung zu seiner sehr gestörten Mutter war für ihn hilfreich gewesen. Trotzdem hatte er Angst davor, wieder irgendeine Therapie zu beginnen, da ihn eine tiefe Regression überwältigt hatte und er den unerträglichen Schmerz zwangsläufiger Trennungen fürchtete.

Während der Evaluation reagierte er selbst auf kleinere Interventionen mit intensiven Gefühlen, und er konnte es sich kaum vorstellen, irgendetwas aufzugreifen, wenn er das Gefühl hatte, es sei zu viel. Als die Behandlung begann, redete Herr H sehr viel und sprang dabei von einem Thema zum nächsten. Gelegentlich bat er mich nichts zu sagen, da er nicht zuhören konnte. Eine Atmosphäre der Kontrolle machte sich allmählich breit, die durch die Bedrohung angesichts seiner extremen Emotionen verursacht wurde. Meine Gefühle wechselten zwischen Ärger und der Sorge, der Patient sei möglicherweise gestörter, als ich ursprünglich angenommen hatte.

Das emotionale Kontrollsystem von Herrn H verhinderte jeglichen therapeutischen Fortschritt und führte zu einem Druck auf die Gestaltung unserer Beziehung, die von intensiven, primitiven Affekten beherrscht war. Würde ich nur auf der Ebene, die er bei mir suchte, »mit ihm fühlen«, würde sich zwar eine Verbindung zwischen uns ergeben, aber sie würde nur auf gemeinsamem Schmerz beruhen. Dadurch würde nur die traumatische, undifferenzierte Beziehung zu seiner Mutter wiederholt, die er in seiner früheren Behandlung reinszeniert hatte. Würde ich den Kontakt zu den tiefen Gefühlen von Herrn H verlieren, bestünde das Risiko, dass er die Therapie aus Mangel an Vorstellungskraft und affektiver Resonanz abbrechen würde.

Ich erinnerte mich an die Aufgabe des Therapeuten, die das »Fühlen mit« der gesamten Persönlichkeit des Patienten umfasst. Dies bedeutete, nicht nur an sein geschlossen-systemisches Funktionieren anzuknüpfen, sondern auch das Wissen im Gedächtnis zu behalten, das ich von den vielfältigen, offen-systemischen Fähigkeiten von Herrn H hatte. Es gelang mir, meine negativen Gefühle zurückzuhalten. Ich hatte die Möglichkeit, mit Feindseligkeit und Rachegefühlen zu reagieren oder mich von seiner kontrollierenden Art zu distanzieren, die darin bestand, dass er ausschließlich einen Aspekt seiner Persönlichkeit präsentierte. So verfolgte ich das in die Zukunft gerichtete Ziel, zu Herrn H eine Beziehung aufzubauen – so wie er mir als reale, eigenständige, gesamte Persönlichkeit mit seinen unterschiedlichen Gefühlen und Fertigkeiten begegnete. Herr H reagierte auf meine beständige, wertschätzende Haltung, indem er sich Schritt für Schritt emotional immer weiter öffnete. Er hatte neue Wege gefunden, »mit mir zusammen zu sein« und sich an der therapeutischen Arbeit zu beteiligen.

Die Macht geschlossen-systemischer Lösungen und das Schaffen von Gegensätzen

Zu Beginn seiner Analyse sprach Herr F über seine Kämpfe am Arbeitsplatz und seinen Impuls, mit mir über alles Mögliche, vor allem die Ferienregelung, zu streiten.

Er sagte, er sei in einer Familie aufgewachsen, in der die Männer – wie er es ausdrückte – »sadistische Tyrannen« waren, die die Frauen beherrschten und brutal behandelten. Als er seine Geschichte vor mir ausbreitete und sie in der Übertragung nochmals durchlebte, begann er die Beziehung zu begreifen, die zwischen seinen hilflosen, ängstlichen Gefühlen als kleines Kind und der Reaktion auf seine Identifikation mit seinem schreienden, verbal ausfälligen Vater bestand.

Sobald Herr F sich ärgerte, war er aufgeregt, handelte übereilt und es überkam ihn ein Gefühl der Macht und Unzerstörbarkeit. Er nannte mir viele Beispiele, bei denen er ärgerlich war und rücksichtslos gehandelt hatte, und erklärte mir, dass er viele seiner Erfolge darauf zurückführte, dass er sein schikanöses, tyrannisches Verhalten nie zurückhielt. Er glaubte, er habe eine außerordentlich mächtige Stimme und könne durch Schreien alles erreichen.

Während ich ihm zuhörte und dabei oft Zielscheibe seiner Angriffe war, entdeckte ich in unseren Sitzungen auch seine positiven Gefühle und stellte fest, dass er anscheinend Spaß hatte, seinen Verstand wahrzunehmen und einzusetzen. Es gab Tage, an denen wir erleben konnten, dass er sich wohl fühlte, wenn ihm jemand zuhörte, ihn verstand und anerkannte. Nach und nach begannen wir darüber zu sprechen, wie wichtig diese normalen, legitimen, menschlichen Bedürfnisse wirklich sind. Herr F griff frühe Erinnerungen an seine Großmutter auf, die ihn geliebt und als wertvollen Menschen behandelt hatte. Nebenbei behandelte er mich entweder als bedrohlichen Vater aus seiner Kindheit oder Repräsentanten seiner eigenen externalisierten, hilflosen und verleugneten Anteile; er begann aber auch, zu mir eine Beziehung aufzubauen, die der zu seiner Großmutter ähnlich war. Er gewann so einen liebevollen, freudigen Aspekt seiner selbst wieder zurück – eine offen-systemische Form des Erlebens, die im deutlichen Gegensatz stand zu seinem geschlossen-systemischen Bild von sich selbst und seiner Erfahrung eines omnipotent-magischen und destruktiven Menschen.

Seine omnipotente Abwehr gab ihm ein Gefühl von Sicherheit und Stärke; Liebe hierließ bei ihm ein Gefühl der Verletzlichkeit, vor allem in Bezug auf seine Angst, verlassen zu werden. Lag der Schwerpunkt auf seinen Gefühlen »mit mir zusammen zu sein«, erlebte er wiederholt die Erfahrungen seines Konflikts zwischen zwei Formen des Funktionierens. Allmählich wuchs die Freude, die er empfand, wenn er sich in seinem äußeren Leben kompetent fühlte. Dies betraf vor allem seine Arbeit, wo er bei seinen organisatorischen Tätigkeiten und seinen Forschungsarbeiten bemerkenswerte Erfolge erzielte. Herr F begann sich dazu zu äußern, wie gut es ihm dabei ging.

Der geschlossen-systemische Sadomasochismus, den er in seiner provozierenden Streitlust inszenierte, war hauptsächlich auf feindselige Interaktionen zuhause gegenüber seiner Frau begrenzt, aber in noch subtilerer Form richteten sie sich gegen sein älteres Kind. Normalerweise erwähnte er diese Auseinandersetzungen mit seiner Frau sehr beiläufig, rechtfertigte sich hierbei immer selbst und blieb meist niemals wirklich bei den strittigen Themen. Ich hörte weiterhin zu und versuchte, mit dem verzweifelten Bedürfnis von Herrn F mitzufühlen, selbst in der dominanten Position zu bleiben, verwies aber auch auf den Gegensatz zwischen den beiden unterschiedlichen Gefühlen. Ich stellte sehr deutlich die Frage, was seiner Meinung nach tatsächlich passieren würde, wenn er nicht laut prahlen und brüllen würde.

Eines Tages grübelte Herr F und sagte: »Ich frage mich, ob ich wirklich die ganze Zeit – vor allem meinem Kind gegenüber – so ein grober Kerl sein muss?« Dieser kleine Funken Neugier stellte einen wichtigen Wechsel zu einer realistischeren, offen-systemischen Haltung sich selbst gegenüber dar. Er begann, sein eigenes Bedürfnis zu hinterfragen, und sagte, er sei an sein »eigenes provokatives Zeug gefesselt«. Dabei lachte er reumütig und fuhr fort: »Dasselbe mache ich mit Ihnen ja auch die ganze Zeit, oder etwa nicht?« Die folgenden Sitzungen nahmen einen anderen Verlauf, als Herr F begann sich zu entspannen, da er sich sicher fühlte und nicht die ganze Zeit kämpfen musste. Er hatte sich dazu durchgerungen, seine offen-systemischen Fähigkeiten in einer kooperativen Zusammenarbeit ins Spiel zu bringen.

Sich dem Konflikt zwischen zwei Systemen stellen

Frau T, die wir zunächst in dem Kapitel über die Evaluationsphase vorgestellt haben, kam regelmäßig und pünktlich, als sie ihre Behandlung begann, und berichtete bis ins kleinste Detail, was sich in ihrem Leben bisher ereignet hatte. Aber es entwickelte sich ein Muster, nach dem sie ihr Material präsentierte und es mir überließ, etwas daraus zu machen. Sie akzeptierte meine gelegentlichen Anmerkungen (z. B. über ihre Beziehung zu ihren Arbeitskollegen), griff sie aber anscheinend nicht auf, um etwas daraus zu machen. In der Anfangsphase einer Behandlung ist es die Aufgabe des Patienten, »mit dem Analytiker zu sein«, während der Analytiker sich darum bemüht, »mit dem Patienten zu fühlen«.

Ich hatte diese Aufgabenverteilung im Hinterkopf und begann ihre gefällige Passivität als ihre Art »des Zusammenseins mit mir« zu verstehen. Um sich in der Beziehung sicher fühlen zu können, musste Frau T ihre reflexiven und integrativen Ich-Fähigkeiten auf mich externalisieren. Dies ermöglichte eine sadomasochistische Übertagung, bei der sie in der Rolle eines naiven Kindes blieb, die zu Füßen des älteren weisen Mannes sitzt. Als die Bilder ihres Materials diese Beziehung stärker ins Blickfeld rückten, wies ich Frau T darauf hin, dass sie sich bei dem Gedanken oft unwohl fühle, wir seien zwei Erwachsene, die zusammenarbeiten würden – das heißt, ich deutete die geschlossen-systemische Störung mit einer offen-systemischen Aufgabe.

Frau T rief: »Warum soll ich überhaupt kommen, wenn Sie mir nicht helfen!« Sie sagte, sie sei sich sicher, dass sie mich schließlich zwingen könne, sich um sie zu kümmern und alle ihre Entscheidungen zu treffen. Sie müsse nur lange genug warten und dann das machen, was ich ihr sage. Dies ging auf ihren anfänglichen Impuls zurück: Sie wollte einen Fachmann haben, der ihr sagte, was sie falsch mache und was sie tun solle. Ich dagegen hatte die therapeutische Aufgabe, »mit einer anderen Person zu sein«, als Linse genutzt, um die Dimensionen der sadomasochistischen Übertragung deutlicher erkennen zu können. Als ich Frau T gegenüber diesen Gedanken zur Sprache brachte, passierte Folgendes: Ihr zugrundeliegender, omnipotenter Glaube, sie würde einen Weg finden, um mich kontrollieren zu können, wurde offensichtlich und konnte in der Analyse bearbeitet werden.

Wir begannen mit der Erforschung der Ursachen, warum sie diese Art und Weise, »mit mir zusammen zu sein«, etablieren musste. Zunächst führten diese Bemühungen bei Frau T zu panikartigen und wütenden Reaktionen. Sie berichtete, sie könne nachts nicht mehr schlafen und klar denken, angesichts der Vorstellung, dass sie mit mir auf einer Ebene sei und ich ihr ihre Ansprüche an mich übelnehmen würde. »Ich weiß nicht, woher Sie wissen wollen, dass ich das möchte«, sagte sie wütend, »und was wirklich passieren würde, wenn ich dies tun würde. Wie ginge es Ihnen dann wirklich?« Frau Ts Angst vor meiner Reaktion erinnerte sie an ihre Mutter, einer Person mit schwach ausgeprägter Intelligenz, die mit Mühe den Grundschulabschluss geschafft hatte. Während Frau Ts gesamter Kindheit litt ihre Mutter an Depressionen; sie hatte ihre Tochter besonders dann abgelehnt, wenn sie in der Schule einen Preis gewonnen hatte, dann zeigte sie zuhause demonstrativ ihr Können oder versuchte sehr gut auszusehen. Betrachten wir diesen Vorgang durch die Linse der Aufgabe, »mit mir zusammen zu sein«, wurden Frau Ts Konflikte sichtbar und kamen in der Beziehung zu mir explizit zum Ausdruck. Die Frage war: Vertraute sie darauf, dass sie sich in einer Beziehung ihrer selbst sicher sein konnte? Wir lenkten unsere Aufmerksamkeit immer wieder darauf, wie sie ihre offen-systemischen Ich-Funktionen externalisierte. Dadurch ließ Frau T sich allmählich intensiver auf die analytische Arbeit ein, sie machte spontane Beobachtungen und gelegentlich assoziierte sie zu ihnen Träumen, ohne hierzu aufgefordert zu werden. Sie wurde allmählich immer neugieriger auf die Art und Weise, wie ihre Seele arbeite. Dies waren Anzeichen ihres Übergangs in die mittlere Behandlungsphase.

Der erste Teil dieses Buches stellt eine Zusammenfassung der offen-systemischen und geschlossen-systemischen Formen der Selbstregulation dar und beschreibt die Reaktion auf entwicklungsspezifische Herausforderungen im Verlauf unserer Lebensphasen. Ist ein Therapeut mit dem sich verändernden Repertoire geschlossen-systemischer Lösungen vertraut, so kann ihm dies helfen, sich in die Lage eines Patienten zu versetzen. Therapeut und Patient können dann gemeinsam beginnen, folgenden Fragestellungen nachzugehen: Wovor schützen sich die Patienten? Welche berechtigten Bedürfnisse werden in unterschiedlichen Lebensabschnitten befriedigt? Also im Erwachsenenalter durch die erwachsene Version einer infantilen Bindung, die auf Schmerz basiert, im Kleinkindesalter durch einen Wutanfall oder den Glauben, dass normale Selbstbehauptung aggressiv sei, im Vorschulalter durch die Verbindung sexueller Erregung mit Sadismus, im Schulalter durch Arbeitsverweigerung und in der Adoleszenz durch die Konsolidierung des omnipotenten Glaubens, dass andere durch sadomasochistisches Verhalten kontrolliert werden können. Im ersten Teil dieses Buches über Entwicklung werden auch die möglichen offen-systemischen Reaktionen beschrieben, durch die dieselben berechtigten Bedürfnisse nach Sicherheit, Bindung, Selbstschutz, Gratifikation und Sinnhaftigkeit befriedigt werden können.

Wir gehen davon aus, dass bereits bei der allerersten Kontaktaufnahme eine Vorstellung alternativer Formen der Selbstregulation existiert und Gestalt angenommen hat. Dies gilt auch für die Phasen der Evaluation und Empfehlung bis hin zum Beginn einer Behandlung. Es müssen einige Voraussetzungen erfüllt sein, bevor eine Therapie in die lange mittlere Phase übergehen kann, in der an offen-systemischen Alternativen gearbeitet wird: Sowohl Therapeut als auch Patient haben die Auswirkungen der Omnipotenz erlebt, sie haben begonnen, deren negative Folgen zu erkennen und sind zur gemeinsamen Arbeit bereit. Diese ist notwendig, damit der Patient die suchtartige Abhängigkeit von geschlossen-systemischem Funktionieren überwinden kann.

Kapitel 18
Mittlere Phase

Die Aufgabe des Therapeuten: Zusammenarbeiten

Im ersten Teil des Buches haben wir Analyse als eine entwicklungsspezifische Erfahrung beschrieben, von daher hat sie ein Ziel und eine Ausrichtung. Für uns ist eine Behandlung kein linearer Entwicklungspfad, der von Krankheit zu Gesundheit führt, sondern eher ein Prozess, der die Bearbeitung offen-systemischer und geschlossen-systemischer Potenziale durch den Patienten und Therapeuten erforderlich macht. Beide Aspekte müssen in jeder Behandlungsphase thematisiert werden.

Das geschlossene System funktioniert wie ein Hamsterrad: »Es macht viel Lärm, aber es bewegt sich nicht vorwärts« – so die treffende Beschreibung eines Patienten. Das offene System reagiert auf die Anforderungen der Realität und ändert sich ständig. In dem Beispiel von Frau T, das wir am Ende des vorausgegangenen Kapitels im Detail dargestellt haben, konnten wir ihren inneren Druck wahrnehmen. Sie wollte eine idealisierte Beziehung aufrechterhalten, die für sie ungefährlich und vertraut war. Außerdem wollte sie mit ihrem Analytiker – »dem altem, weisen Mann« – zusammenbleiben, der einfühlsam war, Verständnis und Lösungen für ihre Konflikte hatte und sie von allen Schwierigkeiten des Lebens befreien konnte. Dadurch blieb sie in der Position eines kleinen Kindes und Opfers, das von jeglicher Schuld oder Verantwortung für seine schlimme Lage freigesprochen ist. Aus der Sicht des Therapeuten ist es möglicherweise sowohl leichter als auch befriedigender, weiterhin die idealisierte Rolle einzunehmen und Teil eines Kreislaufs zu sein, innerhalb dessen Frau T ihre Gefühle reguliert und ihre Beziehungen gestaltet. Eine Therapie kann so in eine Sackgasse geraten, ohne dass die gemeinsame Arbeit und die damit verbundenen Schwierigkeiten ins Zentrum gerückt und angegangen werden.

In therapeutischen Beziehungen versuchen Patienten häufig, die früheren Muster zu etablieren und aufrechtzuerhalten, indem sie bewährte Formen des »Zusammenseins mit anderen« auf neue Behandlungssituationen übertragen. Auf Grund ihrer einfühlsamen Reaktion auf bestimmte Rollenmuster und ihres eigenen geschlossen-systemischen Potenzials werden Analytiker unausweichlich in solche Muster hineingezogen. Eine Hilfe und eine behandlungstechnische Erweiterung unseres Repertoires erfahren wir an dieser Stelle, wenn wir in zwei Systemen denken. Wir können »mit einem Fuß in der offen-systemischen Realität bleiben«, solange wir uns daran erinnern, dass jede Behandlung eine Ausrichtung hat. Es ist unser Ziel, dem Patienten Wege aufzuzeigen, wie er zu einer authentischen Entscheidungsfreiheit gelangt und auf die Herausforderungen des Lebens reagieren kann. Im Verlauf der Evaluations- und Anfangsphase hören wir auf das geschlossen-systemische Funktionieren unseres Patienten, wir zeigen Verständnis, fassen sein Verhalten in Worte und deuten es. Gleichzeitig rücken wir Beispiele offen-systemischen Handelns und offen-systemischer Befriedigung in den Vordergrund, indem wir auf diese achten, sie beschreiben und ins Gedächtnis rufen. Im Laufe der Zeit wird der Gegensatz zwischen offen- und geschlossen-systemischen Lösungen spürbar. Wie bei Frau T konnten wir diesen Gegensatz bei allen Patienten wahrnehmen, die wir im letzten Kapitel beschrieben haben.

Im Gegensatz zu dem Teufelskreis geschlossen-systemischen Funktionierens kann ein alternativer, positiver Kreislauf in Gang gesetzt werden, wenn wir die offen-systemischen Fähigkeiten im Blick haben und mit ihnen arbeiten. Jeder Patient verfügt über diese Fähigkeiten, egal wie groß seine Störung ist. Unsere Arbeit in der mittleren Phase ermöglicht die Entwicklung offen-systemischen Funktionierens, sodass der Patient einen inneren Konflikt zwischen den beiden Systemen der Selbstregulation erleben kann. Sobald unsere Patienten diese Erfahrung machen, bekommen sie eine echte Wahlmöglichkeit: Sie können sich für Quellen zur Befriedigung ihrer Wünsche und für Maßnahmen zur Stärkung ihrer Sicherheit und Handlungsfähigkeit entscheiden. Ziel ist es, geschlossen-systemische Lösungen und Befriedigungen hinter sich zu lassen und herauszufinden, dass das offene System mit geringerem

Aufwand verlässlichere und unverfälschtere Freuden bietet, auch wenn diese zunächst von kurzer Dauer sind. Auch der Therapeut weiß diese Freude des äußerst effizienten Funktionierens zu schätzen und die Person zu würdigen, mit der er diese Freude teilt. Das Gefühl, dass sich beide als getrennte Personen wahrnehmen, ist von zentraler Bedeutung, denn nur so kann sich objektive oder realistische Liebe und gegenseitige Bewunderung entwickeln.

Der Konflikt zwischen den beiden Systemen zeigt sich im emotionalen Bereich, in Beziehungen und im Beruf.

Die Aufgabe des Patienten: Zusammenarbeit mit dem Therapeuten

Die therapeutische Bündnisaufgabe der mittleren Phase besteht darin, *zusammenzuarbeiten.* Die Zusammenarbeit ist allerdings eine ambivalente Erfahrung, die im Verlauf der Behandlung große Zufriedenheit mit sich bringt und zu gegenseitigem Verständnis, aber auch unvermeidbaren Enttäuschungen führt. Sie betreffen die begrenzte Fähigkeit des Patienten für neue Erkenntnisse, Schwierigkeiten in der Kommunikation und vorübergehende Dyssynchronien zwischen Patient und Analytiker. Die therapeutische Bündnisaufgabe der mittleren Phase steht in direktem, grundsätzlichem Widerspruch zu der Wahnvorstellung einer perfekten Kommunikation, die eine geschlossen-systemische, omnipotente Leugnung der Getrenntheit von Therapeut und Patient kennzeichnet.

Die Konflikte, die die Zusammenarbeit betreffen, können heftig sein. Viele Patienten sind von ihren geschlossen-systemischen Lösungen besessen und halten an ihnen fest, weil sie ihnen vertraut sind und Sicherheit geben. Sie verkörpern Bindungen und Beziehungen zu früheren Personen in ihrem Leben und ihrer Familiengeschichte, sie ordnen ihre Erfahrungen und geben ihren Beziehungen eine Struktur. In unseren Behandlungen führt die therapeutische Bündnisaufgabe, deren Ziel Zusammenarbeit ist, zu einer offen-systemischen Beziehung, die all diese Funktionen der geschlossen-systemischen Lebensformen in Frage stellt.

Eine wesentliche Unterscheidung zwischen geschlossenen und offenen Systemen der Selbstregulation betrifft das Verhältnis zu seelischer Arbeit. Im geschlossenen System wird Arbeit nicht nur vermieden, sondern als Bedrohung erlebt, die auf dem omnipotenten Glauben beruht, dass wir etwas eher durch Wünschen und Zwang erreichen können und auch sollten als durch Arbeit. Diese magische Vorstellung wird durch eine Gesellschaft verstärkt, in der harte Arbeit einen schlechten Ruf genießt. Die meisten Menschen glauben, es sei erstrebenswert, etwas auf einfache Weise zu erreichen. Diese Vorstellung scheint sich durchgängig in unserer Kultur und auch in unserem Bereich zu halten, wo die Dringlichkeit schneller, leichter Lösungen von Versicherungsträgern, pharmazeutischen Unternehmen, Patienten und unseren eigenen omnipotenten Wünschen ausgeht. Rollo May, ein berühmter, eklektischer amerikanischer Analytiker, soll einmal gesagt haben, seine Patienten seien zwar bereit, sich auf die Couch zu legen, würden sich aber nicht mehr ins Zeug legen. Folglich ist die mittlere Phase in vielfacher Hinsicht von zentraler Bedeutung und benötigt viel Zeit und emotionale Beteiligung. In dieser Phase liegt der Schwerpunkt auf der seelischen Arbeit und der Überwindung der Hindernisse, die sich auftun, wenn wir diese Arbeit auf uns nehmen und uns daran erfreuen.

Effektives Zusammenarbeiten kann eine tiefe Befriedigung darstellen. Beide Seiten erleben möglicherweise eine offen-systemische Gratifikation und werden in ihrem Selbstwertgefühl bestärkt. Die Ursachen hierfür sind die gemeinsamen Erfahrungen der Zusammenarbeit, der Kompetenz, der Freude am Prozess und Spaß an der Kreativität. Diese Erfahrungen unterscheiden sich wesentlich von sadomasochistischer Freude, die in den Vorstellungen omnipotenter Kontrolle anderer ihren Ursprung hat. Der Gegensatz zwischen der Freude an kompetentem Funktionieren und geschlossen-systemischer Erregung, die auf illusorischen Erfolgen sadomasochistischen Triumphs zurückgeführt werden kann, hat eine starke Wirkung. Sie betrifft den Unterschied zwischen Selbstachtung, die auf realistischen Entwicklungszielen und eigenen Fähigkeiten beruht, und einer Form der Selbstachtung, die auf der Ökonomie von Schmerz und Aggression basiert. (Eine ausführlichere Erörterung dieses Unterschiedes findet sich in der Bemerkung über Narzissmus in dem vorausgegangenen Kapitel über das Säuglingsalter.) Die Zusammenarbeit in der Beziehung, die im Verlauf einer Behandlung zwischen Therapeut und Patient entsteht, ist eine neue Quelle offen-systemischer Freude. Sie bietet die Grundlage für die Erarbeitung realistischer Fähigkeiten und stellt eine Alternative dar zu den alten, geschlossen-systemischen Quellen guter Gefühle in Bezug auf das Selbst. Befriedigung, die sich an der Realität orientiert, motiviert zu weiterer gemeinsamer Arbeit. Kann sich ein Patient immer wieder an seiner Kompetenz und Kreativität erfreuen, entsteht der notwendige Konflikt zwischen verschiedenen Formen der Selbstregulation.

Die mittlere Behandlungsphase kann für erwachsene Patienten eine Gelegenheit sein, Aufgaben und Konflikte aus ihrer Schulzeit neu zu bearbeiten. Die Herausforderungen, denen wir uns in der Mitte unserer Kindheit stellen mussten, tauchen in erwachsener Ausprägung in dem Material der mittleren Behandlungsphase auf:

- Regeln, Anforderungen, Belohnung- und Kontrollsysteme der Außenwelt aushandeln,
- Formen finden, damit uns unsere Arbeit Spaß macht,
- teilen und uns abwechseln können,
- eher die Getrenntheit und Individualität anderer wertschätzen als sie als Objekte der Externalisierung benutzen.

Die Art und Weise, wie unser Gewissen funktioniert, findet in dem Kindheitspotenzial eines geschlossen-systemischen Perfektionismus seinen Widerhall, einer lähmenden Vorstellung, die sämtliches Funktionieren als Erwachsener durchdringen und untergraben kann.

Die mittlere Behandlungsphase bietet den Patienten einen Spielraum und einen sicheren Rahmen, in dem sie ihre Gedanken, Gefühle und Begierden erforschen können. Angesichts einer kompetenten Einübung der Ich-Funktionen eröffnet die Zusammenarbeit vielfältige Erfahrungen. Sie ermöglichen ein gutes seelisches Funktionieren, befriedigen tiefgründige Bedürfnisse des Ichs – sowohl des Patienten als auch des Therapeuten – und stützen sich auf gespeicherte Veränderungen früher Bindungserfahrungen sowie Erfahrungen der Selbstregulation und adaptiver Freude. Das Zusammenarbeiten motiviert außerdem zu weiterer seelischer Arbeit und unterstützt die Internalisierung der gemeinsamen Arbeit. Die Internalisierung ermöglicht einen inneren Dialog sowie einen Erkundungsprozess beim Therapeuten und Patienten und fördert Kreativität, die mit freudigen Gefühlen einhergeht. Es gehört zu dieser Form der Zusammenarbeit, dass beide Beteiligten die gemeinsame Freude würdigen. Wenn der Patient oder der Therapeut die Freude angesichts von Kreativität nicht spüren und miteinander teilen können, so ist dies ein Zeichen dafür, dass die Entwicklung der Ich-Funktionen blockiert ist. Diese Blockade kann als Einstieg genutzt werden, um die zugrundeliegenden Konflikte zu erforschen, die den Patienten darin hindern sich wohl zu fühlen. Sie bietet die Gelegenheit, gemeinsam über Einschränkungen offen-systemischer Freude angesichts wirklicher Erfolge und kreativer Erfahrungen nachzudenken.

Möglicherweise reagieren Patienten auf alle genannten Konflikte und Herausforderungen, indem sie immer wieder auf typische, externalisierte Abwehrmuster zurückgreifen. Externalisierung ist ein zentraler Abwehrmechanismus des geschlossenen Systems und bringt etwas zum Ausdruck, was wir und andere als »Seelenblindheit« bezeichnet haben – eine missbräuchliche Leugnung der realen Individualität anderer (J. Novick und K. K. Novick, 1994, 2005; Wurmser, 1994, 1996). Gelegentlich stoßen wir auf offensichtliche Projektionen von Impulsen, aber meistens handelt es sich um die Externalisierung verleugneter, beschämender und abgewerteter Aspekte des Selbst, wobei der Analytiker oder andere Personen als Projektionsflächen benutzt werden. Wenn zentrale Konflikte mit Erfahrungen von Erfolg oder Freude verbunden sind und Leistungen unbewusst mit Aggression, Angriff oder Mord gleichgesetzt werden, werden positive Fähigkeiten oder Ich-Funktionen möglicherweise dem Analytiker zugeschrieben. Im Verlauf einer Behandlung nehmen die Fälle von Externalisierung normalerweise ab, sie können aber in subtileren Ausprägungen weiterbestehen – im Tonfall, in Bemerkungen gegenüber anderen, die beiläufig erzählt werden, in der Wortwahl oder auch in normalen Vorfällen, die in rationalisierender Weise berichtet werden.

Die Aufgabe des Therapeuten: Maximaler Einsatz der Ich-Funktionen

Im Verlauf der mittleren Phase können Varianten der Ich-Funktionen des Analytikers und seine damit verbundenen Gefühle dazu genutzt werden, um das Muster der therapeutischen Beziehung aufzuspüren. Die genannten Varianten sind eine wichtige Informationsquelle und ein Barometer für den Ist-Zustand und den Verlauf einer Behandlung, unabhängig davon, ob sie als Gegenreaktion und Gegenübertragung oder unter dem allgemeinen Oberbegriff Gegenübertragung zusammengefasst werden. Therapeuten können empfänglich sein für Gefühle ruhiger, kontinuierlicher Freude an gemeinsamer Arbeit, ebenso für Glücksgefühle und Bewunderung, wenn sie erkennen, dass ihre Patienten Fähigkeiten zu kreativen Erkenntnissen entwickeln. Sie sind gelangweilt und abgelenkt, wenn sich ihre Patienten auf eine omnipotente Pseudounabhängigkeit zurückziehen, außerdem empfinden sie eine Mischung aus Unbehagen und Wohlbehagen, wenn die Patienten ihre Ich-Funktionen externalisieren und ihre Therapeuten idealisieren.

In der mittleren Phase kann die Arbeit für den Therapeuten langwierig, schmerzhaft und oft frustrierend sein. Denn der Patient hält an dem geschlossenen System fest und versucht, den Analytiker zu provozieren. Dieser soll dazu gebracht werden, den Patienten in einen Zustand zu versetzen, den Steiner »seelischen Rückzug« nannte (Steiner, 1993). Wir haben darauf hingewiesen, dass eine omnipotente Wahnvorstellung ohne Beteiligung der Außenwelt nicht aufrechterhalten werden kann (J. Novick und K. K. Novick, 1996). Unsere eigenen Gefühle und unsere bewussten sowie unbewussten Reaktionen sind Bestandteil der äußeren Wirklichkeit unserer Patienten. Sie ziehen sich möglicherweise aus den Risiken realistischen Funktionierens zurück und haben hierfür ihre eigenen inneren Gründe. Wenn dies aber zu häufig vorkommt und zu lange andauert, müssen wir uns fragen, ob wir zu diesen Schwierigkeiten beitragen. Möglicherweise reagieren wir mit Neid auf die neu gefundene Freude und Kreativität unserer Patienten, vielleicht reagieren wir auch auf ihre zunehmende selbstanalytische Kompetenz mit Gefühlen der Ablehnung, der Nutzlosigkeit und des Verlusts. Der Gedanke einer bevorstehenden Beendigung der Therapie kann Ängste hervorrufen, die von möglichen Einkommensverlusten bis zu Verlassenheitsängsten und Depressionen reichen.

Wenn wir diese Gefühle nicht durcharbeiten können, ist ein Patient möglicherweise nicht in der Lage, ein Empfinden für sein »wahres Selbst« (Winnicott, 1960) aufrechtzuerhalten, wobei es sich vielleicht um die Wiederholung früher Kindheitserfahrungen handelt. Das wahre Selbst umfasst die Fähigkeiten des offenen Systems, während das »falsche Selbst« Teil eines defensiven Konstrukts darstellt; es ist bemüht, omnipotente Fähigkeiten zu erlangen, um ein depressives oder unerreichbares, missbräuchliches oder verlorenes Elternteil zu umsorgen und es zu kontrollieren. Wenn wir unseren eigenen seelischen Rückzug vor den Konflikten durcharbeiten können, die den Entwicklungsfortschritt unserer Patienten betreffen, können wir dazu beitragen, dass sie die Möglichkeit einer offen-systemischen Selbstregulation ergreifen und sich aus der lähmenden Zeitlosigkeit omnipotenter Überzeugungen befreien.

Die mittlere Phase birgt das Risiko der frühzeitigen Beendigung einer Behandlung mit sich. Die seelische Arbeit dieser Phase bringt das offene System ins Spiel, das im Gegensatz zu der zeitlosen, unrealistischen Welt des geschlossenen Systems in der Realität verankert ist. Themen wie Veränderung, Weiterentwicklung, Verlust, Traurigkeit und Mortalität sind in der mittleren Phase zwangsweise präsent. Das Bestreben geschlossen-systemischer Leugnung zeitlicher und generationsübergreifender Realitäten ist groß. Widerstand kann viele Formen annehmen, er reicht von der bewussten Weigerung, sich über die Zukunft Gedanken zu machen, bis zu der Leugnung von Veränderungen, die bereits stattgefunden haben, zum Festhalten an subtileren Formen pathologischer Muster, zur Flucht in Medikation oder alternative Therapien bzw. auch zu einer einseitigen, überstürzten und verfrühten Beendigung einer Therapie. Ein überstürzter Abbruch ist häufig eine Neuauflage geschlossen-systemischer Muster der Trennung in der Adoleszenz.

Stetige Weiterarbeit an den Freuden und Wohltaten des Zusammenarbeitens wirkt dem Hang zu magischen Lösungen entgegen und stärkt das Gefühl des eigenen Könnens und der Kompetenz. Des Weiteren muss der Therapeut darauf vertrauen, dass der Patient irgendwann seine eigenen Fähigkeiten in vollem Umfang abrufen kann. Die neue Ebene der Behandlung und die Vielfalt der Ich-Funktionen, die eingesetzt werden, damit der Patient im Bündnis mit seinem Therapeuten während der gesamten mittleren Phase *zusammenarbeiten* kann, können zur praktischen Lebensgestaltung und Selbstanalyse genutzt werden. Zusätzlich zu den Ich-Funktionen wie Erinnerungs- und Wahrnehmungsvermögen, Selbstreflexion, Integration usw. gibt es noch die metakognitiven Funktionen, die Freud als exekutive Funktion des Ichs bezeichnete und die für Anna Freud zu den allgemeinen Persönlichkeitsmerkmalen gehören. Hierzu gehört die Fähigkeit, zu planen, zu antizipieren, eine Aufgabe von Anfang bis zu Ende zu bearbeiten, Freude im Verlauf dieses Prozesses zu empfinden usw.

Während der mittleren Phase erlebt der Therapeut möglicherweise auch einen Konflikt zwischen den beiden Systemen, zwischen dem Rausch omnipotenter Gratifikation und einem weniger intensiven, aber länger andauernden und echteren positiven Gefühl.

Das Zusammenarbeiten in der mittleren Phase bedeutet das Einüben der Lebensgestaltung und Selbstanalyse.

Aus der Sicht des Therapeuten ist die Grundlage dieses Gefühls eine auf der Realität basierende Wertschätzung des Patienten und der eigenen Person in Bezug auf den Patienten. In Verbindung mit den Freuden des Zusammenarbeitens in der mittleren Behandlungsphase bekommt unser Konzept der zwei Systeme der Selbstregulation eine neue Bedeutung. Wir können es zur Entwicklung von Kriterien nutzen, um zwischen einer ausbeuterischen und einer wohltuenden und für beide Seiten förderlichen Beziehung zu unterscheiden.

Vor der mittleren Phase haben bereits große Veränderungen in der Beziehung zwischen Patient und Therapeut stattgefunden. Folgende Faktoren sind an diesem Prozess wesentlich beteiligt und tragen zu einer realistischeren, fürsorglicheren, intensiveren und respektvolleren Beziehung bei: die gemeinsam verbrachte Zeit, die Sicherheit und

Verlässlichkeit des Behandlungsrahmens und des Analytikers, das gemeinsame Verstehen von Einzelheiten aus dem gegenwärtigen Leben des Patienten und seiner Lebensgeschichte oder auch seine emotionale Erleichterung angesichts der Tatsache, dass ihm jemand zuhört und ihn bestätigt. In diesem Kontext ist die harte Arbeit der mittleren Phase möglich, der neue Kontext erfüllt eine Containerfunktion, er bietet ein Sicherheitsnetz und Ruhekissen für schmerzhafte, hart erarbeitete Erkenntnisse, für innere Kämpfe des Patienten und die unvermeidbaren Reibereien und Spannungen zwischen dem Patienten und seinem Therapeuten. Sie ergeben sich, wenn die beiden über unterschiedliche Formen der Selbstregulation miteinander in Konflikt geraten.

Therapeuten können darauf vertrauen, dass ihre Patienten eine hinreichend starke und positive offen-systemische Beziehung zu ihnen und der Behandlung eingehen, dass ihre Abwehrstrategien weniger brüchig und monumental sind und dass sie für sich genügend alternative Bewältigungsstrategien entwickelt haben, um sich erschütternde und schmerzhafte Interventionen anhören zu können, die sie mit alten Mustern des geschlossen-systemischen Funktionierens konfrontieren. Ein Rückfall des Patienten in geschlossen-systemische Verhaltensformen kann häufig Frustration und Ärger beim Therapeuten auslösen, der dann möglicherweise in einen tadelnden, direktiven, sadistischen Über-Ich-Modus wechselt. Gelegentlich hilft es dem Therapeuten, sich daran zu erinnern, dass gewohnheitsmäßiges, geschlossen-systemisches Funktionieren – als Quelle sadomasochistischer Gratifikation – zu physiologischen Veränderungen und psychischen Angewohnheiten führt. Diese Veränderungen führen zu einer starken Abhängigkeit, an der dieselben endogenen Opioide beteiligt sind wie bei Drogen oder Alkohol. Auch hier hilft das Modell der zwei Systeme und führt uns zu der Überlegung, dass wir Abhängigkeiten nur substantiell in Angriff nehmen können, wenn unsere Patienten Zugang zu alternativen Lösungen haben. Aus psychologischer Sicht bietet die offen-systemische Alternative eine sicherere, weniger kostspielige und angenehmere Alternative.

Wichtige andere Personen/die Aufgabe der Eltern: Das Zulassen von psychischer Getrenntheit

Wie bereits erwähnt spielen die Partner der Patienten und die Eltern der behandelten Kinder und Jugendlichen eine entscheidende dynamische Rolle, was die Entwicklung und häufig auch das Schicksal einer therapeutischen Beziehung betrifft. Selbst wenn sie faktisch nicht Teil des therapeutischen Settings sind, müssen wir ihre Gegenwart, Bedürfnisse, Gefühle und Einflüsse auf unsere Patienten im Auge haben. Der Übergang in die mittlere Behandlungsphase kann für die wichtigen anderen Personen oder Eltern schwierig sein, denn der Patient ist jetzt stärker an der seelischen Arbeit mit seinem Analytiker und der Beziehung zu ihm beteiligt. Dies umfasst nicht nur Übertragungsgefühle und defensive Externalisierungen, sondern auch die Wertschätzung des Therapeuten als getrennter Person, mit welcher der Patient eine kostbare, angenehme Beziehung teilt. Partner oder Eltern fühlen sich möglicherweise allein und ausgeschlossen oder als Konkurrenten, sie zeigen Verhaltensweisen, die ihre vertrauten, typischen Abwehrstrategien und ihre Version der vergangenen Familiengeschichte schützen. Eine detailliertere Darstellung und Erörterung der Ängste, Abwehrstrategien und Reaktionsmuster der wichtigen anderen Personen und Eltern finden sich in den Tabellen und im Text unseres Buches *Elternarbeit in der Kinderpsychoanalyse* (2009). Diesen Herausforderungen können Patienten und Therapeuten entweder mit geschlossen- oder offensystemischen Reaktionen begegnen, die sich auch auf das Vorhandensein und die Funktionsweise eines geschlossen- oder offen-systemischen Gewissens beziehen (J. Novick und K. K. Novick, 2009). Geschlossen-systemisches Funktionieren ist oft in einen pathologischen Gleichgewichtszustand innerhalb einer Familie oder eines Paares eingebettet. Veränderungen und Wachstumsprozesse in Bezug auf offensystemisches Funktionieren können diese Balance stören und deutlich machen, dass das Tempo, mit dem der Patient sich verändert, sich von dem der anderen unterscheidet.

Klinische Beispiele für die Behandlungstechnik der zwei Systeme

Affektive Nachwirkungen des Konflikts zwischen den zwei Systemen

Nick, den wir bereits in dem Kapitel über den Behandlungsbeginn kennengelernt haben, kämpfte mit der Aufgabe des *Zusammenarbeitens* in der mittleren Behandlungsphase; denn diese Aufgabe stellte seine omnipotente Überzeugung infrage, dass andere von seinen Erfolgen überwältigt, bedroht und zerstört werden. Er schützte sich davor, indem er seine Angelegenheiten alleine und heimlich erledigte. Als die therapeutische Arbeit weiter voranging, kommentierte ich die Momente, in denen wir gut arbeiteten, und zusammen mehr erreichten als jeder für sich alleine. Ich verwies auf die Realität und sagte, seine gute Arbeit würde mich weder bedrohen noch verletzen, und – was am wichtigsten war – ich hob deutlich hervor, wann die Arbeit mit ihm Spaß machte. Zunächst gab es diese offen-systemischen Momente fast gar nicht oder sie waren so kurz, dass sie unversehens und unbemerkt vorbeigingen. Sobald wir an eine Stelle kamen, an der eine offen-systemische Überzeugung am Werk war, spürten wir sie in ihrer Entwicklungsgeschichte auf, indem wir jede einzelne Phase in der Entwicklung seiner geschlossen-systemischen Reaktionen rekonstruierten. Dieser Vorgang hebt die zugrundeliegenden, unbewussten magischen Annahmen auf die Ebene des Ichs, so dass sie näher untersucht werden können. Mein Wissen über Entwicklungsprozesse lieferte einen entfernten, neutralen, ungefährlichen Kontext, innerhalb dessen Nick sich verstanden fühlte und meine Empathie erfahren konnte. Hier können Analytiker zu Lehrern werden, die über das Wissen und die Erfahrung verfügen, um ihren Worten Autorität zu verleihen.

Als Nick die Freude am gemeinsamen Arbeiten bemerkte, wurde es offensichtlich, dass er Angst davor hatte, sich wohl zu fühlen. Er wurde dann plötzlich schweigsam oder befangen; anschließend konnten wir unser Augenmerk auf seinen Konflikt bezüglich seiner normalen positiven Gefühle richten. Dies war ein neuer, eindeutiger Konflikt zwischen geschlossen-systemischem, sadistischem Triumph und offen-systemischer gemeinsamer Freude. »Das ist verrückt«, sagte er, »wenn ich mich wohl fühle, bekomme ich Angst.« Außerdem fühlte er sich einsam und traurig, weil er spürte, wie sehr er es vermisste, mit einem anderen Menschen etwas teilen zu können und wie alleine er dadurch blieb. Nachdem wir dies erarbeitet hatten, konnte er die Gelegenheit ergreifen, mit einem pensionierten Wissenschaftler zusammenzuarbeiten. Gemeinsam entwickelten sie ein innovatives, viel genutztes virtuelles Computerprogramm. »Ich habe das Gefühl, der Professor ist wie ein Vater, den ich nie hatte. Ich glaube immer noch, dass er sich ärgert, wenn ich etwas mache, bis ich feststelle, dass er tatsächlich begeistert ist. Es ist so, wie Sie gesagt haben, die meisten Menschen haben Spaß daran, Dinge gemeinsam zu machen.«

Wir bearbeiteten ausführlich Nicks Wut gegenüber Frauen und seine Abwehrstrategien gegen seine Gefühle der Hilflosigkeit, die er empfand, als er als Kind seine Bedürfnisse an seine Mutter gerichtet hatte. Es ist klinisch wichtig, die intensive Erfahrung der Wut anzuerkennen und in Worte zu fassen. Wir bezeichnen dies als eine unerledigte Aufgabe aus dem Kleinkindalter: Eltern sollten ihr Kind normalerweise dabei unterstützen, seine Gefühle zu bewältigen und Gefühlszustände in nützliche, affektive Signale zu transformieren.

Patienten aller Altersgruppen reagieren positiv darauf, wenn sie solche Versäumnisse aus frühen Interaktionen rekonstruieren können. Hierbei erkennen sie deren Dynamik und empfinden starke Empathie und Sympathie für ihr früheres Selbst.

Unsere Arbeit ermöglichte Nick einen Neuanfang. Er begann mit Frauen auszugehen, aber er schaffte es immer wieder, etwas zu unternehmen, wodurch sie ihn enttäuschen mussten. Jedes Mal wenn eine Beziehung zu Ende ging, war er erleichtert. Wir sprachen über seinen Glauben, er müsse unverwundbar sein und dürfe sich von einer Ablehnung nicht enttäuschen lassen. Er war davon überzeugt, er könne den Verlauf der Dinge bestimmen. Ich stimmte mit ihm überein, dass Alleinsein ein gewaltiger Schutz sei, erinnerte ihn aber anschließend an seine Freude, die er empfand, wenn er Dinge gemeinsam erledigte. Vielleicht könne er daran arbeiten, die notwendige emotionale Muskulatur zu entwickeln, um seine Traurigkeit und Ablehnung zu ertragen

(J. Novick und K. K. Novick, 2010, 2011). Es gelang uns, die Erfahrungen der Getrenntheit in unserer Beziehung nutzen, um diese Muskeln zu trainieren und die Fähigkeit zur Unterscheidung zwischen Ablehnung, Verlust und normaler Abwesenheit einzuüben. Kurze Zeit darauf hatte Nick eine Beziehung, die zu Ende ging, als die Frau zu ihrem ehemaligen Freund zurückkehrte. »Es ist traurig, ich fühle mich verletzt«, sagte er, »aber dies bedeutet für mich nicht das Ende der Welt. Ich bin immer noch ich selbst und ich werde weitermachen. Ich höre nicht auf, Tennis zu spielen, wenn ich ein Spiel verliere. Warum sollte ich nicht mehr ausgehen? Es ist besser, als mich selbst davon zu überzeugen, dass ich niemand brauche und mich dabei aber wirklich sehr alleine fühle.«

Von emotionale Zuständen zu erkennbaren Signal-Affekten; der Unterschied zwischen Selbstbehauptung und Aggression

Herr M war ein äußerst erfolgreicher Geschäftsmann, der sehr stolz darauf war, sich den Weg durch sämtliche Herausforderungen und Hindernisse gebahnt zu haben, um Multimillionär zu werden. Er erzählte mir, dass er angesichts geschäftlicher Herausforderungen sich selbst in Wut versetzte, indem er zu sich sagte: »Dieser Mistkerl wird mir noch das letzte Geld aus der Tasche ziehen, wenn ich ihn lasse. Ich werde ihn zuerst umbringen.« Er hielt diese Vorgehensweise für das Geheimnis seines Erfolgs. Herr M war ein semiprofessioneller Hockeyspieler gewesen. Über viele Jahre hatte er örtliche Jugendmannschaften trainiert, bis er gesperrt wurde, weil er Schiedsrichter bedroht hatte.

Die Arbeit mit Herrn M verdeutlicht die Unterscheidung, die wir zwischen einem geschlossen-systemischen emotionalen Zustand und erkennbaren Affekten machen. Er kämpfte damit, mit dem Zustand seiner ständigen Wut zurechtzukommen und diese auszuhalten, im Gegensatz zu einem Signal, das Ärger zum Ausdruck bringt und ihm Zugang zu offen-systemischer Selbstbehauptung verschaffen würde. Als er nach einer heftigen Auseinandersetzung von der Gerichtsbehörde aufgefordert wurde, mich aufzusuchen, damit er mit seinem Ärger zurechtkomme, geriet er in Panik und dachte zuerst, ich würde ihm seinen Ärger nehmen wollen. In der Anfangsphase der Therapie forderte er mich lange heraus und versuchte mich zu provozieren, weil er dachte, ich sei ein

»sentimentaler Liberaler«. Lachend warf er mir extreme, rechte »Fakten« des Nachrichtensenders Fox News an den Kopf. Er brachte die für ihn typische Form der Beziehungsgestaltung in die Behandlung ein, indem er ausschließlich Bedingungen schuf, die ihm Sicherheit gaben.

Ich sagte ihm, dass ich Ärger für ein äußerst nützliches Gefühl halte, weil es uns sagt, was wir mögen und nicht mögen. Unsere Diskussionen dauerten über einen längeren Zeitraum an. Ich gab ihm zu verstehen, dass es nicht unser Ziel sei, ihm seine Wut zu nehmen, sondern Wege zu finden, wie er aus seiner Wut ein effektives Werkzeug machen könne, das eher für ihn als gegen ihn arbeitet. Ich erwähnte, dass dies Muskelkraft und Selbstdisziplin erfordere, und sagte, er könne seinen Ärger als ein Signal verwenden, das seinen Verstand aktiviert, um Probleme zu lösen und sich durchzusetzen. Kleine Kinder und Idioten geraten in Zorn, aber Aggression und Selbstbehauptung sind etwas anderes.

In unseren Arbeiten über die emotionale Muskulatur beschreiben wir, wie Eltern zwischen Aggression und Selbstbehauptung unterscheiden und ihren Kindern helfen müssen, diesen Unterschied zu erkennen. Richten wir bei einem vierjährigen Kind den Fokus auf diese Muskulatur, so knüpfen wir an eine frühere Erziehungspraxis an, die darin besteht, Gefühle zu benennen, sie auf ein angemessenes Maß zu reduzieren und Ärger als Signal zu nutzen. Herr M hatte im Alter von zwei oder vier Jahren noch kein spezielles Trauma. In seiner Kindheit litt er darunter, dass seine Mutter ihm sämtliche allgegenwärtigen und erstickenden Ängste in Bezug auf seinen Vater aufzwang, der viele Geschäftsreisen unternahm. Sie machte sich ständig Sorgen, sein Vater würde ums Leben kommen. Herr M verbrachte so viel Zeit wie möglich außer Haus; seine Fertigkeiten als Sportler boten ihm eine Möglichkeit, sich aus dem Dunstkreis der Ängste seiner Mutter zu befreien und ihr zu entkommen. Jeden Schritt nach vorne empfand er als Triumph über diese bedrängende Situation und nicht als positiven Erfolg, der ihm Spaß bereitete, den er feiern und als Sprungbrett für den nächsten Entwicklungsschritt nutzen konnte. Damit seine neurotischen Konflikte thematisiert und seine progressive Entwicklung fortgesetzt werden konnten, war es notwendig, dass wir uns auf die emotionale Muskulatur konzentrierten, die sein Durchsetzungsvermögen stärkte, und unsere therapeutische Aufmerksamkeit wie gewöhnlich auf die geschlossen-systemischen Übertragungen und Abwehrstrategien richteten. Zwei Jahre später wurde Herr M wieder als Trainer der Hockeymannschaft der örtlichen High School eingestellt. Er führte die Mannschaft bis zu den Meisterschaften seines Bundesstaates. Er sagte seinen Spielern, er habe von einem Psychologen den Unterschied zwischen Selbstbehauptung und Aggression gelernt und die notwendige Stärke erfahren, die notwendig ist, um an dieser Unterscheidung festzuhalten: »Wenn die gegnerische Mannschaft unfair spielt«, sagte er, »will ich nicht, dass ihr mit törichter Aggression kontert. Ich möchte, dass ihr doppelt so selbstbewusst seid – doppelt so schnell skatet, doppelt so hart kämpft und doppelt so oft schießt.«

Geschlossen- und offen-systemisches Über-Ich im Konflikt

Während der Anfangsphase der Behandlung von Herrn Z untersuchten wir sein Bedürfnis »sich zu quälen«. Wir konzentrierten uns auf Momente, die er tatsächlich als positiv erlebt hatte, und seine Schwierigkeit, diese in die Behandlung einzubringen. Diese Erweiterung der Behandlungstechnik, die darin besteht, auf Erfahrungsbereiche, die außerhalb der Pathologie angesiedelt scheinen, zu achten und sich um sie zu kümmern, hat ihren direkten Ursprung in unserer Konzeptualisierung der zwei Systeme der Selbstregulation. Häufig sind unsere Patienten von diesem Interesse überrascht, als Herr Z beispielsweise verächtlich und sarkastisch sagte: »Ich dachte, Sie werden dafür bezahlt – und zwar ziemlich gut, wenn ich hinzufügen darf –, sich meine Leiden anzuhören und nicht meine Vergnügungen.« Allmählich ergaben sich allerdings Phasen positiver Gefühle, als er seine Selbstwertgefühle und Kompetenzen wahrnehmen konnte. Er fing an, die Schwankungen seines Über-Ichs zu bemerken, das zwischen eigener Verdammung und dem Zulassen freudiger Erlebnisse hin- und herpendelte. Dies führte uns dazu, einige vergangene und gegenwärtige Entscheidungsfaktoren erklären zu können, die bei der Entwicklung und Beharrlichkeit seines strengen, sadomasochistischen Über-Ichs eine Rolle spielten. Die Beziehung zwischen Selbstverdammung und Separation war bemerkenswert. Immer wenn er aus dem Urlaub zurückkam, setzte er sich und stellte eine Verbindung zu mir her, indem er sagte: »Wenn es mir gut geht, warum sollte ich dann zurückkehren?«

Herr Z nahm immer deutlicher wahr, dass es eine Alternative zu seiner automatischen Selbstverdammung gab. Wir konzentrierten uns deshalb auf seine Schwierigkeit, die eintrat, sobald wir zusammen waren und es uns gut ging. Zunächst führte Herr Z dieses Problem auf die Beziehung zu seinem Vater zurück, wobei er gleichzeitig seine Mutter idealisierte. Bald wurde aber deutlich, dass die frühe Beziehung zu seiner Mutter sehr belastet war. Sie war während der häufigen, lange andauernden Abwesenheiten seines Vaters aus geschäftlichen Gründen völlig überlastet und kämpfte damit, ihrem Sohn durchgängig Beachtung zu schenken. Der Vater von Herrn Z war während der ersten vier Jahre seines Lebens die meiste Zeit abwesend, seine Mutter verließ sich auf ihren Sohn als den kleinen »Herrn des Hauses«. Übertriebene körperliche Nähe und Rückzug sowie Vernachlässigung, sobald der Vater zuhause war, wechselten einander ab. Eine schmerzliche Beziehung zwischen Ich und Über-Ich halfen Herrn Z, eine innere Beziehung zu beiden Eltern und allen nachfolgenden Elternobjekten, einschließlich des Therapeuten, aufrechtzuerhalten.

Als Herr Z in die Schule kam, verschlechterte sich die Beziehung zwischen ihm und seinem Vater immer mehr. Er reagierte auf die Kritik seines Vaters, indem er sich zurückzog und seine Zeit damit verbrachte, von Superhelden zu träumen. Die Behandlung nahm eine wichtige Wende, als wir bei der Rekonstruktion seiner Familiengeschichte gemeinsam zu der Überzeugung gelangten, er hätte es sich »ausgesucht«, seinen Vater zu enttäuschen, die Note gut anstatt ein sehr gut zu bekommen und absichtlich danebenzuschießen. Die masochistische Art und Weise, wie Herr Z sich selbst darstellte, verstärkte die sadistischen Angriffe seines Vaters, wodurch dieser in den Augen der Mutter zum Bösewicht wurde. Dieser Vorgang hielt den omnipotenten Glauben des Sohnes an seinen ödipalen Sieg über den bösen, abwesenden Vater aufrecht.

In der Behandlung trat dies zum ersten Mal ans Tageslicht, als Herr Z seinen Sadismus auf mich externalisierte, was ihn zum besonderen, berechtigten Opfer machte. Dies war seine Art, einen geschlossenen

Teufelskreis aufrechtzuerhalten. Er entwickelte ein omnipotentes Selbstbild, was dazu führte, dass er sein – notwendigerweise sehr strenges – drakonisches Gewissen beibehielt, um seine omnipotenten Impulse kontrollieren zu können (J. Novick und K. K. Novick, 2004). Als wir in der Lage waren, offen-systemische realistische Rekonstruktionen der Entwicklung und Funktionen dieses geschlossenen Kreislaufes vorzunehmen, verschob sich der Fokus der Behandlung.

Aus verschiedenen Gründen werden psychoanalytische Gedanken zu Modeerscheinungen und geraten wieder aus der Mode. Wir vertreten die Ansicht, dass Rekonstruktionen in Ungnade gefallen sind, weil sie gelegentlich auf der Grundlage einer autoritären, geschlossen-systemischen Vorgehensweise missbraucht wurden. Analytiker haben ihren Patienten entweder erzählt, was in ihrer Vergangenheit passiert ist, oder sie haben Bilder entwickelt, die zwar unglaubwürdig waren, sich aber Eins-zu-Eins mit den Theorien infantiler Erfahrungen deckten. Wir sehen eine Alternative in dem, was wir als »offen-systemische Rekonstruktion« bezeichnen, bei der Patient und Analytiker eine Lebensgeschichte entwickeln, die für beide im Kontext all dessen, was sie wissen und erlebt haben, einen Sinn ergibt. Diese Form der Rekonstruktion muss Übereinstimmungen aufweisen mit dem konkreten Wissen aus der Entwicklungsforschung und der Kinderbeobachtung, außerdem müssen die Komplexität der Erfahrungen des Patienten mit seinem Körper, seiner Seele, seiner Familie, der Gesellschaft und geographischen Umgebung sowie die generationsübergreifenden Auswirkungen gemeinsam verstanden werden. Für uns bleibt die Rekonstruktion eine zentrale und effektive Behandlungstechnik zur Bearbeitung sowohl geschlossen-systemischer als auch offen-systemischer Phänomene. (Eine weitergehende Erörterung und detaillierte Darstellung klinischer Beispiele findet der Leser in: Novick, J. und Novick, K. K., 2015: »Working with ›out-of-control‹ children – a two-systems approach.«)

Herr Z. war nicht länger das passive Opfer, sondern derjenige, der aktiv seine Persönlichkeit »entwarf«, um seine *Wahlmöglichkeiten* zu erkunden. Er wollte trotz der damit verbundenen Risiken eher das geschlossen-systemische Funktionieren beibehalten als seine neuen Möglichkeiten weiterentwickeln, die notwendig waren, damit er sich wohlfühlen konnte und in der Realität des offenen Systems verankert war.

Als die mittlere Behandlungsphase voranschritt, konnten wir eine weitere Schicht des Glaubenssystems von Herrn Z erkunden. Oberflächlich betrachtet schien er so anständig, gesetzestreu, religiös, moralisch, er wirkte wie ein Mensch, der mit der Erledigung einer Menge »guter Taten« beschäftigt war und von allen respektiert wurde. Aber er konnte seine Erfolge nicht genießen und auch nicht stolz darauf sein: In der Behandlung »vergaß« er oft, seine Auszeichnungen und Preise oder auch die liebevollen Gesten seiner Kinder und Enkel zu erwähnen. Er sagte, wenn er darüber reden würde, würde er doch angeben und das sei für ihn das Allerschlimmste. Herr Z quälte sich mit Gedanken über Unzulänglichkeiten bei seiner Arbeit und stellte sich vor, seine Frau sei in der Vergangenheit ihm gegenüber untreu gewesen oder wäre es nach seinem Tod. Gleichzeitig schlich er heimlich davon und besuchte Massagesalons, später wurde er süchtig nach Internetpornographie. Er machte erwachsene Mentoren ausfindig, die er dann sexuell verführte. Hierbei stand er unter einem unerträglich starken physischen und psychischen Druck, er glaubte, er müsse handeln und »etwas tun und es schnell erledigen«. Dies trug dazu bei, dass wir die Sogwirkung einer garantierten Gratifikation durch geschlossen-systemische, sadomasochistische Handlungen – egal, was es kostet oder welche Gefahren damit verbunden sind – weiter erkunden und verstehen konnten.

Der Druck, den er auf sich selbst und den Analytiker ausübte, eine umgehende Lösung finden zu müssen, wurde über einen längeren Zeitraum zum Thema der mittleren Behandlungsphase. Herr Z war zutiefst enttäuscht über sich selbst, den Analytiker und den analytischen Prozess, weil es ihm nicht gelang, eine schnelle und leichte Lösung zu finden. Vorübergehende Erleichterung stellte sich ein, wenn er herumreiste und freudlose, potenziell gefährliche homosexuelle Kontakte hatte, wenn er betrunken Auto fuhr, vor wichtigen Terminen die ganze Nacht wach blieb und auf pornographischen Internetseiten surfte, wobei sein besonderes Interesse sexuellen Fesselspielen und sadomasochistischen Begegnungen galt. Dieses heimliche, omnipotente Verhalten nahm schließlich ab, als klar wurde, dass Herr Z in Bezug auf seine Ängste und Konflikte von geschlossen-systemischen Lösungen abhängig war. Sie bestanden darin, dass er kurzfristige sexuelle Erregungen hatte, die ausreichten, damit er auf vielen Ebenen seine unverzichtbaren Bedürfnisse befriedigen konnte. In früheren Publikationen haben wir festgestellt, dass eine geschlossen-systemische, omnipotente Lösung des ödipalen Konflikts alle weiteren Reaktionen auf Konflikte, Hindernisse und Herausforderungen prägt und den Stempel »schnell und leicht« aufdrückt (K. K. Novick und J. Novick, 1987, siehe auch die Kapitel über die Entwicklung im Vorschul- und Schulalter in diesem Buch). Die Aufgaben der mittleren Behandlungsphase, die sich auf das Zusammenarbeiten mit dem Therapeuten beziehen, rücken diese Themen besonders in den Vordergrund.

Gefühle und Impulse in der Realität der therapeutischen Beziehung

Im Verlauf seiner Behandlung arbeitete Dr. X – ein Mediziner, der beruflich mit psychischen Erkrankungen zu tun hatte – äußerst gewissenhaft; vor allem in der mittleren Behandlungsphase arbeiteten wir gut zusammen. Nach einer besonders ertragreichen Sitzung spürte ich, dass eine Weiterführung in Dr. X einen Konflikt auslösen könnte. Am nächsten Tag schien er nicht in der Lage, mit mir Blickkontakt aufzunehmen. Er empfand eine Mischung aus Reue und Schrecken und erzählte mir, dass er nach der vorangegangenen Sitzung mit sich selbst sehr zufrieden und stolz auf unsere gemeinsame Arbeit gewesen sei.

Danach wusste Dr. X nicht, was passiert war. Als er seiner nächsten Patientin zugehört hatte, war er sehr verwirrt; er hatte sexuelle Phantasien und stellte sich vor, mit ihr Sex zu haben. Er hatte Angst, die Kontrolle zu verlieren, und dachte sogar daran, während der Sitzung zu masturbieren. Dr. X hatte ein sehr komisches Gefühl, ein Gefühl der Getrenntheit, dann war er voller Reue und Angst. Er glaubte, ich würde, ja, ich sollte ihn anzeigen und dafür sorgen, dass ihm seine Lizenz aberkannt werde. Anschließend wollte er alle Gefühle in sich abtöten. Er fühle sich als niederträchtiger, unkontrollierter Perverser. Dr. X bestand darauf, dass unsere Behandlung ihn anscheinend zu einem schlechteren Menschen gemacht habe und dass er sie möglicherweise beenden solle.

Auf diese Weise machte Dr. X noch eine gewisse Zeit weiter. Sein Rückfall in geschlossen-systemisches Funktionieren und seine omnipotente Leugnung des Unterschieds zwischen Denken und Handeln waren außergewöhnlich und erschreckten mich. Es machte mir große Mühe, mich daran zu erinnern, dass es noch eine andere Seite in ihm gab – die des kompetenten, sensiblen Mediziners, der sich um seine Patienten und Kollegen kümmerte. Als er darüber sprach, was er jeden Tag mache, wies ich ihn auf die Situationen hin, in denen er Momente guter Gefühle oder Erfolge schnell an sich vorüberziehen ließ. Ich stellte außerdem die Frage, welche Funktion diese ständige Abwertung seiner Person erfüllen könne, und musste uns beide daran erinnern, dass diese extreme Reaktion nach einer besonders konstruktiven Sitzung erfolgt war, als wir gut zusammengearbeitet hatten.

Dann erinnerte er sich, dass er als Schulkind den nackten Rücken seiner Mutter frottieren musste. Ihm war damals schwindelig, er fühlte sich komisch und wurde von Erregung überwältigt. Als er als Heranwachsender masturbierte, hatte er die Phantasie, dass er die Kontrolle verliere und über eine Frau ejakuliere. Die Tatsache, dass er von seiner Mutter sexuell überwältigt und benutzt wurde, führte anscheinend zu einer hilflosen Wut, die seine liebevollen Gefühle überdeckte; seine omnipotente Reaktion war eine Vergeltungsphantasie, bei der er seine Mutter mit unkontrollierter Sexualität attackierte. Als wir über seine Hilflosigkeit und Wut gegenüber seiner missbräuchlichen Mutter sprachen, kam Dr. X wieder auf unsere Sitzungen zurück. Er beschrieb die gegenseitige, respektvolle Freude und Liebe, die auf der Basis eines sicheren Rahmens und zuverlässiger, realistischer Regeln und Grenzen vorhanden war. Diese wurden in seiner Behandlung immer eingehalten. Dr. X machte eine neue Erfahrung, als getrenntes, autonomes Individuum behandelt zu werden, das nicht auf Grund omnipotenter Manipulation, sondern seiner positiven Eigenschaften anerkannt wurde.

Dies bildete einen scharfen und schmerzlichen Gegensatz zu der Erfahrung mit seiner Mutter und seinem früheren Therapeuten – was ihn wütend machte. Danach wollte er auf alte Muster zurückgreifen, wo es keine Einschränkungen, Regeln und Grenzen gab, einem geschlossen-systemischen Universum, auf das er rechtzeitig zurückgreifen und

Rache üben konnte. Dr. X bezeichnete die guten Sitzungen als »ein Spiel mit veränderbaren Regeln«, allerdings hatte er in seiner Wut das Gefühl, er wolle dieses Spiel nicht mehr mitspielen. Wie ein Kind, das das Schachspiel umstößt, wenn es am Verlieren ist, so wollte er die Regeln brechen, die Begrenzungen aufheben und die Einschränkungen durch die Realität leugnen. Wenn er mit mir in der an die Realität angepassten Welt der Freuden und Begrenzungen bleiben wollte, musste er seine omnipotente Überzeugung aufgeben, er könne seine Mutter letztendlich zwingen, ihn als das Kind zu lieben, das er damals wirklich war. Dr. X erlebte intensiv den Konflikt zwischen den beiden Systemen der Selbstregulation.

Gegenreaktionen als wichtige Signale

Im dritten Jahr seiner Analyse kam Herr G einen Tag vor meinem Ferienbeginn zu seiner letzten Sitzung im Monat. Ich wartete ein paar Minuten, bevor ich anmerkte, dass er mir den vereinbarten Scheck noch nicht überreicht hatte. Herr G sagte, er habe vergessen, dass es die letzte Sitzung des Monats war, und fügte dann emotionslos hinzu: »Ich glaube, ich muss mich über Sie ärgern, weil Sie Urlaub machen.« Dann sprach er weiter über Details aus seinem aktuellen Leben. Ich machte eine Bemerkung zu der Art und Weise, wie er die Frage nach dem Scheck übergangen hatte, und er ging pflichtbewusst sämtliche Übertragungswünsche durch, die wir zuvor aufgedeckt hatten, vor allem die Wünsche, in denen er seinen beneideten Vater leugnen und zerstören wollte.

Der Gs resignativer Ton und meine eigenen Gefühle, die von Hilflosigkeit bis zu Streitlust reichten, ließen mich aufhorchen, und ich fragte mich, ob Herr G seinen Konflikt möglicherweise auf die Behandlungsbeziehung externalisiert hatte. Die Gedächtnislücke, seine Bemühung, einen sadomasochistischen Kampf zu provozieren, und die eindrücklichen Erinnerungen an seinen Vater waren Abwehrstrategien gegen seine Erfahrung der Hilflosigkeit, denn sobald sein Analytiker, seine Frau bzw. seine Mutter ihn verließen, konnte er keine Kontrolle mehr über sie ausüben. Mein Urlaub stellte Herrn Gs omnipotente Überzeugung von absoluter Kontrolle in Frage. Er kehrte zu seinen omnipotenten Überzeugungen wieder zurück, indem er den Spieß umdrehte, lieb gewordene Personen abwies und stehenließ, sie in die Hilflosigkeit trieb oder überwältigte. Herr G stellte sich vor, wir seien von der Außenwelt abgeschnitten in einer Wüste, ich würde verzweifelt an ihm hängen und mein Überleben, meine Sicherheit und Liebe seien von ihm abhängig.

Als diese Abwehrmechanismen nach der Rückkehr aus meinem Urlaub immer noch Wirkung zeigten, merkte ich, wie ich mich plötzlich schläfrig fühlte bzw. meine Aufmerksamkeit abrupt nachließ. Ich spürte diesen Gefühlen nach und stellte fest, dass sie in Verbindung mit dem Material auftauchten, das mit Trennung zu tun hatte. Es ist sinnvoll, sich nicht nur an den Ich-Funktionen des Patienten auszurichten, sondern auch auf die eigenen Ich-Funktionen zu achten, die bei der Zusammenarbeit eine Rolle spielen. Ich bemerkte, dass ich das Gefühl hatte, fallen gelassen zu werden und plötzlich alleine zu sein. Deshalb fing ich an, Bemerkungen zu machen, beispielsweise: »Ich habe das Gefühl, dass Sie heute gar nicht anwesend sind.« Herr G gab eine eindeutige Antwort: »Ja. Jetzt, wo Sie es ansprechen, merke ich, dass ich mit Ihnen spreche, aber irgendwo anders bin.«

Dies war der Anfang einer langen, schmerzlichen und schleppenden Arbeitsphase, die schließlich dazu führte, dass er die Reaktionen seiner Mutter bis zu einem gewissen Grad neu erlebte und aus seiner Sicht rekonstruierte. Herrn Gs Mutter lenkte ihre Aufmerksamkeit nur dann auf ihn, wenn sie sich Sorgen machte und dachte, er sei verkrüppelt. Sie war der Meinung, ein gesundes Kind würde sie nicht brauchen und ließ ihn augenblicklich fallen. Herrn Gs defensive, omnipotente Überzeugung bestand darin, dass er glaubte, wenn er verkrüppelt sei, würde er Zuwendung erfahren, könne er Kontrolle ausüben sowie Sicherheit und spezielle Kräfte erleben. Allmählich kam auch sexuelle Erregung zum Vorschein. In unseren Sitzungen kündigte sein Rückzug einen inneren Kampf an, der zuerst in meinen Gefühlen, fallen gelassen zu werden, greifbar wurde. Es ging darum, ob er das Risiko auf sich nehmen würde, offen-systemischen Reaktionen auf Herausforderungen seiner Gefühle und Beziehungen zu vertrauen. Was die Behandlungstechnik betrifft, so war es von zentraler Bedeutung, dass ich meinen eigenen Reaktionen Aufmerksamkeit schenkte.

Von der mittleren Phase zur Vorbereitung auf die Beendigungsphase

Es sind häufig unsere eigenen Gefühle, die Themen andeuten, die auf den Übergang von der mittleren Phase zur Vorbereitung auf die Beendigungsphase hinweisen. Das Ende der mittleren Phase ist dadurch gekennzeichnet, dass das Durcharbeiten der Themen und die Zusammenarbeit mit dem Therapeuten zunehmen, wobei diese Prozesse nicht konfliktfrei verlaufen. Im Verlauf einer Behandlung stellen wir zu diesem Zeitpunkt meist fest, dass unsere Patienten die Fähigkeit und Bereitschaft zur Zusammenarbeit besitzen, aber dass es ihnen nicht besser geht. Hierfür ein Beispiel: Frau T und ich hatten immer besser gelernt, externalisierende Übertragungen, Machtspiele und sadomasochistische Beziehungsmuster zu erkennen und zu sehen, welche Auswirkungen omnipotente Überzeugungen haben können, wenn sie in unregelmäßigen Abständen kontrolliert bzw. vollkommen ausgelebt werden. Frau T übernahm zunehmend Verantwortung für die Selbstreflexion und Beobachtung des analytischen Prozesses, außerdem erlebte sie mehr Freude in allen Lebensbereichen. Dadurch konnte ich mich auf meine eigenen Gedanken konzentrieren und spürte, wie die mittlere Behandlungsphase in die Vorbereitung der Beendigungsphase überging. Frau T nahm allerdings auf ein mögliches Therapieende oder gar den Gedanken an eine Beendigung keinen Bezug.

Ich ertappte mich dabei, wie ich nachdenklich, gelegentlich schläfrig und irgendwie ungeduldig wurde. Frau T begann von der finanziellen Belastung der Behandlung zu sprechen und machte Andeutungen, indem sie sagte: »In der Therapie passiert nichts mehr.« Sie glaubte, es sei genau der richtige Zeitpunkt für das Ende der Behandlung. Ich war überrascht von ihrem Vorschlag und der Art und Weise, wie sie ihre Therapie beenden wollte. Auf Grund meines Wissens über die wichtige Arbeit während der Beendigungsphase merkte ich sehr schnell, dass Frau T ein verfrühtes Therapieende anstrebte.

Ich sprach mit Frau T über die Faktoren, die die Entscheidung beeinflussen, die Abschlussphase einer Therapie einzuleiten. Eine wichtige Rolle hierbei spielen die Gefühle des Patienten, was die Beziehung zu seinem Analytiker betrifft. Wenn Frau T sich bereits emotional zurückgezogen hätte, wäre es so, wie wenn niemand vorhanden wäre, von dem sie sich verabschieden könnte. Sie sagte verärgert: »Ich bin noch nie von irgendeinem Menschen verlassen worden, deshalb will ich dafür sorgen, dass mir dies (mit Ihnen) nicht zum ersten Mal passiert!« Diese Äußerung ermöglichte mir folgende Deutung: Frau T vermeidet die Trauer des Abschieds, indem sie die Beendigung der Therapie präventiv kontrollieren will. Sie war ängstlich und fühlte sich von ihrer Hilflosigkeit bedroht, denn sie war gerade dabei, eine Erfahrung und eine Person zu verlieren, die für sie wirklich wichtig waren. Frau T hatte Angst davor, wirkliche Gefühle zu haben, die nicht so berechenbar waren wie ihre geschlossen-systemische Traurigkeit und ihre Gefühllosigkeit. Diese Gefühle konnte sie kontrollieren, genauso wie sie versucht hatte, andere zu kontrollieren, indem sie es provozierte, in Beziehungen schlecht behandelt zu werden. Dies galt auch für die Beziehung zu mir.

Frau T und ich kehrten zu gemeinsamer Arbeit und wechselseitiger Anerkennung zurück. Wir bezeichneten den inneren Widerspruch als einen Konflikt zwischen Liebe und Macht, ja in der Tat als einen Konflikt zwischen offenen und geschlossenen Systemen. Dadurch, dass wir ihre wirklichen, offen-systemischen Gefühle gegenüber mir erkundeten, in Worte fassten und weiterarbeiteten, konnten wir ihren hartnäckigen, omnipotenten Wunsch begreifen. Sie wollte der Analyse jegliche Dynamik nehmen, um mich dazu zu verleiten, sie hinauszuwerfen. Dann hätte sie eine Wut auf mich, müsste angesichts ihrer Traurigkeit ihre Hilflosigkeit nicht spüren und könnte ihre früheren, geschlossen-systemischen Formen der Regelung ihres Lebens erneut anwenden.

Kapitel 19

Vorbereitung auf die Beendigung

Die Aufgabe des Therapeuten: Den Abschied vorbereiten

Die Vorbereitung auf die Beendigungsphase entwickelt sich aus einem zunehmenden Gefühl sowohl des Analytikers als auch des Patienten, dass eine Weiterentwicklung und eine Veränderung in der Balance zwischen offen- und geschlossen-systemischem Funktionieren stattgefunden haben. Dynamik und anhaltender Schwung rücken ein Therapieende in den Bereich der realen Möglichkeiten. Vor langer Zeit stellten wir fest, dass das Gespür für einen Impuls zur Beendigung einer Therapie nicht mit abstrakten Zielen zusammenhängt, sondern eher auf Intuition beruht – einem Gefühl der Dynamik in Richtung einer Erneuerung auf dem Weg der Weiterentwicklung (J. Novick, 1982; J. Novick und K. K. Novick, 2006).

Die Dauer der Vorbereitung auf die Beendigungsphase variiert, da jeder Patient verschieden ist und eine unterschiedliche Beziehung zu Themen wie erfolgreiche, selbständige Leistung, Verlust und Trennung hat. Dies ist der Zeitpunkt, wenn Patient und Analytiker gemeinsam beurteilen können, was noch erledigt werden muss, bevor die abschließende Arbeit beginnen kann. Wir behaupten, die Aufgaben der Beendigungsphase, die in Betracht gezogen werden müssen, sind:

- Beibehaltung des progressiven Schwungs,
- Übernahme größerer Verantwortung für die gemeinsame Arbeit,
- Umsetzen von Einsichten ins Handeln,
- Konsolidierung offen-systemischen, realistischen Funktionierens und Fokussierung auf die Möglichkeit, zwischen den geschlossenen und offenen Systemen der Selbstregulation zu wählen,
- Bearbeitung der verbliebenen Wünsche, Überzeugungen und Geheimnisse, die geschlossen-systemisches, omnipotentes Funktionieren schützen,

- Antizipation der Arbeit, die in der Beendigungsphase in Form von Integration, Konsolidierung und Trauer zu leisten sein wird,
- Beurteilung der Toleranz gegenüber Unsicherheit, Vertrauen und der Bereitschaft, die Aufgaben der Beendigung in Angriff zu nehmen.

Jede dieser Aufgaben ruft Konflikte hervor und weckt Widerstände gegen die weitere Arbeit, da sie direkt auf Überzeugungen trifft, die innerhalb eines geschlossenen, omnipotenten Systems der Abwehr und Selbstregulation Wirkung zeigen. Das Festhalten an der Weiterentwicklung und die Stärkung der emotionalen Muskulatur führen im Laufe der Zeit zu einer Veränderung, die die omnipotente Verleugnung von Veränderung, Wachstum, generationsübergreifenden Unterschieden und Mortalität in Frage stellt. Die zunehmende Übernahme wechselseitiger Verantwortung für die gemeinsame Arbeit läuft der omnipotenten Überzeugung zuwider, dass eine Beziehung, die auf Dominanz und Unterwerfung beruht, die einzig sichere und effektive Form des Funktionierens darstellt. Das Umsetzen von Einsichten in Handeln stellt die omnipotente Überzeugung in Frage, dass es einen Unterschied zwischen Gedanken und Handeln, Phantasie und Realität gibt.

Indem wir die Möglichkeit eines Therapieendes ins Auge fassen, verlassen wir die Zeitlosigkeit im Vergleich zur mittleren Phase und bringen aktiv realistische Dimensionen der Zeit und Veränderung in die Behandlungssituation ein. Diese Dimensionen bestimmen wesentlich das Bewusstsein des Patienten für offen-systemische Ziele und führen zur Neuformulierung des aktuellen Problems, das als innerer Konflikt erlebt wird zwischen dem offen-systemischen Wunsch des Patienten nach Veränderung und den geschlossen-systemischen Gegenkräften, die ihn zögern lassen. Beide Aspekte der Konzeptualisierung dieses Konflikts zwischen offen- und geschlossen-systemischem Funktionieren können dann untersucht und bearbeitet werden. Da aber bisher noch kein Datum für ein Therapieende festgelegt wurde, haben Patient und auch Analytiker in einem geschützten Rahmen die notwendige Zeit und den Raum, um die Konflikte, Ängste, Gefühle, Überzeugungen und Stärken in Bezug auf das Ende bearbeiten zu können. Viel Arbeit während der Vorbereitung auf die Beendigungsphase erfordert die wiederholte Betrachtung geschlossen- und offen-systemischer Alternativen und die Untersuchung der Konflikte der Patienten, die auftauchen, wenn sie sich angesichts innerer und äußerer Stressfaktoren zwischen unterschiedlichen Reaktionen auf ihre Gefühle der Hilflosigkeit entscheiden müssen.

Unsere klinische Erfahrung zeigt, dass sich Muster des Abschiednehmens der Spätadoleszenz in der Behandlung als wichtige Vorzeichen anstehender Themen des Therapieendes erweisen. Erwachsene Patienten kommen während der Vorbereitung auf die Beendigungsphase häufig auf entwicklungsbedingte Aufgaben der späten Adoleszenz zurück. Sie beschäftigen sich erneut mit folgenden Themen: Überwindung omnipotenter Überzeugungen, Entwicklung und Integration realistischer Vorstellungen von dem eigenen Selbst und Anderen, Aufbau einer neuen Beziehung zwischen Lust- und Realitätsprinzipien, Nachdenken über Partnerwahl, Karriere und Lebenswege. Es gibt große Parallelen zu den Entscheidungen zwischen den beiden Systemen der Selbstregulation, die beim Übergang von der Adoleszenz ins Erwachsenenalter wichtig waren. Die Vorbereitung auf die Beendigung einer Therapie bietet den erwachsenen Patienten eine Chance, auf Entscheidungen zurückzukommen, die sie als Heranwachsende im Laufe ihrer Entwicklung getroffen haben, und diese erneut zu bearbeiten. So kann die Entwicklung erneuten Schwung bekommen.

In der therapeutischen Arbeit der Vorbereitung auf die Beendigungsphase werden Themen aus früheren Behandlungsphasen mit erneut bearbeiteten Aspekten aus der Lebensgeschichte des Patienten zusammengeführt. Außerdem werden tiefere Schichten der Persönlichkeit integriert und bisher verdecktes und nicht behandeltes Material in die Behandlung einbezogen. Wir konnten auch feststellen, dass durch die Berücksichtigung der allgemeinen Wesensmerkmale der Beendigungsphase sich viele Aspekte unseres theoretischen Denkens und unserer Behandlungstechnik miteinander verbinden lassen. Dadurch konnten wir neue Verbindungen und integrierende Elemente erkennen. In diesem Buch liegt der Schwerpunkt auf dem Modell der zwei Systeme und seinen Anwendungsmöglichkeiten, aber in diesem Kapitel kommen wir mit anderen Erkenntnissen und Gedanken in Berührung.

Vor vielen Jahren publizierten wir über die Störung der Ökonomie der Freude, durch die eine Verbindung zwischen Schmerz und der Bindung an die Mutter hergestellt werden kann (J. Novick und K. K. Novick, 1972). Die Mutter aus der Kindheit wird mit Schmerz assoziiert; im Verlauf unseres Lebens bedeutet Schmerz die Anwesenheit der Mutter, die uns zur Welt gebracht hat. Dies ist das Kernproblem des geschlossenen, omnipotenten Systems der Selbstregulation, das sich auf jeder Entwicklungsstufe weiter entfaltet. Bei dem ursprünglichen Bestreben, in der Übertragungsbeziehung eine Bindung einzugehen, kommt dieses Problem während der Beendigungsphase wieder zum Vorschein, sobald eine reale Trennung bevorsteht. Die Hauptursache für Pattsituationen bzw. misslingende oder unbefriedigende Beendigungen von Therapien liegt in der Art und Weise, wie sadomasochistische, geschlossen-systemische Formen der Selbstregulation funktionieren.

Patienten, die vorwiegend mit geschlossen-systemischen Lösungen arbeiten, widersetzen sich vor allem in der Behandlungsbeziehung liebevollen und freudigen Erfahrungen, da Verlust und Verlassenheit für sie eine schreckliche Bedrohung darstellen, die sie mit positiven Gefühlen verbinden. Die Arbeit der mittleren Behandlungsphasen ermöglicht manchmal dramatische Veränderungen des äußeren Funktionierens, das sich auf die Freude und Befriedigung bezieht, die aus Kompetenz- und Effektanzgefühlen hervorgehen. Aber die Bindung an Schmerz kann in der Beziehung zum Analytiker bestehen bleiben. An dieser Stelle erleben wir die Beharrlichkeit eines geschlossen-systemischen Kreislaufs von Viktimisierung, Schmerz, berechtigtem Ärger und Groll, überwältigenden Schuldgefühlen und anschließend weiterer Viktimisierung.

Das geschlossene System vermittelt eine Illusion von Weiterentwicklung. Es handelt sich jedoch um eine zyklische Bewegung, die mit viel Lärm und Aktivität verbunden ist und nirgends hinführt. Ronald Britton schrieb über diesen pathologischen, repetitiven Kreislauf: »Er verbirgt seine statischen Eigenschaften. Der Kreislauf muss linear werden, der Weg der Analyse muss in eine unbekannte Zukunft führen und darf keine Regression in einen vertrauten zyklischen Ablauf sein. Nur so kann eine Analyse zufriedenstellend abgeschossen werden.« (R. Britton, 2010, S. 43)

Neurowissenschaftler sprechen von »funktionalen Dystonien«, wenn häufige physische Assoziationen eine unauflösliche Verbindung mit ursprünglich unabhängiger Muskulatur eingehen wie bei klassischen Gitarrenspielern die Zeigefinger und Mittelfinger. Ein Finger kann sich ohne den anderen Finger nicht bewegen, Liebe geht mit Schmerz einher. Bei ähnlichen Befunden verwenden wir auch den Begriff »Gehirnfallen«, wenn die Nervenzellen an zwei unterschiedlichen Stellen im Gehirn – wie die Schmerzzentren und Bindungszentren – gleichzeitig feuern und es zu einer verknüpften Erfahrung kommt (Doidge, 2007). Andere Wissenschaftler sprechen von »einer Abhängigkeit von Schmerz«, die zustande kommt, wenn endogene Opioide freigesetzt werden und dieser Vorgang zu wiederholten, schmerzhaften Erfahrungen führt (Rathbone, 2008).

Diese Forschungsergebnisse belegen die klinische Erfahrung von der Hartnäckigkeit und Therapieresistenz des geschlossenen Systems. Unsere Bemühungen, die Entwicklung und Funktionsweise des geschlossenen Systems zu verstehen, spiegeln die klinischen Schwierigkeiten wider, die eintreten, wenn wir Veränderungen herbeiführen wollen. Wenn und solange unsere Patienten keine Alternativen haben, können wir von ihnen nicht erwarten, dass sie darüber nachdenken, ihre früheren Formen des Funktionierens abzulegen; sie sind Teil ihrer Persönlichkeit geworden und in ihrem Gehirn fest verankert. Deshalb haben wir unser Model der zwei Systeme der Selbstregulation entwickelt; es bietet eine Möglichkeit, den Konflikt zwischen alternativen Reaktionen auf die Herausforderungen unseres Lebens aufzuzeigen (J. Novick und K. K. Novick, 2001, 2006).

Der Konflikt zwischen dem offenen System der Liebe und Freude in realen Beziehungen bzw. angesichts vollbrachter Leistungen und dem geschlossenen-systemischen Kreislauf von Sicherheit und Macht, das von Schmerz und Leiden geprägt ist, wird während der gesamten Behandlung bearbeitet. Während der Vorbereitung auf die Beendigung besteht die Herausforderung darin, mit den ständigen Konflikten des Patienten hinsichtlich des offen-systemischen, entwicklungsbedingten Schwungs zurechtzukommen. Er äußert sich in dem Bestreben, reale Freuden zu zerstören, an schmerzhaften Bindungen festzuhalten,

Liebe zu verleugnen und sich gegen Veränderungen zur Wehr zu setzen. Die Arbeit während der Vorbereitung auf die Beendigung richtet sich darauf, das offen-systemische Funktionieren zu konsolidieren und die genannten verbleibenden Hindernisse zu analysieren.

In einem geschlossenen System werden Zeit und Veränderung omnipotent verleugnet. Aber durch die erneute Vergegenwärtigung der realen Zeit angesichts der Vorbereitungsphase auf die Beendigung wird der Patient mit dieser Verleugnung der Zeit konfrontiert, und der entsprechende Konflikt mit dem Ich tritt in den Vordergrund. Der Patient muss seine emotionalen Fähigkeiten erweitern, wenn er die Möglichkeiten des tatsächlichen Therapieendes antizipiert und die damit verbundenen Aufgaben der Vorbereitungsphase in Angriff nimmt. Die Auseinandersetzung mit der unvermeidlichen Realität der Zeit bietet eine Chance, die Ich-Funktionen und die emotionale Muskulatur zu stärken. So können ein Rückfall in geschlossen-systemisches Funktionieren bekämpft und ein offen-systemisches Leben gefördert werden. Ein Kreislauf positiver Gefühle entsteht: Erfolg führt zu Gefühlen der Effektivität und Kompetenz, diese führen ihrerseits wieder zu Freude, welche die Motivation für eigenes Können und Weiterentwicklung stärkt.

Die Rolle, die Liebe in diesem Zusammenhang spielt, ist für das Verstehen von Entwicklung und Funktionieren elementar. An anderer Stelle haben wir über die unterschiedlichen Formen der Liebe geschrieben, den perversen, masochistischen Gefühlen bzw. den Machtdynamiken des geschlossenen Systems und der realitätsbezogenen, produktiven und kreativen Liebe des offenen Systems der Selbstregulation (J. Novick und K. K. Novick, 2000). Unsere Überlegungen basieren zum großen Teil auf Freuds abschließender Überarbeitung seines Konzepts des Eros, einem grundlegenden Trieb, dessen Ziel es ist, Verbindungen herzustellen, größere Einheiten zu errichten und sie zu erhalten. Auf diese Weise umfasst Eros Liebe, Sexualität, Bindung, Zuneigung, Zugehörigkeit, Produktivität und Kreativität – all die Bereiche des Fühlens, Denkens, Handelns und der Bezogenheit zu Leben und Wachstum. Eros kann als übergreifende, allumfassende Bezeichnung eines offen-systemischen Funktionierens betrachtet werden, wobei Freude, Selbstregulation und Selbstwertgefühl auf kompetenten, respektvollen und kreativen Interaktionen mit der Realität basieren.

Nur im Kontext von Liebe und Respekt für den Patienten als getrennte Person kann der Therapeut Initiative und Verantwortung an ihn übergeben. Im Bewusstsein des Unterschieds zwischen den beiden Systemen der Selbstregulation kann der Therapeut objektive Liebe empfinden: die Liebe der wirklichen Fähigkeiten des Selbst und des Anderen, die gemeinsam und getrennt genutzt werden, die Liebe gegenüber der geleisteten Arbeit und die Liebe zu der einzigartigen, kompetenten Person, zu der sich der Patient entwickelt hat. Nur wenn der Therapeut sich seiner objektiven Liebe zu seinem Patienten sicher ist, kann er Momente des Hasses wahrnehmen und nutzen. Sie tauchen auf, wenn der Patient verzweifelt versucht, auf omnipotente Manipulationen zurückzugreifen, die den therapeutischen Erfolg und die kompetenten Fähigkeiten beider Beteiligten zerstören sollen.

In Bezug auf die Vorbereitung auf die Beendigung wollen wir die wichtige Beziehung zwischen Liebe und Trauer hervorheben. Menschen sind nur dann traurig, wenn sie jemanden verlieren, den sie lieben; wir vermissen Menschen nicht, es sei denn, wir lieben sie. Aber diese Erfahrungen können sehr schmerzhaft sein und viele Menschen haben Angst davor. Da sowohl Liebe als auch Trauer zentrale Erfahrungen eines Therapieendes sind, beschwört die Vorbereitung auf die Beendigung diese Gefühle herauf. Therapeuten und auch Patienten reagieren auf diese Gefühle möglicherweise mit offen-systemischer Bewältigung oder mit der Rückkehr zu geschlossen-systemischen, pathologischen Abwehrstrategien.

Die Aufgaben des Patienten: Umsetzen von Einsichten in Handeln, Internalisierung der Bewältigung von Bündnisaufgaben, selbständige therapeutische Arbeit, Beibehaltung des progressiven Schwungs

Der Übergang von der mittleren Phase zu der Vorbereitungsphase auf die Beendigung lenkt den Fokus auf die Aufgabe: Umsetzen von Einsichten in Handeln. Der Patient ist möglicherweise äußerst bereit, diese Themen in Angriff zu nehmen, indem er in der Behandlung über sie spricht, aber er tut dies nicht, um eine Besserung zu erzielen (Lowenstein, 1969). Der Analytiker wird vielleicht nur allmählich begreifen, dass gute therapeutische Arbeit sich auf das Alltagsleben des Patienten nicht spürbar auswirken muss. Der erste behandlungstechnische Schritt, der den Patienten bei der Erledigung seiner Aufgabe unterstützt, besteht darin, ihn auf dieses Missverhältnis hinzuweisen und mit dem Patienten darüber nachzudenken, dass er dies nicht bemerkt und was es bedeuten könnte. Dieser vermeintlich einfache Hinweis führt zu einer Neuformulierung der Behandlungsziele.

Der Gedanke einer Vorbereitungsphase auf die Beendigung kann dazu beitragen, eine Behandlung vor einer vorzeitigen Beendigung zu bewahren. Er kann auch einen wichtigen Einfluss auf Pattsituationen haben oder Situationen, in denen wir kein Ende finden. Im Verlauf einer Behandlung müssen wir berechtigte Bedürfnisse des Ich erkennen und in der therapeutischen Beziehung auf sie eingehen. Für jeden Menschen ist es ein elementares Bedürfnis, gespürt, gehört, verstanden, anerkannt und für Fortschritte bewundert zu werden. Alle an einer Behandlung Beteiligten sollten der Frage nachgehen, wer diese Bedürfnisse für den Patienten erfüllen kann, wenn die Therapie endet. Kann das Kind eine entsprechende Reaktion bei wichtigen Menschen in seinem Leben hervorrufen? Kann der erwachsene Patient Menschen finden, die empathisch, liebevoll und bereit sind, mit ihm seine Gefühle und seine Gedanken zu teilen? Diesen menschlichen Grundbedürfnissen können Eltern, Freunde, Mentoren, Ehemänner und Ehefrauen gerecht werden. Ein letzter Widerstand gegen die Beendigung einer Therapie kann sich darin zeigen, dass der Patient nicht bereit ist, Einsichten in Handeln umzusetzen. Möglicherweise ist er auf der Suche nach Menschen, die nicht in der Lage sind, seinen Grundbedürfnissen gerecht werden, oder es gelingt ihm nicht, den vorhandenen Personen die erforderlichen Reaktionen zu entlocken. Wenn der Analytiker der einzige Mensch bleibt, mit dem der Patient wirklich reden kann, beeinträchtigt sehr großer Widerstand – wahrscheinlich bei beiden Beteiligten – die Weiterentwicklung der Therapie und muss thematisiert werden.

Ein Patient kann die erworbenen Fähigkeiten in seinem Ich internalisieren, wenn er selbständiger arbeitet und in der Behandlung mehr Verantwortung übernimmt. Wichtig ist hierbei die Präsenz eines Therapeuten, der sich an der zunehmenden, offen-systemischen Bewältigung der Bündnisaufgaben des Patienten erfreut und sich auf sie einlässt. Eine therapeutische Beziehung, die von einer zunehmenden, realistischen, offen-systemischen und gegenseitigen Wertschätzung geprägt ist, bietet ein Setting, auf dem die Ich-Fähigkeiten und die Konsolidierung offen-systemischer Wahlmöglichkeiten erweitert werden können.

Aber sogar der Gedanke an das Therapieende kann den Patienten erschrecken und bei ihm alte Ängste und Konflikte hervorrufen. In der Vorbereitungsphase auf die Beendigung sind Schwankungen normal, was die Eigenart der Übertragungen, Störungen in Verbindung mit dem Analytiker und die Bearbeitung vergangener Themen und Probleme betreffen.

Die Aufgabe des Therapeuten: Anerkennung der eigenständigen therapeutischen Arbeit des Patienten

Als Therapeuten müssen wir uns angesichts unserer eigenen Bündnisaufgaben während der Vorbereitungsphase auf die Beendigung wirklich wohl fühlen, um mit den intensiven Gefühlen und Konflikten in dieser Phase effektiv arbeiten zu können. Die Aufgaben bestehen darin, auf Eigeninitiative zu verzichten, ohne sich dabei zurückzuziehen und das zunehmend effektive und autonome Funktionieren des Patienten zuzulassen und anzuerkennen, ohne dabei von Gefühlen wie Verzicht,

Verlust, Neid oder Niederlage überwältigt zu werden. Wir müssen uns von der äußerst befriedigenden und erfüllenden Erfahrung frei machen, dass wir unser eigenes Ich aktiv und kompetent einsetzen können und das Gefühl beibehalten, dass wir für den Patienten wichtig und nützlich sind. Wir müssen in der Lage sein, die reale Unsicherheit auszuhalten, ohne zu wissen, wie das Ende der Therapie aussehen wird und was die Zukunft für den Patienten bereithält. Dies ist ein wichtiger Augenblick in der Behandlung; wir werden uns erneut bewusst, wie wichtig ein großes Spektrum an Quellen für emotionale Unterstützung und Selbstwertgefühl für uns selbst ist, da eine Abhängigkeit von der Bedürftigkeit des Patienten beide Beteiligten lahmlegt und die Therapie zum Stillstand bringt. Dieser Vorgang findet seinen Ausdruck in einer künstlichen Beendigung der Therapie, einer verlängerten, unproduktiven Behandlung oder einer Grenzverletzung, die nach dem Therapieende stattfindet.

Erna Furman hat auf Beobachtungen von Müttern und ihren Kleinkindern zurückgegriffen, um die Abfolge der intensiven Beschäftigung mit ihrem Kind zu beschreiben, die für die therapeutische Arbeit mit Patienten aller Altersgruppen nützlich sein kann (R. Furman und E. Furman, 1984). Zuerst macht ein Elternteil etwas *für das* Kind, dann *mit dem* Kind, zuletzt steht es *neben dem* Kind, *um seine Bewunderung auszudrücken*, wie das Kind etwas *für sich* selbst macht. Diese einfache Abfolge hat tiefgreifende Auswirkungen, denn sie bildet den Ursprung objektiver Liebe, die auf dem offen-systemischen Respekt vor dem Anderen als getrennter Person beruht. Zu Beginn einer Behandlung arbeiten wir intensiv daran, dem Patienten unsere Vorgehensweise zu erläutern. Dann arbeiten wir während der gesamten mittleren Phase zusammen. In der Vorbereitungsphase auf die Beendigung können wir schließlich voller Bewunderung dabeistehen und zuschauen, wie der Patient angesichts unserer gemeinsamen Bemühungen immer selbständiger wird. Ist die Therapie beendet, ist der Patient darauf vorbereitet, eigenständig weiterzuarbeiten.

In der mittleren Phase werden viele mögliche Ursachen einer vorzeitigen Beendigung bearbeitet. Doch sobald die Möglichkeit des Abschlusses gekommen ist, kann sich der Konflikt zwischen den beiden Systemen derart verschärfen, dass alte Methoden der Angstbewältigung wieder auftauchen. In dieser Situation ist die Gefahr des Abbruchs groß, denn der Patient wird möglicherweise in sein geschlossen-systemisches Funktionieren zurückfallen und Autonomie mit Trennung und Verlust gleichsetzen. Womöglich versucht er auch, den Verlustschmerz durch eine Regression von einer differenzierteren auf eine externalisierende Übertragung zu vermeiden. Der Anteil seines Selbst, der sich wie ein alleingelassenes und einsames Kind anfühlt, wird dann auf den Therapeuten externalisiert, der von dem starken Patienten, der in der Übertragung zum entsprechenden Elternteil geworden ist, im Stich gelassen wird. Erste Anzeichen einer solchen Veränderung lassen sich in der Qualität der Zusammenarbeit erkennen, wenn der Patient zum Beispiel einen subtilen Sarkasmus an den Tag legt, ungeduldig wird und eine gönnerhafte Toleranz zur Schau trägt. So sagte einmal ein Patient: »Seit ich die Arbeit allein erledigen kann, sind Sie nutzlos und ich brauche Sie nicht mehr.« Er pervertierte die selbständige Arbeit, indem er sie in eine Methode der feindseligen Kontrolle und Rücksichtslosigkeit verwandelte. Diese Haltung kann den Therapeuten verletzen und Rachewünsche in ihm wecken, denn der Patient scheint es darauf anzulegen, die jahrelange gemeinsame Arbeit zu entwerten und zu zerstören.

Die verletzten Gefühle des Analytikers signalisieren die vergangene Externalisierung; sein Wunsch nach Vergeltung warnt ihn vor der Feindseligkeit, die in der Haltung des Patienten zum Ausdruck kommt. Sehr wahrscheinlich wiederholen sich diese Interaktionen, da Patient und Therapeut die Ursachen durcharbeiten, die in der Vergangenheit zu geschlossen-systemischen Lösungsversuchen geführt haben. Hierzu gehören tiefsitzende, primitive Verlassenheitsängste, sadistische Impulse, andere Menschen zu beherrschen und sich ihnen zu unterwerfen, Rivalitäts- und Konkurrenzthemen, Scham- und Schuldgefühle, Ängste, die mit Meinungsverschiedenheiten und Streitsituationen zusammenhängen usw.

Die Aufgabe wichtiger anderer Personen oder der Eltern: Freude am Fortschritt und Validieren des Erreichten

Die Eltern und wichtige andere Personen haben die Aufgabe, sich am Fortschritt des Patienten zu erfreuen und das Erreichte zu validieren. Während dieser Phase ist es für die Arbeit mit Eltern wichtig, sie darin zu unterstützen, eine veränderte Haltung einzunehmen, indem sie nicht mehr die emotionale Arbeit für ihr Kind übernehmen, sondern präsent sind, um ihr Kind zu bestätigen, es zu bewundern und es bei seinen weiteren Schritten zu unterstützen. Werden die Aufgaben der Eltern in dieser Weise ausgedrückt, können wir feststellen, ob die Eltern bereit sind, die für ein gelingendes Therapieende notwendige Arbeit zu erledigen. Erwachsene Patienten sollten sich möglicherweise darauf konzentrieren, dass es wichtig ist, ihre Partner über ihre therapeutischen Fortschritte auf dem Laufenden zu halten. Noch nicht gelöste Ehekonflikte treten zu diesem Zeitpunkt der Behandlung gelegentlich an die Oberfläche und müssen thematisiert werden, bevor der Patient weitermachen kann.

Klinische Beispiele für die Behandlungstechnik der zwei Systeme

Die geschlossen-systemische Beseitigung offen-systemischer Interaktionen in der Behandlung

Dr. E, ein berufstätiger Mann mittleren Alters, hatte eine fünfjährige Analyse bei einem älteren Analytiker beendet, bevor er ihn fünf Jahre später anrief und um weitere Hilfe bat. Dr. E litt unter immer wiederkehrenden, überwältigenden Panikattacken und konnte nicht mehr schlafen, was zu einer massiven Beeinträchtigung seiner Arbeit führte. Hier war ein sehr feines Gespür nötig, denn Dr. Es Analytiker war in den Ruhestand getreten und er wurde an mich überwiesen.

Zu Überweisungen oder Anfragen bezüglich einer zweiten oder auch dritten Behandlung kommt es aus sehr unterschiedlichen Gründen. Es passiert oft, dass während der Beendigungsphase Versäumtes oder auch eine ernsthafte Kollusion aufgedeckt und dann ein bisheriger, positiver Therapieverlauf zunichte gemacht wird. Eine kurzfristige Arbeit, bei der die Vermeidung einiger Probleme hinsichtlich des Therapieendes bearbeitet wird, reicht aus, damit der Weg zu einer progressiven Entwicklung wieder aufgegriffen werden kann. Im Fall von Dr. E wurden diese Probleme tatsächlich in seiner früheren Behandlung schon gründlich untersucht – sie nochmals zu besprechen, würde keinen Einfluss auf seine Ängste haben.

Seine starke panische Angst konnte dadurch reduziert werden, dass er sich auf die Analyse einließ und an die Stelle zurückkehrte, an der wir vielen seiner Grundbedürfnisse nochmals gerecht werden konnten. Deutungen zeigten wenig Wirkung, allerdings sagte er: »Es ist so eine Erleichterung, jemanden zu haben, der mir zuhört, mich ernst nimmt, Verständnis zeigt und sich um mich kümmert. Dort draußen ist es sehr einsam und kalt.« Dr. Es Analyse war erfolgreich und wurde auch erfolgreich beendet. Er ging aus ihr als deutlich veränderter Mensch hervor, abgesehen von der Tatsache, dass er in einer kalten, leblosen Ehe eingesperrt war. Er war mit einer Frau verheiratet, die nicht ansprechbar war und sich ihm gegenüber durch exzessives Trinken und Gefühllosigkeit abschottete. Sie verhielt sich so, wie wenn er nicht existieren würde, und behandelte ihn wie einen Diener. In der Arbeit der vorausgegangenen Analyse hatte Dr. E die Frustrationen seiner Ehe erkannt und seine Entscheidung, wegen der Kinder seine Ehe weiterzuführen, war eine Gefälligkeit gegenüber seiner Frau.

Das Ausmaß der offen-systemischen Interaktionen zwischen Dr. E und seinem Analytiker, die ihm die Erfahrung von Gegenseitigkeit, Respekt und verlässlichem, zwischenmenschlichem Kontakt ermöglichte, wurde nicht erkannt. Er hatte keine anderen Quellen gefunden, um diese berechtigten Grundbedürfnisse zu befriedigen. Es schien beinahe unmöglich, mit dieser gestörten Frau als einzigem menschlichen Kontakt zu leben.

Nach einer gewissen Zeit der Zusammenarbeit erreichte Dr. E einen Punkt, an dem er ohne übermäßige Angst leben konnte. Seine Behandlung kam zum Stillstand. Ich machte eine Bemerkung darüber, dass alles doch ganz gut lief und dass ich mich frage, warum er nicht über eine Beendigung der Therapie nachdenke. Er sagte, er stelle sich diese Frage auch. Jetzt muss der Analytiker eine Entscheidung treffen. Halten wir uns an äußere Kriterien: Warum sollte er die Therapie nicht beenden? Ich hätte auch sagen können: »Da wir uns einig sind, dass entscheidende Veränderungen stattgefunden haben, warum sollten wir nicht ein Datum ins Auge fassen?« Aber genau dies war in der vorausgegangenen Behandlung passiert. Ich sagte zu ihm, dass wir über seine Bereitschaft, Abschied zu nehmen, gründlich nachdenken sollten und dass es zahlreiche Aspekte gäbe, die wir bedenken sollten.

Der wichtigste Aspekt trat beinahe umgehend an die Oberfläche. Dr. E sagte: »Sie sind der einzige, mit dem ich vernünftig reden kann. Warum sollte ich aufhören?« Das Ziel der Vorbereitungsphase auf Beendigung konnte danach festgelegt werden. Er wollte auch verstehen, warum er so isoliert und so eng an seine Frau gebunden war, außerdem wollte er begreifen, was ihn jetzt davon abhielt, sich um neue, tragfähige Beziehungen zu bemühen. Dr. E drückte es ironisch aus: »Wie willst du sie (nach dem Zweiten Weltkrieg) wieder auf einer Farm halten, nachdem sie Paris gesehen haben?«

Dr. Es Vorbereitungsphase dauerte lange, da viele entscheidende Faktoren aus der Vergangenheit auftauchten und durchgearbeitet werden mussten. Schließlich verließ er seine Frau, traf sich mit anderen Frauen und begann eine langfristige Beziehung mit einer warmherzigen, liebevollen Frau. Erst zu diesem Zeitpunkt konnten wir seine Bereitschaft zur Beendigung aufgreifen und den nächsten Schritt machen. Wir fassten ein Datum für das Therapieende ins Auge und begannen die intensive Arbeit der Beendigungsphase.

In diesem Fall trug der Gedanke an die Beendigungsphase dazu bei, dass die Pattsituation aufgelöst und eine unfreiwillige Beendigung der Therapie von Seiten des ungeduldigen Analytikers verhindert wurde. Eine zusätzliche, entscheidende Bearbeitung grundlegender Konflikte zwischen den beiden Systemen der Selbstregulation war erforderlich, bevor Dr. E die nächsten Schritte gehen konnte. Unsere Zusammenarbeit konzentrierte sich auf seine Konflikte, Einsichten in Handlung umzusetzen und realistische Verantwortung für Impulse in seinen Beziehungen innerhalb und außerhalb der Behandlung zu übernehmen.

Sie belebte die Analyse und führte zu einem gegenseitig sich bereichernden Therapieende.

Gründe für Widerstand gegen Veränderung

Über einige Jahre hinweg schien ein Mann mittleren Alters an dem emotionalen und intellektuellen Austausch mit seinem Therapeuten großen Gefallen zu finden, aber die gewonnenen Einsichten hatten keine Auswirkungen auf sein sonstiges Leben. Herr H fühlte sich immer noch unsicher und leer, was seine beruflichen und privaten Beziehungen betraf. Als Kind hatte er unter ziemlich extremen Situationen gelitten, die von Verlassenheit und Verlust geprägt waren. Als es deutlicher wurde, dass er Einsichten nicht in Handlungen umsetzen konnte, wurde der Glaube an seine eigene Omnipotenz offensichtlich. Er war davon überzeugt, dass er nichts tun müsse, um seine Ziele zu erreichen. Durch äußeren Schmerz und organische Funktionsstörungen gelang es ihm, den Analytiker/seine Mutter davon abzuhalten, ihn zu verlassen. Er sagte: »Wenn sich meine äußere Situation verbessert, welche Aufgaben bleiben uns dann noch? Wenn ich Sie nicht mehr brauche, schicken Sie mich weg und ich werde Sie nie mehr wiedersehen, und noch einen Verlust ertrage ich nicht. Es ist klar, mit Ihnen zusammen zu sein ist wichtiger als jede andere Freude in meinem Leben.«

Wenn sie geschätzt und gebraucht werden, ist es für Therapeuten eine große Versuchung, ihre Patienten als Quelle der Gratifikation zu behalten. Theoretische Modelle, die keine offen-systemischen Ziele für die Beendigung von Therapien formulieren und/oder dem Beendigungsprozess wenig Bedeutung schenken, finden möglicherweise rationale Erklärungen für Behandlungen, die kein Ende finden (vgl. z.B. unsere Rezension von Salberg, 2012). Herr H und ich arbeiteten nochmals einige weitere Monate an seiner Gleichsetzung von Trennung und Tod. Dieses Mal konnten wir sein Problem verstehen und die aggressive Seite seiner Verlustangst thematisieren. Sie bezog sich anscheinend auf die katastrophale Vorstellung einer Zukunft, ohne wenigstens ein inneres Bild meiner Person zu behalten. Für ihn würde dies bedeuten, dass er mich innerlich sterben ließ. Nachdem wir seine Bemühungen durchgearbeitet hatten, mit denen er mich vor seiner omnipotent tödlichen Kritik und seinen Enttäuschungen schützen wollte, konnten wir gemeinsam den hohen Preis näher betrachten, den er hierfür bezahlte: Er behielt sein geschlossen-systemisches Funktionieren bei und kam mit seinem Leben nicht zurecht.

Das Risiko einer vorzeitigen Beendigung auf Grund geschlossen-systemischer Wiederholungen

Frau M, eine begabte Künstlerin, nutzte ihre lange Behandlung, um ihre Schaffenskraft und ihre Beziehung zu ihrer Familie und ihren Freunden deutlich zu verbessern. Es gab alle positiven Anzeichen für eine Beendigung ihrer Therapie. Aber eines Tages teilte sie mir mit, sie würde ihre Behandlung auf der Stelle beenden. Sie kam kampfeslustig in die Sitzung, denn sie war sich sicher, ich würde ihren Wunsch ablehnen. Ich war damit einverstanden, dass grundlegende Veränderungen stattgefunden hatten, und sagte: »Es ist wichtig, sicher zu gehen, dass beide Beteiligten bereit sind, die mühsame Arbeit des Abschieds auf sich zu nehmen. Die Zeit vor dem Abschied können wir nutzen, um die emotionale Muskulatur zu stärken, die Sie für die abschließenden Aufgaben benötigen.« Frau M war von meiner Antwort überrascht und entspannte sich. Ich sagte, in dieser Zeit der Vorbereitung auf das Therapieende sollten wir herausfinden, ob es Bereiche gibt, die wir noch nicht näher betrachtet haben.

Dann fragte ich mich, warum sie die Gedanken und Reaktionen ihres Ehemannes auf ihre Veränderungen kaum erwähnt hatte. Frau M war zurückhaltend, was dieses Thema betraf, hatte es aber seit einigen Wochen völlig vermieden, hierüber zu sprechen. Schließlich sagte sie, sie sei sich sicher, dass ich ihre Schwierigkeiten bemerkt hätte, zuzugeben, dass die Idee der Beendigung der Therapie von ihm kam: »Er will, dass ich aufhöre«, sagte sie. »Er spricht in diesem Zusammenhang von Geld, aber das verschleiert den wahren Grund. Er will zu dem perversen Sex zurück, den wir früher hatten. Er glaubt, ich würde mein Verhalten wieder ändern, sobald ich nicht mehr in Behandlung bin. Er sagt, wenn mein Therapeut von der Bildfläche verschwindet, gibt es nichts, was uns davon abhalten kann.« Als Frau M noch länger darüber sprach, wie schwierig es für sie sei, darüber zu sprechen, konnte sie sich eingestehen, dass sie diese sexuellen Praktiken hasste, aber nicht die Zivilcourage aufbrachte, sich diesbezüglich gegen ihren Mann durchzusetzen. Dadurch wurde uns beiden klar, dass noch weitere Arbeit erforderlich war, bevor wir einen Termin ins Auge fassen und die Beendigungsphase beginnen konnten.

Die Arbeit mit Frau M konzentrierte sich vorübergehend auf die Unterscheidung zwischen Geheimhaltung und Privatsphäre (J. Novick und K. K. Novick, 2009). Sie hatte lange Zeit ein Doppelleben geführt, hatte Geheimnisse vor ihren Eltern und ihrem Ehemann und brachte dieses Muster in ihre Analyse, wo wir es vollständig bearbeiten konnten. Als wir jetzt im Kontext der Beendigung der Therapie hierüber nachdachten, hatte sie Geheimnisse, die zu geschlossen-systemischen Machtspielen in der Behandlungsbeziehung und in den Beziehungen außerhalb der Behandlung führten.

Diese Vignette hebt auch ein weiteres gemeinsames Ziel der Vorbereitungsphase auf die Beendigung hervor: Die Erkundung verbleibender Geheimnisse oder bisher verschwiegener Erfahrungen. Dadurch, dass Frau M ihr inneres Privatleben zu einem Geheimnis machte, konnte sie in einem geschlossenen System weiterleben, in dem ihr Schmerz omnipotente Handlungen, wie z. B. außereheliche Beziehungen, rechtfertigte. In der Vorbereitungsphase auf die Beendigung konnte Frau M allmählich erkennen, dass ihre höchst persönlichen Gefühle die Hauptquelle für eine realistische, offene und liebevolle Beziehung zu sich selbst und wichtigen anderen Personen – einschließlich ihres Analytikers und Ehemanns – sein konnten.

Frau M fing an, ihr Selbst mit ihrem Ehemann immer mehr zu teilen, und genoss es, ihm nahe zu sein, was sie schon seit Jahren nicht mehr erlebt hatte. Er begann daraufhin, den Unterschied zwischen Erregung durch perverse Sexualität und intensiver Freude an Intimität wertzuschätzen. Indem sie weiterhin an der Unterscheidung zwischen Geheimhaltung und Privatsphäre arbeitete und Geheimnisse zum Schutz ihrer privaten Welt nutzte, konnte sie ihre wahren Wünsche bis zu Ende durchsprechen, allerdings blieb ihre Angst, sie würde mich verlieren, wenn sie sich mir gegenüber durchsetzen würde. Anschließend konnten wir ihre geschlossen-systemischen Geheimnisse als omnipotente

Verteidigungsstrategie gegen Hilflosigkeit und Einsamkeit verstehen. In ihrer privaten Welt existierte ihr wahres Selbst, von dem sie glaubte, sie sei zu schwach, um es schützen zu können. Die ausführliche Bearbeitung der Aufgaben der Vorbereitungsphase auf die Beendigung bestand darin, die realistische Macht zu spüren, wertzuschätzen und sich an ihr zu erfreuen, die in ihrer Entscheidungsfreiheit lag, ihr privates Selbst mit anderen zu teilen. Dies stand im Gegensatz zu der illusorischen Macht sadomasochistischer Geheimnisse und führte zu einer echten, progressiven Entwicklung und einer authentischen Entscheidung, einen guten Abschied in die Wege zu leiten und durchzuführen.

Die Vorbereitungsphase auf die Beendigung verhinderte eine vorzeitige Flucht aus der Behandlung. In der Übertragung hätte sie ihr pathologisches, adoleszentes, geschlossen-systemisches Muster wiederholt und reinszeniert, indem sie mit wichtigen Beziehungen so umging, dass sie wegrannte. Der Gedanke an die Notwendigkeit der Vorbereitungsarbeit auf die Beendigung ermöglichte dem Therapeuten eine therapeutische Reaktion, die nicht defensiv war. Die Vorbereitung auf die Beendigung bot eine offen-systemische Alternative zu einer nutzlosen, sadomasochistischen Konfrontation mit ihren Abwehrstrategien. Sie ermöglichte beiden Beteiligten, eine gemeinsame »Ich-Arena« zu betreten, um die Bereitschaft und den Stand der Behandlung zu untersuchen.

Die Hartnäckigkeit omnipotenter Überzeugungen

Dr. W war ein berühmter junger Akademiker, der zum Star aufgestiegen war und eine erstaunliche Menge an Aufsätzen und Büchern in seinem Bereich publizierte. Es gab immer mehr äußere Anzeichen seines Erfolgs: bereits in jungem Alter eine Dauerstellung und attraktive Angebote von anderen Universitäten. Sämtliche Aufsätze oder auch Bücher verfasste er mit einer fieberhaften Geschwindigkeit, wie wenn sein Leben von einer raschen Fertigstellung seiner Tätigkeiten abhing. Nachdem er einen Aufsatz verfasst hatte, ließ er ihn binden und stellte ihn zu seinen Büchern auf ein ganz besonderes Bücherregal neben seine bisher publizierten Werke. Danach verfiel er in eine Depression, die bis zu seinem nächsten Schreibprojekt andauerte. Anschließend war er dann wieder völlig in seine Schreib- und Forschungsarbeit vertieft.

Er kam in die Therapie, nachdem von anderer Stelle eine bipolare Krankheit diagnostiziert worden war. Ich kam seinem Wunsch nach, denn er wollte herausfinden, ob eine Psychoanalyse ihm helfen könne, bevor »er den Weg der Medikation ging«. Im vierten Jahr der Behandlung traten wichtige innere und äußere Veränderungen ein. Zum ersten Mal gestattete er sich ein Leben außerhalb der Arbeit, er begann, Beziehungen zu Männern und Frauen zu genießen, und hatte eine glückliche Beziehung zu einer Frau, die er heiraten wollte. Seine Lehrtätigkeit, die er früher als enorme Störung und Last erlebt hatte, wurde zu einer Quelle der Freude. Er hatte Spaß, Vorlesungen zu halten, Seminare zu leiten und seine Doktoranden zu betreuen, die speziell bei ihm einen Kurs belegten.

Nachdem die ersten Jahre der Behandlung von schmerzhafter, schwieriger Arbeit gekennzeichnet waren, erlebte er seine Therapie allmählich als faszinierend und bereichernd. Er konnte die unmittelbaren Auswirkungen auf seine Stimmung, seine Arbeit und seine Beziehungen deutlich wahrnehmen und erwähnte die Möglichkeit, die Therapie zu beenden. Ich stimmte zu, da alle Anzeichen in diese Richtung wiesen. Was musste noch erledigt werden, bevor wir die Beendigungsphase eröffneten? Gemeinsam warfen wir einen Blick auf das, was sich verändert und nicht verändert hatte. Wir kamen überein, dass wir uns, auch wenn es in den meisten Bereichen gut lief, in der Vorbereitungsphase auf die Beendigung auf die ständig fehlende Freude beim Schreiben konzentrieren sollten. Wenn er wissenschaftliche Texte verfasste, verfiel er zwar nicht mehr in Depressionen, aber er spürte außer Erleichterung keinen Spaß und Stolz.

Vielmehr hob er eher die Unvollständigkeit und Mängel seiner Arbeit hervor als seine innovativen Ideen, die bei seinen Kollegen Anerkennung fanden. Im Verlauf seiner Behandlung hatten wir die vielen Bedeutungen dieser geschlossen-systemischen Haltung durchgearbeitet. Wir kamen sehr weit voran, indem wir seine außergewöhnlichen kognitiven Fähigkeiten und Begabungen in unsere Überlegungen mit einbezogen, durch die er seit seiner Kindheit seine defensiven omnipotenten Überzeugungen aufrechterhalten konnte. Mit seinen intellektuellen Produkten hatte er immer auf Anforderungen von außen reagiert, er hatte sie nie als reale offen-systemische Freude erlebt, die zu ihm gehörte. Er glaubte, seine Klugheit zeichne ihn in seiner Familie aus und nur durch sie könne er mit seiner hübschen, begabten Schwester und seinem gutaussehenden, sportlichen älteren Bruder konkurrieren. Ein wesentlicher Teil der mittleren Phase unserer Arbeit bestand darin, dass wir die Wut auf seine Eltern thematisieren und integrieren konnten. Sie hatten ihn nur geliebt, wenn er klug war – bedingungslose Liebe kannte er nicht.

Als wir seine fehlende Freude im Kontext der noch verbleibenden Arbeit untersuchten, hatte Dr. W eine Reihe von Assoziationen, die uns zu seiner verborgenen Überzeugung führten: Wenn es ihm in der Behandlung gelingen würde, meine an ihn gerichteten Erwartungen herauszubekommen, könnte er meinen Wusch erfüllen und meine Liebe gewinnen. Wenn ich wollte, dass er dieses letzte Puzzleteil versteht, würde er dies tun und dann bekäme er auch, was er von mir braucht. Ich hatte ein klares Bild von seiner Entwicklung im Hinterkopf und sagte, dass ich den Eindruck eines hilflosen Kindes hätte, das nicht bekommt, was es braucht und dann glaubt, es hätte einen Weg gefunden. Dr. W war als Kind tatsächlich hilflos gewesen, und er konnte nichts dazu beitragen, dass aus seiner depressiven, unfähigen Mutter ein Elternteil wurde, das auf ihn reagierte und für ihn verlässlich zur Verfügung stand. Er versuchte, seine Intelligenz dazu zu nutzen, um in Bezug auf seine Mutter etwas bewirken zu können. Ob ein Kind in der Schule gute Leistungen erzielt, ob es verrücktspielt oder sich schlecht verhält, um die Aufmerksamkeit auf sich zu ziehen, das zugrundeliegende Thema ist das berechtigte, tief im Menschen verankerte Bedürfnis, etwas bewirken zu können. Es kann tatsächlich funktionieren oder auch nicht, allerdings kommt es darauf an, dass das Kind etwas findet, was es *glauben* lässt, es sei nicht länger hilflos. Dieser Glaube kann zu einer lebenslangen, geschlossen-systemischen Überzeugung werden: Ein Einzelner glaubt an die Macht, jemanden dazu zu bringen, dass er so reagiert, wie er es braucht.

Wir hatten den Gedanken bearbeitet, dass Dr. W durch seine Klugheit die Aufmerksamkeit seiner Mutter gewann, aber jetzt, angesichts der Vorbereitung auf die Beendigung, konnten wir über die tatsächlichen

Auswirkungen nachdenken. Möglicherweise konnte er sich der Illusion hingeben (was damals vielleicht notwendig war), dass er nicht hilflos war. Dadurch kam er zu der Überzeugung und konnte sie auch aufrechterhalten, dass er die Macht hatte, die notwendige Liebe zu erzwingen. Er konnte die Realität leugnen, dass jeder Mensch nur für seine eigenen Gefühle verantwortlich ist. Dr. W war überrascht. Dann sagte er, das Regal mit seinen Veröffentlichungen sei fast voll. Obwohl er in seiner Karriere einen Punkt erreicht hatte, an dem er nichts mehr veröffentlichen musste, fühlte er sich von dem Wunsch getrieben, das Regal zu füllen. Er war davon überzeugt und voller Hoffnung, etwas Besonderes und Magisches würde passieren, wenn er dieses Ziel erreichen würde. Er schwieg lange, dann sagte er: »Ich glaube, ich hatte diesen Traum schon sehr lange, solange ich mich erinnern kann. Jedes Mal, wenn ich ein Ziel erreicht habe, hatte ich das Gefühl, im Stich gelassen zu werden, und dann setzte ich mir ein neues Ziel. Was Sie zum Thema Klugheit gesagt haben, lässt sich nur schwer mit meinen bisherigen Überlegungen verbinden. Nicht wirklich schwer, aber emotional schwer. Ich merke, wie ich mit dem Thema kämpfe, ich will mit Ihnen streiten und Sie mit meiner Klugheit besiegen. Kann es sein, dass ich meinen Verstand als Placebo verwendet habe, um den illusorischen Glauben aufrecht zu erhalten, meine Mutter würde mich lieben, *weil* ich klug bin? Ich habe das Gefühl, ich kann diesen Glauben nicht aufgeben; ohne ihn würde ich verzweifeln und könnte niemals wieder arbeiten.«

Dr. W befiel in den kommenden Wochen eine Depression, die einen Punkt erreichte, an dem ich eine psychiatrische Konsultation in Erwägung zog. Ich teilte meine Sorge mit ihm, fügte aber meistens hinzu, dass ich das Gefühl hätte, wir seien auf das Kernproblem seiner Depression gestoßen. Nach jedem überwältigenden akademischen Erfolg musste er feststellen, dass dies keinen Einfluss auf seine Mutter hatte: Nach wie vor besaß sie nicht die Fähigkeit, auf seine Bedürfnisse einzugehen. Aus seinen Beschreibungen hatte ich das Bild einer zerbrechlichen, ängstlichen und depressiven Mutter, die alkohol- und medikamentenabhängig war. Wir konnten vermuten, dass die Liebe und Zuwendung ihrem Sohn gegenüber nur zwischenzeitlich vorhanden war und eher von ihrem seelischen Zustand als von seinen Erfolgen oder Misserfolgen abhängig war (R. Furman und E. Furman, 2012).

Dr. W antwortete und sagte, er hätte sich in den vergangenen Tagen an Folgendes erinnert: Sie hatte seine Erfolge tatsächlich registriert, aber sie dann dazu benutzt, ihm eine frühreife Unabhängigkeit zuzuschreiben, so dass sie sich guten Gewissens zurückziehen konnte. Er erinnerte sich, wie sie gesagt hatte: »Oh, mein Liebling, du bist so klug, du kannst dich um dich selbst kümmern, während ich nach oben gehe und mich ausruhe.« Dr. W war nicht mehr deprimiert, aber traurig und ärgerlich. Dann tat ihm seine Mutter leid, die so krank war und sich nicht an ihren außergewöhnlichen Kindern freuen konnte. Er nahm sich Zeit, seine beiden Geschwister zu besuchen – etwas, was er seit Jahren nicht mehr gemacht hatte. Sie teilten ihren Schmerz, mit einem abwesenden Vater und einer kranken Mutter aufgewachsen zu sein.

Ich fragte ihn nach seiner Einschätzung, wie diese Gefühle zu den Themen passen würden, die wir in der Analyse bearbeiteten hatten. Dr. W begann über den Spaß zu reden, den ihm unsere Arbeit macht, die Aufregung, wenn wir etwas Neues entdecken, und die Freude, die er empfindet, wenn seine Seele ohne Anforderungen von außen effektiv arbeitet, wie beispielsweise der Gedanke, dass erfolgreiche therapeutische Arbeit dazu führen würde, dass ich ihn liebe.

Kurz darauf begann Dr. W ein neues Projekt und beschrieb die Freude, die es ihm bereitete, »(seinen) Verstand um einen neuen Gedanken kreisen zu lassen«, einen Satz zu formulieren, der seinen Gedanken genau erfasst, ihn zusammenzusetzen, auszuarbeiten, zu hinterfragen und anschließend über die bisherige Formulierung hinauszugehen. Eines Tages sagte er mit einem breiten Lachen im Gesicht: »Ich fühle mich wie ein Heranwachsender, der die Freude am Sex entdeckt. Ich schreibe nicht, weil ich muss oder damit ich ein magisches Ziel erreiche, wie um die Hand der Prinzessin anzuhalten, ich schreibe, weil ich es liebe zu schreiben – ich kann es gut, ich bin klug und es macht mir Spaß.«

Dann verschwand sein Lächeln. Er sah traurig aus und sagte: »Ich habe trotzdem das Gefühl, dass ich das Regal noch füllen muss. Der alte Glaube, ich müsse das Regal füllen, ist immer noch vorhanden.« Ich stellte fest, dass dieser Glaube fester Bestandteil seiner Person war und auch nie ganz verschwinden würde. In der Behandlung hatten sich neue Möglichkeiten aufgetan, andere offen-systemische Quellen seiner Sicherheit und Freude zu erschließen, die auf der Realität basierten. »In unserer Beziehung können wir die Spannung zwischen zwei unterschiedlichen Formen, durchs Leben zu gehen, erleben – entweder alle Fähigkeiten und Talente darauf verwenden, Aufmerksamkeit und Anerkennung zu bekommen, oder Freude an der eigenen Kompetenz entwickeln und es mit mir teilen, so dass ich mich an ihrem Stolz und ihren positiven Gefühlen erfreuen kann. Ich kann danebenstehen, um Sie zu bewundern.« Ich fügte hinzu, dass ich jetzt denke, dass er bereit sei, einen Termin für ein Therapieende ins Auge zu fassen. Das Bücherregal – Symbol des Konfliktes zwischen zwei möglichen Systemen der Selbstregulation – war ein Thema, das wir im Kontext des Abschiednehmens bearbeiten würden.

Konflikte im Übergang von der Vorbereitung auf die Beendigung zum Therapieende

Als es darum ging, einen Termin für die Beendigung der Therapie festzulegen, fiel Frau T erneut in eine externalisierende, sadomasochistische Übertragungsbeziehung zu mir zurück (J. Novick, 1982; J. Novick und K. K. Novick, 1996). Sie bestand darauf, dass ich eine Entscheidung treffen solle, und hatte dabei die Phantasie, ich würde sie bedrängen, wenn ich sie um eine Entscheidung bitten würde. Dann hätte sie einen Grund, sich über mich zu ärgern, sie könnte mit mir kämpfen und die Behandlung kurzfristig abbrechen. Ich erinnerte mich an ihren Wunsch, die Gefühle zwischen uns zu kontrollieren, um den Schmerz der Trauer zu vermeiden. Deshalb machte ich ihr deutlich, sie würde ihr Gefühl der Viktimisierung dazu nutzen, die Illusion von Macht über die Situation zu bewahren.

Frau T stellte den Traum eines nuklearen Holocausts vor. Ihre Assoziationen zu dem Traum machten sehr schnell deutlich, dass ihre Gefühle uns beide völlig vernichten könnten und ich nach Beendigung der Therapie in die Leere des Alls explodieren würde, es sei denn, sie würde die Kontrolle über mich behalten und könne mich für das Scheitern der Therapie verantwortlich machen. Diese Auffassung entsprang ihrer innersten, omnipotenten Überzeugung, der Wahnvorstellung, sie könne mich als eine verfügbare Mutter am Leben erhalten, indem sie uns beide für immer in einen wütenden, sadomasochistischen Zustand der Lähmung versetzt.

Die darauffolgende Sitzung fand an einem windigen, sonnigen Tag statt. Frau T kam mit einem reumütigen Lächeln herein und bemerkte, als sie sich auf die Couch setzte, sie hätte den herrlichen Morgen wahrgenommen. Sie erinnerte sich an die vielen Frühlinge, die sie im Laufe ihrer Analyse erlebt hatte, und stellte fest, dass sie erst vor Kurzem angefangen hatte, den Duft und die weiche Luft zu bemerken. Sie hatte darüber nachgedacht, dass wir viele schwere Zeiten durchgemacht hatten, aber sie könne nicht bestreiten, dass es auch einige gute Zeiten gegeben hätte. Ihr fiel auf, dass sie meine Beiträge nur dann anerkennen könne, wenn sie sich ihre Beiträge als ihr Verdienst anrechnen würde. Diese Erkenntnis setzte voraus, dass sie merkte, dass ich eine getrennte, autonome Person war, deren Gedanken und Gefühle sie nicht kontrollieren konnte. Dies war auch der Beweis dafür, dass sie ihre Fähigkeit zurückgewonnen hatte, unabhängig zu arbeiten – ein Meilenstein, was den Erfolg des Bündnisses in der Vorbereitungsphase auf die Beendigung betrifft. Im Anschluss daran konnte sie den nächsten Schritt tun und die Beendigungsphase beginnen.

Kapitel 20
Beendigung

Die Aufgabe des Therapeuten: Sich gut verabschieden

Seit den Anfängen der Psychoanalyse und Psychotherapie gibt es viele Beispiele gelungener Therapien, die durch falsch verstandene und falsch gehandhabte Beendigungen zunichte gemacht wurden. Wir haben die Konzepte des therapeutischen Bündnisses und der zwei Systeme beschrieben, die als Leitfäden durch das Labyrinth miteinander konkurrierender und widersprüchlicher behandlungstechnischer Regeln für die Beendigung von Therapien dienen können (J. Novick und K. K. Novick, 1996; K. K. Novick und J. Novick, 1998; J. Novick und K. K. Novick, 2006). Was den inhaltlichen Aspekt betrifft, so müssen wir überdenken, was wir am Behandlungsende wirklich verlieren, was wir zu verlieren glauben und was uns hierbei ängstigt. Bei diesen Bemühungen ist es hilfreich, wenn wir die therapeutischen Bündnisaufgaben dieser Phase beachten und wie in früheren Phasen der Therapie unterscheiden zwischen Liebe als Teil des offenen Systems und feindseliger Kontrolle, die sich als Liebe tarnt, aber tatsächlich einem geschlossenen, omnipotenten und sadomasochistischen System entspringt.

Sowohl der Patient als auch der Therapeut erleben das Zurückstellen infantiler Wünsche als beängstigenden und schmerzhaften Verlust – diese Wünsche beziehen sich auf alle Ebenen der Entwicklung und schließen den geschlossen-systemischen Glauben an die Omnipotenz des eigenen Selbst oder die Omnipotenz anderer mit ein. Aber die therapeutische Arbeit früherer Phasen hat dazu beigetragen, dass alternative Quellen der Sicherheit und des Selbstwertgefühls angesichts realistischer offen-systemischer Erfolge und Repräsentanzen erschlossen werden konnten. In der Vorbereitungsphase auf die Beendigung lag der Schwerpunkt der Arbeit auf der Unterscheidung zwischen dem illusorischen Verlust unrealistischer Phantasieprodukte und dem tatsächlichen Verlust des therapeutischen Settings, des Therapeuten und der besonderen therapeutischen Beziehung.

Wenn alles gut geht, erreicht zu diesem Zeitpunkt der Behandlung das therapeutische Bündnis den Höhepunkt seiner Effizienz. Dem Patienten stehen offen-systemische Lösungen zur Verfügung, und beide Beteiligte verfügen über viele weitere Ressourcen, um Konflikte zu lösen und potenziell traumatische Ereignisse durchzuarbeiten. In der Beendigungsphase werden die in der Analyse erreichten Fortschritte auf die Probe gestellt. Vielfältige Gefühle werden wahrgenommen, anerkannt und als Signale und Orientierungshilfe für nachfolgende Handlungen benutzt. Emotionen wie Enttäuschung, Desillusionierung und Traurigkeit werden in diesem Zeitraum besonders intensiv wahrgenommen; eine detaillierte Bearbeitung der Abwehr und das Durcharbeiten dieser Emotionen ermöglichen es dem Patienten, zu trauern und an seinen Erfahrungen zu wachsen. Er kann insbesondere um den Verlust der therapeutischen Beziehung trauern und die Fähigkeiten, die er durch die Bewältigung der Aufgaben des therapeutischen Bündnisses erworben hat, internalisieren, um sie zur Selbstanalyse und für ein kreatives Leben zu nutzen.

Ein guter Abschied hängt davon ab, ob der Patient, der Therapeut und wichtige andere Personen in der Lage sind, Gefühle auszuhalten, über Verluste zu trauern und positive Aspekte des Anderen zu internalisieren. Jede der therapeutischen Bündnisaufgaben ist für den Patienten, den Therapeuten, die Eltern oder wichtige andere Personen eine Manifestation oder die objektive Beschreibung eines Aspektes des offenen Systems. Eine solche Konzeptualisierung hilft uns, in der klinischen Situation an den Kriterien für die Feststellung von Hindernissen, Veränderungen und Hinweisen auf die Beendigung festzuhalten. Die Bewältigung und Internalisierung der therapeutischen Bündnisaufgaben motivieren den Patienten zu weiterer Mitarbeit in der Behandlung; er will in der Beendigungsphase ankommen und ist bereit, sich den anstehenden Aufgaben zuzuwenden und die Arbeit auf sich zu nehmen, um die neuen Ziele zu erreichen.

Das allgemeine Ziel der Beendigungsphase besteht darin, das offen-systemische Funktionieren zu konsolidieren. Hierzu zählen folgende Fähigkeiten: die Fähigkeit, mit einem anderen Menschen zusammen und mit sich allein sein zu können, die Fähigkeit, auf eine kreative, wechselseitig bereichernde Weise mit jemand Anderem zu kooperieren und allein, in Gegenwart des Anderen, zu arbeiten, die Fähigkeit autonom zu sein, ohne sich trennen zu müssen, und die Autonomie während der Trennung nicht zu verlieren, die Fähigkeit einen Abschied zu nehmen, der beide Partner bereichert, die Trauer anzuerkennen und die positiven Beziehungsaspekte zu internalisieren. All diese Fähigkeiten tragen dazu bei, dass die selbstanalytische Funktion erfüllt werden kann.

Das offen-systemische Funktionieren ist von Anfang an ein Behandlungsziel gewesen. Es wurde während der Vorbereitung auf die Beendigungsphase beurteilt und wird nun unter Stress, den der reale, unabänderliche Abschlusstermin erzeugt, getestet, stabilisiert und konsolidiert.

Bei guten Abschieden greifen wir
auf viele offen-systemische Fähigkeiten zurück.

Die Aufgaben des Patienten: Trauerarbeit und Internalisierung

Während der Beendigungsphase ist das therapeutische Bündnis stark und wirkungsvoll, aber es gibt auch enormen Widerstand und Konfliktpotenzial, das von den alten geschlossen-systemischen Mustern herrührt. Die Patienten haben während der Beendigungsphase verschiedene Aufgaben. Hierzu gehören:

- das kompetente, offen-systemische Funktionieren konsolidieren, so dass sich ein genuiner Konflikt zwischen alten, omnipotenten Lösungen und dem neu erworbenen oder reaktivierten offen-systemischen Funktionieren entwickeln kann;

- die im Kontext des Abschiednehmens wiederbelebten Konflikte durcharbeiten;
- die infantilen, geschlossen-systemischen Überzeugungen und insbesondere den Glauben an die omnipotente Macht, andere Menschen kontrollieren zu können, beiseitelegen;
- anderen in ihrem Leben helfen, mit ihren Veränderungen und Gefühlen Schritt zu halten;
- um den Verlust der einzigartigen Beziehung, des Settings und der in der Behandlung entwickelten Arbeitsweise trauern;
- die liebevollen, stützenden und ich-stärkenden Aspekte der therapeutischen Beziehung internalisieren;
- die Fähigkeit konsolidieren, Freude an der Arbeit mit anderen und alleine zu finden und an kreativen Lösungen angesichts der Herausforderung des Lebens zu arbeiten, wozu – falls erforderlich – Selbstanalyse gehört.

In der Beendigungsphase können die Patienten üben, ihre eigenen Gefühle richtig einzuschätzen und ihre Handlungen des geschlossen- oder offen-systemischen emotionalen Funktionierens zu beobachten. Wut ist im Allgemeinen ein wichtiges, offen-systemisches Signal, ein Hinweis darauf, dass man etwas nicht mag. Dieses Signal veranlasst uns, die Situation zu untersuchen und die Ursache des Problems zu ergründen, um entweder Abhilfe zu schaffen oder aber zu akzeptieren, dass man nichts ändern kann. Diese Erfahrung ist inhärent befriedigend, weil man wahrnimmt, dass man erfolgreich und wohlüberlegt nachzudenken vermag.

Bei kleinen Kindern sprechen wir von den »drei Eimern«, für die sie selbst, die Eltern und niemand verantwortlich sind. (Weitere Details siehe: K. K. Novick und J. Novick: »Emotional Muscle: Strong Parents, Strong Children«, 2010.)

Als Zustand hingegen ist Wut eine Manifestation des geschlossenen Systems. Offene oder verdeckte Feindseligkeit, ungebremster Zorn und der Versuch, Rache zu nehmen, sind Teil des Lösungsnetzwerks, welches das Individuum im Laufe der Kindheit oder Adoleszenz geknüpft hat, um sich vor überwältigenden, potenziell traumatischen Erfahrungen zu schützen.

Rachephantasien können eine heimliche Versicherung gegen Hilflosigkeit sein, an die sich der Patient sogar in der Beendigungsphase noch klammert. Außerdem sind feindselige und rachsüchtige Phantasien und Grübeleien erregend. Aggressionsabfuhr vermittelt Befriedigung. Die Forschung hat nachgewiesen, dass Rachegedanken dieselben Hirnzentren aktivieren wie Gefühle des Begehrens, wie Drogen und Süßigkeiten (Burger u. a., 2013). Wir alle kennen den Machtrausch, der uns überkommt, wenn wir uns einen erfolgreichen Gegenschlag ausmalen oder uns vorstellen, einen Rivalen zu demütigen oder jemand sitzen zu lassen, der es nicht anders verdient hat. Patient und Therapeut müssen sich diese genuine Macht geschlossen-systemischer Gratifikationen – diesen süchtig machenden, ekstatischen Rausch – eingestehen und anerkennen, dass zuverlässige, realistische Vergnügungen niemals zu demselben Ergebnis führen werden. Es kommt auf die Wahlmöglichkeit zwischen den uns zur Verfügung stehenden, nachhaltigen und zuverlässigen Befriedigungen, Gratifikationen und Vergnügungen an.

Ein weiteres Arbeitsfeld besteht darin, dass wir durch die Realität des Abschieds mit der für das geschlossene System charakteristischen Verleugnung der Veränderung, der Zeit und der realen Zwänge konfrontiert werden. Auch Enttäuschungen sind Teil des offenen Systems. Sie resultieren aus dem Gewahrsein und der Anerkennung der realistischen Grenzen des Selbst, der anderen und des Lebens. Wir halten es in der Beendigungsphase für äußerst wichtig, Zugang zu idealisierten Erwartungen und Phantasien zu finden, um mit den realen Enttäuschungen über den Analytiker, die Analyse und das Selbst umzugehen.

Es ist von entscheidender Bedeutung, die Enttäuschung realistischer Wünsche und Ziele anzuerkennen. Eine Behandlung benötigt Zeit und enthält ein Element der Zeitlosigkeit, vor allem in der mittleren Phase. Aber in der Zwischenzeit vergeht reale Zeit, finden reale Veränderungen statt, Kinder werden geboren, Patienten werden Eltern, treffen berufliche Entscheidungen usw. Diesen Lebensereignissen entspricht ein gewisses Zeitfenster. Wenn Pathologien oder äußere Umstände die Erfüllung realistischer Wünsche in diesen Zeitfenstern verwehrt haben, müssen Patient und Therapeut die Enttäuschung gemeinsam anerkennen und verarbeiten.

Alle Autoren teilen die Ansicht, dass Trauer ein wichtiger Aspekt der Beendigung ist, doch die Literatur lässt offen, um was oder wen getrauert wird und in welchem Verhältnis diese Trauer zu Traurigkeit, Depression oder Entscheidungsfähigkeit steht. Analytiker sprechen von der Trauer über den Verlust eines Menschen, einer Lebensphase oder einer Phantasie. In einer eingleisigen psychoanalytischen Entwicklungstheorie erhält die »normale« Omnipotenz, die betrauert und schließlich aufgegeben werden muss, einen immensen Stellenwert. Wir arbeiten mit einer zweigleisigen Theorie, einem Modell der zwei Systeme, und postulieren, dass eine Überzeugung niemals betrauert oder verworfen, sondern lediglich ad acta gelegt werden kann. Die omnipotente Überzeugung bleibt immer eine mögliche Reaktion, aber die therapeutische Arbeit hat dazu beigetragen, dass der Patient offen-systemische Alternativen findet, zwischen denen er sich entscheiden kann. Vielleicht lässt sich eine pathologische Überzeugung in einen Wunsch oder eine Phantasie bzw. eine Wahnvorstellung in eine Illusion umwandeln.

Der Verzicht auf organisierende Überzeugungen kann schmerzhaft sein, aber ein solcher Schmerz ist mit einem Drogenentzug vergleichbar. Dieser Verzicht unterscheidet sich von einem Trauerprozess, denn er impliziert keine Internalisierung und Identifizierung. In dem geschlossenen omnipotenten System ist Trennung gleichbedeutend mit dem Verlust der Kontrolle über das Objekt und die Gefühle, und deshalb ist mit einer depressiven, der Abwehr von Wut und Hilflosigkeit dienenden Reaktion zu rechnen, wenn der Patient die omnipotente Kontrolle zurückzugewinnen versucht.

Entscheidend ist die Traurigkeit. Sie entwickelt sich nur dann, wenn der Patient auch Liebe empfindet, nur dann handelt es sich um einen echten Verlust. Deshalb ist Traurigkeit Teil des offenen, mit realer Erfahrung verbundenen Systems. Wir können nur über den Verlust eines Menschen trauern, den wir geliebt haben; durch die Trauer um ihn internalisieren wir Aspekte seiner Persönlichkeit sowie der Beziehung. Patient und Analytiker trauern bei einem guten Abschied um ihre unverwechselbare Arbeitsbeziehung und um ihre liebevollen Gefühle für einander, die für sie beide bereichernd waren und an denen sie fortan nur innerlich festhalten können (Kantrowitz, 1997; Bergmann, 1988).

Beide Beteiligten können ein tieferes Verständnis der realistischen Interdependenz und Eigenständigkeit internalisieren, die sie als autonome Individuen in ihrer von gegenseitigem Respekt getragenen Beziehung gefunden haben.

Dank der Wiederherstellung seiner Entscheidungsfähigkeit und des Rüstzeugs, das der Patient durch diese Erfüllung der offen-systemischen Aufgaben des therapeutischen Bündnisses erworben hat, ist er gewappnet, um gegen die lebenslang verlockend erscheinenden Konfliktlösungen durch sadomasochistische, omnipotente Überzeugungen zu kämpfen.

Die Realität der Beendigung konfrontiert uns mit dem Thema Verleugnung.

Die Aufgabe des Therapeuten: Trauern und standhaft bleiben

Die Beendigung einer Behandlung stellt auch den Therapeuten vor Herausforderungen, da wir alle für dieselben tiefsitzenden Ängste in Bezug auf Zeit, Mortalität, Verlust und Veränderung anfällig sind. Die Aufgaben des Analytikers weisen verschiedene Aspekte auf:

- die realitätsangemessene Traurigkeit und Trauer des Patienten zulassen;
- das eigene Gefühl bearbeiten, eine wichtige Beziehung und damit den Zugang zu seiner gesamten Welt zu verlieren und eine unverwechselbare Gelegenheit zur Ausübung der eigenen Fähigkeiten aufzugeben;
- bis zum Ende analysieren und dem inneren und äußeren Druck standhalten, die Arbeitsweise und die Art der Beziehung zu verändern;
- die Ergebnisse der Behandlung realistisch einschätzen und mit einer »hinreichend guten«, offen-systemischen Beendigung zurechtkommen.

Die Beendigung aktiviert im Therapeuten intensive Gefühle. Als erfahrene Kliniker haben wir oft verblüffende, uncharakteristische Verhaltensweisen und blinde Flecken selbst bei erfahrenen Analytikern beobachtet, die mitunter auf starke Gegenübertragungskonflikte und Abwehrmechanismen verweisen. Bisweilen lassen sich Analytiker in der Beendigungsphase zu plötzlichen Selbstenthüllungen hinreißen, die zuvor keineswegs zum gewohnten behandlungstechnischen Repertoire gehörten. Andere beginnen, eine Art Management zu praktizieren, statt sich an der gemeinsamen Erkundungsarbeit zu beteiligen. Manche Analytiker ziehen sich präventiv zurück, so dass die affektive Intensität oder Vitalität verlorengeht und beide Beteiligte das Gefühl bekommen, dass es nichts mehr zu tun oder zu sagen gibt. Die Einschätzung der Behandlungsergebnisse und der Umgang mit Enttäuschungen sind eine Herausforderung für die offen-systemischen Fähigkeiten des Therapeuten.

Die Annahme, dass Therapeuten auf die Beendigung neutral-professionell reagieren, ist eine omnipotente Überzeugung. Sie wird durch ehrliche Selbstprüfung widerlegt, durch den offenen vertrauensvollen Austausch mit Kollegen, durch Berichte über die häufigen radikalen Abweichungen von den klinischen Behandlungstechniken, mit denen der Therapeut in der Behandlungsphase üblicherweise arbeitet, und durch die Lektüre von Judith Viorts Untersuchung der Phantasien des Analytikers angesichts des Behandlungsendes (Viorst, 1982). In dieser Situation helfen geeignete Behandlungstechniken und genügend Erfahrung, aber letztendlich kann den Analytiker nichts vor dem Trennungs- und Verlustschmerz vollständig schützen. Jeder Patient gewährt uns einen privilegierten Zugang zu einer ganzen Welt voller Menschen, zu komplexen Netzwerken früherer und aktueller Beziehungen, zu den Besonderheiten anderer Arbeitsfelder, zur Entwicklung von Kindern, zu Veränderungen des Familienlebens usw. Wenn Patienten gehen, geht in gewissem Sinn eine ganze Welt mit ihnen.

Die Aufgaben der Eltern oder wichtiger anderer Personen: Unterstützung und Validierung

Partner und Eltern haben während einer Behandlung direkt oder indirekt eine wichtige Beziehung zum Therapeuten. Vertrauen und Geduld sind erforderlich, wenn man einen Partner, ein Kind oder einen Heranwachsenden angesichts tiefgreifender Erfahrungen unterstützen und hierbei gleichzeitig deren Getrenntheit und Privatsphäre respektieren will. Die anderen wichtigen Personen im Leben des Patienten zeigen möglicherweise eigene Gefühle und Reaktionen, die berücksichtigt werden müssen.

Klinische Beispiele für die Behandlungstechniken der zwei Systeme

Im zweiten Teil dieses Buches haben wir in der Einführung in die Behandlungstechniken die Dimensionen aufgezeigt, die ein Modell der zwei Systeme erfasst. Hierzu gehören die Fragen: Worauf richten wir unsere Aufmerksamkeit? Welche Interventionen leiten wir tatsächlich ein? Welche nicht? Was gehört zu unserem Modell? Was ist spezifisch und berechtigterweise psychoanalytisch? Die Beendigung einer Therapie greift die Themen aller Behandlungsphasen auf. Gleichzeitig weichen viele Analytiker grundlegend von ihren behandlungstechnischen Grundsätzen ab, an die sie sich üblicherweise zu diesem Zeitpunkt halten, und versuchen ihre Vorgehensweise zu begründen. Das Modell der zwei Systeme bewahrt uns unserer Auffassung nach davor, angesichts des Druckes der Beendigung überstürzt zu handeln. Es ermöglicht uns, ein breites Spektrum an Behandlungstechniken einzubeziehen sowie gleichzeitig einen psychoanalytischen Rahmen zu wahren und die Bandbreite psychoanalytischer Intervention im Auge zu behalten.

Der Druck, die Beziehung zu verändern

Frau F

Der Anfang der Beendigungsphase der Therapie von Frau F verlief in meinen Augen überaus erfreulich. Eines Tages berichtete die Patientin, dass die Familie nach einer geeigneten High School für ihre Tochter suche. Überrascht ertappte ich mich dabei, dass ich ihr beinahe erzählt hätte, welche Schule meine eigenen Kinder besucht hatten und wie wir unsere Entscheidung getroffen hatten. Von Selbstenthüllungen dieser Art hatte ich zuvor konsequent Abstand genommen. Ich nahm einen gewissen inneren Druck wahr, den Impuls damit zu rationalisieren, dass die Beziehung nun auf einer realistischen Grundlage stehe, doch als ich später über die Sitzung nachdachte, wurde mir klar, dass mir Frau Bs Berichte über ihre Kinder, an deren Entwicklung ich seit geraumer Zeit teilgenommen hatte, fehlen würden. Ich nahm nicht nur von der Patientin Abschied, sondern von ihrem gesamten Beziehungsnetzwerk, das zu einem Teil meiner eigenen inneren Landschaft geworden war.

Das zweigleisige Denken bewahrte mich davor, mich zu einer geschlossen-systemischen Intervention hinreißen zu lassen. Sonst hätte ich ihr meine Erfahrungen aufgebürdet, ich hätte sie benutzt, meine Bedürfnisse zu befriedigen, um weiter an ihrer Welt teilhaben zu können, und ich hätte die traurige Realität verleugnet, die der Abschied von ihr und ihrer gesamten Familie mit sich brachte.

Herr R

Als Herr R die Beendigungsphase begann und gleichzeitig in vielen Bereichen seines Lebens Fortschritte verzeichnete, sprach er von seiner Überlegung, ein neues Haus zu kaufen. In mehreren Sitzungen spürte ich, dass ich eine ganz bestimmte Meinung zu seinen Plänen hatte und ihm gern konkrete Ratschläge gegeben hätte. Bei weiterem Nachdenken verstand ich, dass Herr R uns abermals in eine geschlossen-systemische Interaktion verwickelt hatte. Mein Impuls, ihm zu sagen, was ich über den Hauskauf dachte, hing damit zusammen, dass ich, je näher das Ende der Therapie rückte, für ihn unwichtiger wurde und er bei seinen Lebensentscheidungen auf meinen Rat verzichten würde. Daraufhin konnte ich einen andauernden, inneren Konflikt aufgreifen zwischen dem Vertrauen auf seine inzwischen realistischen, offen-systemischen Fähigkeiten, ein eigenes Urteil zu fällen, und seinen alten sadomasochistischen Wünschen, sich einer Autoritätsfigur zu unterwerfen – was uns an die Veränderungen im Verlauf seiner Behandlung erinnerte.

Herr E

In der Mitte der Beendigungsphase legte Herr E eine seit Langem geplante Ferienunterbrechung ein. Bei seiner Rückkehr schilderte er ausführlich, welche Pläne er für die Zukunft schmiedete. Ich merkte, dass ich innerlich abschweifte und Tagträumen über meine zukünftigen Ferien nachhing. Mein Rückzug war sozusagen eine Retourkutsche – wir beide wollten dem unmittelbaren Erleben des Abschiednehmens ausweichen. Der Fokus auf das offene System schließt die Dimension der Zeit mit ein und lenkt unser Bewusstsein auf die unzähligen, subtilen Möglichkeiten der Manipulation, die wir im Zusammenhang mit dem Thema Zeit haben.

Frau S

Frau S war von ihrem Vater als Kleinkind verlassen worden. Als Jugendliche fand sie ihn wieder und wurde von ihm sexuell missbraucht. Gegen Ende ihrer langen und erfolgreichen Behandlung begann sie über ihre Missbrauchsforschungen zu sprechen. Sie wusste, dass ihr wissenschaftliches Interesse ihr als Möglichkeit diente, ihre persönlichen Erfahrungen mit ihrem Vater zu bewältigen. Sie berichtete, dass sie mittlerweile auch über Grenzverletzungen zwischen Therapeuten und Patienten forsche. Solche Verstöße kämen häufig vor, erklärte sie, und die Standesorganisationen hätte gegen sexuelle Beziehungen nichts einzuwenden, sofern die Therapie ein oder zwei Jahre zuvor beendet worden sei. Frau S realisierte sehr schnell, dass sie über uns sprach. Abermals beschäftigten wir uns mit der Art und Weise, wie sie als Jugendliche versucht hatte, Einsamkeits- und Verlusterfahrungen zu bewältigen, indem sie in eine sadomasochistische sexuelle Interaktion einwilligte.

Ohne sich schuldig zu fühlen, erkannte sie an, dass ihre Sexualität ihr ein Gefühl der Macht vermittelt hatte: Durch die Sexualität konnte sie ihren Vater auf sich aufmerksam machen und ihn an sich binden.

Als Kind hatte dies nicht in ihrer Macht gestanden. Die Fähigkeit, diesen Prozess zu erfassen, resultierte direkt aus unserer Arbeit an ihrem geschlossen-systemischen Denken und dem entsprechenden Verhalten, das wir im Lauf der Behandlung als Bewältigung bedrohlicher Situationen und dem gleichzeitigen Nebeneinander geschlossen-systemischer und offen-systemischer Erfahrungsdimensionen deuteten. Wir setzten unsere Arbeit bis zur Beendigung fort, wobei ich sie jetzt an ihre Feindseligkeit erinnern konnte, die der sadomasochistischen Beziehung zugrunde lag. Frau S stimmte mit mir überein und fügte hinzu, sie könne darüber nur gleichzeitig nachdenken, weil sie wisse, dass sie auf mein Verständnis bauen könne und nicht auf ihre Bemühungen, mich zu verführen, einging. Durch unsere Arbeit konnte sie sich den Widerwillen eingestehen, den sie angesichts ihres Verzichts auf die omnipotente Überzeugung ihrer Unwiderstehlichkeit empfand, sie bekannte sich zu ihrer Attraktivität und konnte mit ihrer schmerzhaften, aber nicht vernichtenden Traurigkeit einen offen-systemischen Abschied nehmen, der für sie keinen Verlust bedeutete.

Die Hartnäckigkeit geschlossen-systemischer Überzeugungen

Herr Q

Herr Q kam wegen Arbeits- und Konzentrationsschwierigkeiten in Behandlung. Er berichtete, dass er während seiner gesamten Kindheit von seinen Geschwistern gnadenlos und sadistisch gequält worden sei. Dieses Material kam immer wieder zur Sprache, vor allem als er die Enttäuschung über seine Mutter durcharbeitete, die aufgrund ihrer Depression nie die Kraft hatte, zu intervenieren.

Diese Erinnerungen weckten regelmäßig Wut und Rachegedanken, in deren Dienst er auch seine herausragende Intelligenz und seinen Einfallsreichtum stellte. Das Ergebnis war seine extreme Arbeitshemmung. Gleichwohl war Herr Q lange Zeit keineswegs daran interessiert, seine rachsüchtigen Phantasien loszuwerden; lästig waren ihm nur die Hemmungen. Die therapeutische Arbeit deckte die damit verbundene omnipotente Überzeugung auf, dass er die Zeit zurückdrehen, an seinen Geschwistern Vergeltung üben und das, was geschehen war, rückgängig machen könnte.

Gegen Ende der Behandlung war Herr Q in seiner kreativen und anspruchsvollen Arbeit ausgesprochen erfolgreich. Er hatte geheiratet und eine Familie gegründet, war sich seiner Stärken und Vorzüge bewusst und fühlte sich wohl. Eigenem Bekunden zufolge tauchten seine alten Rachephantasien nur noch selten auf. Er akzeptierte, dass es bessere Möglichkeiten gab, sich zu schützen; im Übrigen hatten sich auch seine Brüder verändert, so dass die Geschwister mittlerweile gut miteinander zurechtkamen. Dennoch sagte er: »Mir fehlt der Kick, der Adrenalinstoß, den ich jedes Mal bekam, wenn ich mir ausmalte, sie zu vernichten. Es klingt verrückt, aber mir widerstrebt es, auf diesen Kick zu verzichten, obwohl ich weiß, dass ich dafür einen hohen Preis zahle.« Ausführlicher erläuterte er sodann den Konflikt zwischen Denken und Handeln: »Ich stelle mir gern vor, dass ich es wirklich tun könnte, und es fällt mir schwer, mir diese Gedanken aus dem Kopf zu schlagen. Aber ein Tagtraum ist etwas ganz anderes als ein Aktionsplan. Eigentlich sollte ich mir wegen des Tagtraums keine größeren Sorgen machen; kritisch wird es erst, wenn ich mich von der Erregung hinreißen lasse und einen konkreten Plan schmiede.«

Potenziell können sowohl der Patient als auch der Analytiker jederzeit in das geschlossen-systemische Funktionieren zurückfallen. Unter Stress ist mit der Aktivierung alter pathologischer Ängste, Überzeugungen und Reaktionen zu rechnen, die für das geschlossene System charakteristisch sind. In der Beendigungsphase ist das offen-systemische Funktionieren, das in der Erfüllung der Aufgaben des therapeutischen Bündnisses Ausdruck findet, am effektivsten. Gleichzeitig aber verstärkt die Realität des Abschlusses das Potenzial für omnipotente, geschlossensystemische Reaktionen. Herr Q erlebte diese Sogwirkung, nutzte aber die Fähigkeiten, die er im Lauf seiner Behandlung entwickelt hatte, um sich zu beobachten und zukünftig zu kontrollieren. Durch die Arbeit mit dem Modell der zwei Systeme war ich mir bewusst, dass auch ich immer wieder auf geschlossen-systemische Lösungen zurückgreifen würde. Aber es schützte mich davor, den Mut zu verlieren, wenn sie wieder auftauchten. Ich konnte jetzt Herrn Qs Vorstellungen überprüfen und ihn darin bestärken, immer auf die Alternativen, die er hatte, zu achten. Er hatte jetzt die Freiheit, zwischen verschiedenen Reaktionen zu wählen.

Frau T

Als Frau T mit ihrer Traurigkeit zu kämpfen hatte, ergab sie sich ihrem Selbstmitleid und der Vorstellung, mich durch ihre Hilflosigkeit zu veranlassen, sie für immer in Therapie zu behalten. Sie bezeichnete sich als »depressiv«, wann immer sie wütend auf ihre Zwänge war, insbesondere auf den unabwendbaren Fortgang der Zeit und das Herannahen der letzten Sitzung. In ihren Tagträumen begann sie, von einer Beziehung mit einem Kollegen zu phantasieren, der ihrer Beschreibung nach zu urteilen, ein sadistischer kontrollierender Mann zu sein schien. Ich wies sie darauf hin, dass sie vorhabe, eine Macht- und Kontrollbeziehung fortzuführen, und fragte, was ihrer Meinung nach geschähe, wenn sie auf dieses Interaktionsmuster verzichtete. Frau T explodierte: »Einer muss doch die Verantwortung übernehmen.«

Danach war sie mehrere Tage lang wütend, aber auch ängstlich. Sie rief mich an und sagte, dass sie es für notwendig halte, Medikamente zu nehmen. Ich erklärte ihr, dass es ihr trotz der Inkompetenz, die sie unter Beweis zu stellen versucht hatte, nicht gelungen sei, mich zu einer Verlängerung der Therapie zu bewegen; nun wolle sie offenbar den Einsatz erhöhen und mir beweisen, dass ihre Gefühle unkontrollierbar geworden seien. Mir käme dies vor wie der Wutanfall eines kleinen Kindes. Ich bemerkte, dass sie abermals ihre Gefühle benutze, um andere zu schikanieren und zu kontrollieren, so wie sie es in der Vergangenheit mit ihren Eltern gemacht hatte.

Diese Bemerkung bewirkte, dass sie sich auf unsere Arbeit in einer früheren Therapiephase besann. Damals hatte sie sich erinnert, dass ihre Eltern ihr von den »schrecklichen Wutanfällen« erzählt hatten, die sie als Kleinkind hatte. Angesichts dieser emotionalen Ausbrüche hatten die Erwachsenen sich hilflos gefühlt. Das von Angst und Wut überwältigte Kleinkind war mit gleichermaßen überwältigten Eltern konfrontiert gewesen; sie war auf die eigenen Ressourcen zurückgeworfen, um mit ihren Gefühlen zurechtzukommen und entwickelte die omnipotente Überzeugung, sie könne auf diese Weise andere kontrollieren. Ich sagte ihr, diese Überzeugung wäre damals die einzige Möglichkeit gewesen, ihre Hilflosigkeit zu bewältigen, und fragte sie, weshalb sie sich ihrer Meinung nach in der Gegenwart genauso hilflos fühle. Frau T lachte und antwortete: »Es ist immer dasselbe. Es gibt keine Garantien, und ich wünsche mir nichts mehr als Gewissheit.« Durch diese Äußerung waren wir wieder in der konkreten Gegenwart der Behandlung und unserer Arbeitsbeziehung, wir richteten gemeinsam unsere Aufmerksamkeit auf ihre Zukunftspläne und das, worauf sie sich nach der Behandlung verlassen könne.

Den Konflikt zwischen den beiden Systemen aushandeln – Kontinuierliche Analyse der Abwehr

Die Realität des Abschieds untergräbt die für das geschlossen-systemische Funktionieren charakteristische Verleugnung der Veränderung, der Zeit, der realen Zwänge und der Unfähigkeit, andere zu kontrollieren. Herr G bestimmte den Termin seiner letzten Sitzung, und die Beendigungsphase begann. Gegen Ende der ersten Woche wollte er unsere Vereinbarung rückgängig machen, den Termin streichen oder wenigstens um eine Jahr verschieben. Er gab sich größte Mühe, sein Ziel zu erreichen, nutzte das Wochenende, um sich zu betrinken, Drogen zu konsumieren und seine Frau sexuell unter Druck zu setzen. Außerdem drohte er, sämtliche Angestellten zu entlassen. All dies, so behauptete er, beweise eindeutig, dass er noch nicht aufhören könne und möglicherweise niemals so weit kommen werde.

Ich überlegte kurz, ob ich die Situation falsch eingeschätzt hatte, und fragte Herrn G dann, was er mit seinem Aufstand bezwecke und ob er mir, indem er derartige Geschütze auffuhr, zeige, dass er nach wie vor glaube, mich nach seiner Pfeife tanzen lassen zu können. Herr G seufzte und antwortete, er habe schon als Kind jede Veränderung gehasst. Er habe aus jeder Routinehandlung ein Ritual gemacht, und nun sei die Analyse zu einem schützenden Ritual geworden, auf das er nicht verzichten könne. Wenn er in Therapie bliebe, würde er nie alt und krank werden oder gar sterben. In meiner Gegenwart habe er das Gefühl, noch jung und schlank und im Vollbesitz seines Haarschopfes zu sein. Herr G erkannte selbst, dass das Abschlussdatum eine Realität war, die seine geschlossen-systemischen Überzeugungen in Frage stellte, und konnte den Abschied letztlich als hilfreichen Ankerpunkt wahrnehmen.

Eine Möglichkeit, die Schwankungen in der Beendigungsphase konzeptuell zu erfassen, besteht dadurch, dass das offen-systemische Funktionieren größere Beständigkeit hat und die geschlossen-systemischen Abwehrreaktionen nur noch gelegentlich auftreten.

In den folgenden Wochen versuchte Herr G, mich zu größerer Aktivität zu provozieren. Er behauptete, nicht mehr denken und assoziieren zu können und sich an nichts zu erinnern – außerdem wisse ich ohnehin alles. Ich nahm wahr, dass er nicht nur seine Ich-Funktionen an mich weitergegeben hatte, sondern auch die Überzeugung von seiner eigenen Omnipotenz auf mich externalisiert hatte; und ich antwortete, dass er seinen omnipotenten Überzeugungen nach wie vor nicht den Rücken gekehrt habe. Er würde mir die Macht überlassen und insgeheim glauben, dass er mich zwingen könnte, von ihr Gebrauch zu machen. Herr G erinnerte sich an eine religiöse Phase in seiner Kindheit: Damals habe er geglaubt, Gott durch seine speziellen Gebete veranlassen zu können, bestimmte Dinge zu tun.

Herrn Gs sexuelle Perversionen – er zwang Frauen, spezifische fetischistische sexuelle Handlungen vorzunehmen – waren in der Behandlung wiederholt zur Sprache gekommen. Herr G drängte mich, ihm diese Praktiken zu verbieten. Nachdem es ihm in der Beendigungsphase nicht gelungen war, mich zu einer Terminverschiebung zu überreden, verstärkte er seine Provokationen. Er begann, den jüngeren seiner Söhne brutal zu quälen und zu demütigen. Ich fragte ihn, warum er mich nun, da er in der Lage sei, seine Analyse und sein Leben selbst in die Hand zu nehmen, zwingen wolle, aktiv zu intervenieren und beispielsweise das Jugendamt zu benachrichtigen.

Herr G war schockiert. Ihm war nicht klar gewesen, wie weit er gegangen war. Er sagte: »Es ist wie ein Wutanfall. Ich will nicht arbeiten, ich will nicht verantwortlich sein, ich will nicht erwachsen sein. Ich habe die Phantasie oder, schlimmer noch, die Wahnvorstellung, dass ich die ganze Welt kontrollieren kann, indem ich mich wie ein primitives, sadistisches, herumbrüllendes Arschloch verhalte. Ich bin von diesem Wahn überzeugt! Ich fühle mich stark und mächtig, wenn ich tobe, aber wenn ich mir ansehe, was ich meinem Sohn und meiner Familie und meiner Analyse damit angetan habe…« Unter Tränen fuhr er fort:

»Ich liebe meinen Sohn, und trotzdem wollte ich ihn vernichten, um mit diesem Irrsinn weitermachen zu können.« Von nun an beendete er seine externalisierenden Übertragungen auf mich, er begann, seine Traurigkeit zuzulassen und um den unmittelbar bevorstehenden Verlust seiner Analyse und seiner Analytikerin zu trauern.

Dank meines zweigleisigen Denkens überstanden wir diese heftige Krise. Ich erinnerte mich an die geschlossen-systemischen Abwehrstrategien, die dem eigenen Schutz dienen, wenn sich eine Person auf Grund eines Traumas bedroht fühlt. So gelang es mir, meine Sympathie für Herrn G beizubehalten und meine Empathiefähigkeit zu bewahren, als er sich so scheußlich verhielt, wie ich es seit den ersten Monaten seiner Behandlung nicht mehr erlebt hatte. Ich achtete auf die eigene innere, geschlossen-systemische Anziehungskraft, die von der Gratifikation der Idealisierung ausgeht, machte einen Schritt zurück auf den Boden meines Wissens und Könnens. Dadurch war mir die Realität von Herrn Gs bewährten, geschlossen-systemischen Fähigkeiten deutlich vor Augen. Ich blieb in meiner Rolle als Analytikerin, indem ich für die Realität und die offen-systemischen Tatsachen einstand. Als Herr G mir von seinem missbräuchlichen Verhalten berichtete, konnte ich eine Grenze setzen – so durfte es nicht weitergehen.

Enttäuschung sowohl in geschlossenen als auch in offenen Systemen

Das Modell der zwei Systeme ermöglicht uns die Unterscheidung zwischen Bewunderung, einer Funktion des offenen Systems, und Idealisierung, die wir als einen feindseligen, geschlossen-systemischen Versuch betrachten, reale Unvollkommenheiten und Mängel wichtiger anderer Menschen (Eltern, Analytiker) zu verleugnen. Omnipotente Vorstellungen zielen nicht auf eine Verbesserung der realen Fähigkeiten des Selbst oder anderer, sondern verleugnen und transformieren den in der Mutter-Kind-Beziehung erlebten Schmerz, indem sie die Kluft zwischen der unzulänglichen und hinreichend guten Mutter schließen. Gefühle von Enttäuschung und Desillusionierung können im Kontext idealisierter, geschlossen-systemischer Erwartungen entstehen oder Teil einer realistischen Entidealisierung sein. Sie findet statt, wenn diese geschlossen-systemischen Abwehrmechanismen thematisiert werden und die Realität akzeptiert wird.

Herr M

Herr M hatte nach einer sehr langen Behandlung einen Termin für seine letzte Sitzung festgelegt, der uns eine mehrwöchige Beendigungsphase einräumte. Nach einem Wochenende sprach er, vor Wut bebend, über sein Bedürfnis, andere zu kontrollieren und herumzukommandieren. »Die Moral ist, dass ich für mich selbst sorgen kann, aber im tiefen Inneren wünsche ich mir, dass Sie sich um mich kümmern: Ich breche auf der Straße zusammen. Sie sehen mich und kommen und sagen mir die aufmunterndsten Worte, die ich je gehört habe. Nach dieser Rettung sind alle Wutgefühle verschwunden. Sie sind nicht die depressive, inkompetente Mutter. Schauen Sie nur, was Sie alles bewirken können, und Sie tun es für mich!«

Erneut sprach er über die Fehler, die er bei mir wahrgenommen hatte. »Es wirft mich aus der Bahn, an Ihnen Unzulänglichkeiten zu beobachten. Sie arbeiten zu viel. Wenn sie mein Vater wären, hätte ich Angst, meine Freunde zu mir nach Hause einzuladen, weil Sie immer beschäftigt wären. Ich trage die Verantwortung dafür, wie es Ihnen geht. Alle meine Scham- und Verantwortlichkeitsgefühle sind wieder da. Warum kann ich Ihre Unvollkommenheiten nicht akzeptieren? Sie sind nicht Mickey Mantle oder Willy Mays – aber was soll's?« Herr M konnte selbst verstehen, was vor sich ging, aber wir konnten auch gemeinsam darüber nachdenken, wie er jedes Mal, wenn er traurig war, einen inneren Druck spürte. Dieser Druck resultierte aus seinen Gefühlen und seiner omnipotenten Überzeugung, dass er mich, wenn seine Gefühle besonders intensiv waren, dazu verführen könnte, ihn zu retten.

Herr L

Enttäuschung als ein Versuch, mit der Realität zurechtzukommen, gehört auch zum offenen System. Herr L begann als junger Mann eine lange Behandlung mit akuten Panikzuständen und der Angst, an Krebs oder Syphilis erkrankt zu sein. Weder in seinem Leben noch an seiner Arbeitsstelle fand eine progressive Entwicklung statt. Unaufhörlich beschäftigte ihn die Angst, dass sein Penis mit einem Rasiermesser verletzt werden würde. Herr L war der zweite Sohn von Überlebenden der Konzentrationslager, er versuchte in den ersten Behandlungsjahren, seine Phantasien über den Holocaust auszuleben. Abwechselnd verkörperte er das unterdrückte Opfer und den sadistischen Nazi. Herr Ls Vater war gestorben, als der Patient sechs Monate alt war; die Mutter hatte ihn und seinen Bruder über mehrere Grenzen nach Westeuropa geschmuggelt. Ein Großteil der Analyse konzentrierte sich auf die Suche nach seinem toten Vater. Seine Wünsche und Ängste angesichts der Tatsache, dass er seinen Vater überlebte, bedeuteten für ihn einen untragbaren Triumph. Er glaubte, er habe kein Recht auf ein Leben als erwachsener Mann.

Gegen Ende der Analyse sprach Herr L über die Veränderungen, die sich vollzogen hatten. Mit Vielem war er zufrieden: Er hatte Freude an seiner Arbeit, und er hatte eine Frau umworben und geheiratet, die zu ihm passte. Sie hatten ein Haus gekauft und wünschten sich Kinder. Er war mit sich zufrieden und schmiedete Zukunftspläne: »Aber«, so sagte er, »ich beende die Therapie und bin kein anderer geworden. Ich habe die Energie, die ich für meine Frau, für meine Arbeit und das Kind, das irgendwann kommen wird, brauche. Aber ich bin nicht von mir selbst geheilt. Und genau das war mein Ziel. Deshalb habe ich die Analyse gemacht. Ich wollte immer jemand anderer sein. Ich bin nur aus dem einzigen Grund hierhergekommen, kastriert zu werden, von mir selbst getrennt zu werden, und deshalb bin ich jetzt erleichtert, aber zugleich furchtbar enttäuscht und traurig, wenn ich diese Gedanken hinter mir lasse.« Ich brachte immer wieder den Gegensatz zur Sprache zwischen seinen omnipotenten Überzeugungen, er könne seine Lebensgeschichte neu schreiben sowie auf das Schicksal seines Vaters Einfluss nehmen, und seinen gegenwärtigen und zukünftigen, realen offen-systemischen Möglichkeiten. Dadurch wurde ihm deutlich, wie lange und hartnäckig er an seinen geschlossen-systemischen Überzeugungen festgehalten hatte und wie schwierig es für ihn war, auf sie zu verzichten.

Frau T

Frau T hatte während ihrer gesamten Behandlung mit dem Wunsch gekämpft, an den alten sadomasochistischen Beziehungsmustern festzuhalten, die ihre geschlossen-systemischen Lösungen und die Hoffnung auf magische Befriedigung verkörperten. Deren Alternative waren ihre progressiven Kräfte, die der Patientin realistische Beziehungen zu anderen Menschen und der Welt ermöglichten, Beziehungen, die auf kompetentem Funktionieren beruhten und eine zuverlässige Quelle genuiner Freude waren.

Die Konzentration auf die für jede Behandlungsphase spezifischen Aufgaben des therapeutischen Bündnisses hatte zur Folge, dass sich ein alternatives System entwickeln und konsolidieren konnte, ein System, das sich nicht auf sadomasochistische, omnipotente Kontrolle anderer Menschen stützte, sondern auf dem offenen System der Selbstregulation. Die Abkehr von infantilen, sämtlichen Entwicklungsebenen entstammenden Wünschen – einschließlich ihrer magischen, omnipotenten Perfektionsideale – war für Frau T ein angsterregender, schmerzhafter Verlust.

Trotzdem hatte sie in den früheren Behandlungsphasen andere Quellen der Sicherheit und Selbstachtung gefunden, nämlich genuine Leistungen und realtätsangemessene Repräsentanzen. Ein Großteil der therapeutischen Arbeit in der Beendigungsphase betraf die Unterscheidung zwischen dem illusorischen Verlust unrealistischer, phantasierter Weiterentwicklungen und dem realen Verlust des Settings, der Analytikerin und unserer therapeutischen Beziehung. Wir hatten diese Unterscheidung bereits früher erarbeitet, als wir Frau Ts Angst erforschten, dass ich mich in Nichts auflösen würde. Die in dieser Furcht enthaltenen feindseligen Wünsche und das damit verbundene omnipotente Denken mussten in jeder Behandlungsphase wiederholt bearbeitet werden. In der Beendigungsphase aber wurden diese Ängste angesichts der Realität des Abschieds besonders intensiv.

Frau T schwankte zwischen einer gelassenen Erwartung des bevorstehenden Abschieds und Phantasien, in denen sie sich ausmalte, wie sie mich zu einer Verschiebung des Termins bewegen oder unsere Beziehung oder mich selbst verändern konnte. Eine Woche vor der letzten

Sitzung sprach sie leiser und wirkte stiller als gewohnt. »Ich würde das Ende dieser Geschichte gerne umschreiben«, sagte sie. Ich erinnerte mich daran, wie aufschlussreich die Charaktere aus ihren Kurzgeschichten waren, und fragte, wie Frau T eine Romanfigur verstehen würde, die die Welt um jeden Preis verändern will. Frau T fauchte: »Ich brauche keine Romanfigur, um zu begreifen, dass ich Enttäuschungen nicht ertrage!« Dann sagte sie: »Ich bin selbst überrascht. Ich vermute, es hat die ganze Zeit über darauf gewartet, ans Licht zu kommen, aber ich habe es abgewehrt. Vielleicht ist das der Grund, weshalb ich so niedergeschlagen war.« Sie ging ihrer Enttäuschung auf den Grund und erkannte an, dass ich in ihren Augen nicht die perfekte Mutter gewesen war, die sie sich immer gewünscht hatte, und dass auch sie selbst dem Perfektionsideal, an dem sie so lange festgehalten hatte, nicht entsprach. »Vielleicht habe ich es jetzt nicht mehr nötig, mich in Affären zu stürzen, um mir zu bestätigen, dass meine Gefühle, so wie sie sind, okay sind.«

Liebe angesichts von Beendigung

Dr. X hatte sich für eine dreimonatige Beendigungsphase entschieden und den Termin seiner letzten Sitzung festgelegt. Der erste Monat stand ganz im Zeichen einer neuerlichen, intensiven Bearbeitung seiner Konflikte im Zusammenhang mit Trennungen. Das Durcharbeiten intensiver Gefühle in Bezug auf seine Mutter und seinen früheren Therapeuten ermöglichte es ihm, seine objektive Liebe zu sich selbst und mir wieder wahrnehmen zu können. Er begann über seine beruflichen und persönlichen Pläne für die Zeit nach der Analyse zu sprechen. Zuerst hatte ich den Eindruck, dass es sich um einen angemessenen und progressiven Schritt handelte. Doch dann begann er, in jeder Sitzung endlos darüber nachzugrübeln, wie er mit diesen oder jenen hypothetischen postanalytischen Möglichkeiten und Ereignissen umgehen sollte. Sollte er sich um eine Stelle an einem Lehrkrankenhaus bewerben? Sollte er die Stelle annehmen? Was würde aus seinen Patienten werden? Und so weiter. Die Gegenwart der Beendigung schien von der Zukunft verschluckt zu werden.

Ich selbst ertappte mich dabei, dass meine Gedanken in Dr. X' Sitzungen in die Zukunft schweiften und ich gemeinsam mit ihm seine mutmaßlichen psychoanalytischen Konflikte analysierte. Dann fiel mir auf, dass mir die liebevollen Gefühle für ihn abhandenkamen. Eines Abends las ich nochmals einen Beitrag von Judith Viorst über die Phantasien des Analytikers in der Beendigungsphase (Viorst, 1982). Ich hatte das Material der Autorin in mehreren meiner eigenen Artikel benutzt und wollte es mir für eines meiner Seminare nochmals ansehen. Ich stellte keinerlei Verbindung zu meinem Patienten her, bis mir bewusst wurde, dass ich immer wieder an die von Viorst geschilderte Phantasie eines Analytikers dachte, dass sein Patient seine inzwischen erwachsene Tochter kennenlernen und heiraten würde. Ich überlegte, ob ich mir Entsprechendes von einer veränderten postanalytischen Beziehung erhoffte. Mein Patient und ich würden als Vater und Sohn zusammenbleiben.

Ich begriff, dass ich meiner eigenen Traurigkeit auswich und es zuließ, dass er seine traurigen Gefühle mied. Mir war meine objektive Liebe zu ihm als autonomer kompetenter Persönlichkeit, die mich nicht mehr brauchte, nicht länger zugänglich, und meine scheinbar gutartige und liebevolle Phantasie war in Wirklichkeit ein omnipotenter Wunsch, die Zukunft meines Patienten zu kontrollieren. In der nächsten Sitzung sagte ich, dass wir uns meiner Ansicht nach beide nach Kräften bemühten, unseren Gefühlen in Bezug auf den Therapieabschluss auszuweichen. Dr. X seufzte und erwiderte, ihm sei klar geworden, dass er mich genauso verlassen wolle, wie er andere Menschen stets verlassen hatte – ohne das geringste Gefühl der Liebe oder Traurigkeit, ohne das Gefühl, etwas zu verlieren. Er fuhr fort, dass seine Behandlung ihm die Chance gegeben habe, sich mit Liebesgefühlen und dem Gefühl, geliebt zu werden, zu verabschieden. »Der Abschluss ist traurig«, sagte er, »aber traurig zu sein, ist besser, als tot zu sein. Außerdem gibt es keine Traurigkeit ohne Liebe.«

Kapitel 21
Nach der Beendigung

Das Leben nach der Behandlung

Die Phase nach der Beendigung ist, streng genommen, keine Behandlungsphase. Dennoch wird ein Großteil der in der Therapie geleisteten Arbeit durch die Ziele der postanalytischen Phase festgelegt und an der Qualität des Lebens nach der Therapie gemessen. Therapie ist kein Selbstzweck, sie bietet die Möglichkeit, das Ziel der *Entscheidungsfreiheit* zu erreichen, die Weiterentwicklung des Patienten in die Wege zu leiten und erneut in den Fluß der Zeit und der Realität einzutauchen. Indirekt ist die gesamte Behandlung eine Vorbereitung auf das Leben nach der Therapie.

Die Aufgabe des Therapeuten: Leben und Kreativität

Wenn wir aus dem Blickwinkel der zwei Systeme über diese Zeit mit offenem Ende nachdenken, gelangen wir zu einer Reihe von Aussagen.

- Unserer Auffassung nach sind Konflikte allgegenwärtig und universell. Geschlossen- und offen-systemische Lösungen bleiben das ganze Leben hindurch bestehen. Aus diesem Grund kann eine Behandlung geschlossen-systemische Lösungen niemals verhindern; sowohl der Therapeut als auch der Patient haben die Möglichkeit, sich unter Stress für geschlossen-systemische Reaktionsweisen zu entscheiden.
- Veränderungen und Transformationen werden ebenfalls das ganze Leben hindurch stattfinden, deshalb stehen offen-systemische Reaktionsweisen zu jedem Zeitpunkt neu zur Verfügung.
- Die therapeutische Beziehung ist im Leben beider Beteiligten einmalig. Dies entspricht dem offen-systemischen Verständnis einer realen

Tatsache. Aus diesem Grund ist es wichtig, nach dem formellen Ende der Behandlung daran festzuhalten. Das heißt, der Analytiker bleibt für seinen früheren Patienten immer der Analytiker und hält auch – trotz innerem und äußerem Druck, die Beziehung zu ändern – seine therapeutische Haltung bei. Fortdauerndes, positives Wachstum nach einer Behandlung ist nur möglich, wenn eine Kontinuität zwischen der Zeit der Analyse und der Zeit danach besteht.

- Es kommt häufig vor, dass ein Patient seinem Therapeuten schreibt und ihm mitteilt, wie seine Selbstanalyse weiter verläuft, oder ob er nochmals zum »Nachfüllen seines Glases« oder »Stimmen seines Instruments« zurückkehren kann, wenn er auf Schwierigkeiten stößt.
- Das Modell der zwei Systeme ermöglicht es dem Therapeuten und Patienten, eine Behandlung wiederaufzunehmen. Sie können dies als offen-systemische Manifestation einer Person erleben, die gut für beide sorgt, und nicht als Versagen, Angriff oder Demütigung.

Klinische Beispiele

Wachstum findet weiterhin statt
Herr C
Herr C, der auf meine Deutung, er wolle sich selbst besser analysieren, als ich es könne, mit dem Ausruf: »Auf keinen Fall!«, reagiert hatte, schickte mir einige Monate nach dem Abschluss der Therapie einen Brief. Er beschrieb einen verwirrenden Aspekt seiner Biographie, zu dessen Verständnis er durch einen Traum gelangt war. Seine einzige noch lebende Verwandte hatte seine Rekonstruktion bestätigt. Er erfuhr, dass seine Eltern, um eine ausgedehnte Europareise zu unternehmen, ihn als Kleinkind mehrere Monate bei seiner Großmutter untergebracht hatten. »In der Vergangenheit hätte ich diese Entdeckung benutzt, um Sie zu entwerten und zu beweisen, dass ich auf Ihre Hilfe nicht angewiesen sei. Heute sehe ich es anders. Ich bin für unsere gemeinsame Arbeit und das Rüstzeug, mit dem Sie mich ausgestattet haben, sehr dankbar. Ich musste zuerst die Erfahrung unseres Abschieds machen, um Zugang zu all den früheren Abschieden zu finden.«

Herr L

Herr Ls Eltern hatten den Holocaust überlebt, doch der Vater war gestorben, als der Patient noch ein Baby war. Am Ende seiner Analyse war er mit den Veränderungen in seinem Leben zufrieden, gleichzeitig aber auch sehr traurig darüber, dass er immer noch er selbst war. Zweieinhalb Jahre später schrieb er mir: »Der analytische Prozess hat sich sehr aktiv noch viele Monate nach der Beendigung fortgesetzt. Erst vor Kurzem habe ich ihn auf eine natürliche Weise als einen besonderen Teil meines Lebens und als eine besondere Methode zur Erforschung von Problemen abgeschlossen.«

Herr L schrieb, er habe das Bild eines Kindes vor Augen gehabt, das auf einem Schotterweg einem Mann nachläuft. Es versucht, den Mann, der vielleicht sein Vater ist, einzuholen. Im Laufe seiner Selbstanalyse, so berichtete er, habe er verstanden, worum es eigentlich ging. Das Kind sollte den Vater nicht einholen, es sollte scheitern, denn jedes Scheitern war eine Herausforderung, es weiterhin zu versuchen – ohne jemals bei dem Vater anzukommen. Nie anzukommen aber bedeutete, dass der Vater nicht tot sei, sondern lediglich irgendwo in der Ferne. Herr L schrieb, er habe nach der Therapie Jahre gebraucht, um mich, nicht die Analyse, in meinen Unzulänglichkeiten wirklich wahrzunehmen und zu assimilieren. Nur indem er meine Grenzen und meine Unfähigkeit wahrnahm, seine Sehnsucht, den Vater wiederzufinden, zu erfüllen, konnte er seine eigenen Grenzen nach und nach akzeptieren und schließlich auch den Wunsch aufgeben, seinem Vater, dessen Tod er immer verleugnet hatte, hinterherzujagen.

Herrn L war es gelungen, seine geschlossen-systemische omnipotente Überzeugung aufzugeben. Er hatte geglaubt, dass er, indem sein Vater in seiner Vorstellung weiterlebte, weiterhin ein Gefühl der Sicherheit aufrechterhalten könne. In seiner Kindheit war dieses Gefühl als Reaktion auf Situationen extremer Hilflosigkeit entstanden, jetzt konnte er seine offen-systemischen Fähigkeiten anwenden, die er im Lauf der Behandlung entwickelt und internalisiert hatte.

Die Wiederaufnahme einer Behandlung als offen-systemische Entscheidung

Herr Q hatte in seiner Behandlung intensiv und erfolgreich gearbeitet. Mittlerweile war er verheiratet und hatte Kinder. Seine Frau hatte eine schwere Depression entwickelt, die weder auf Medikamente noch auf Therapie anzusprechen schien. Er nahm erneut Kontakt zu mir auf, weil ihn, wie er sagte, die Situation hilflos machte. Dann offenbarte er, dass er eigentlich seinetwegen gekommen sei: Er verspüre seit einiger Zeit eine solche Frustration und Wut auf seine Frau, dass er fürchte, irgendwann etwas zu tun, das seiner Familie ernsthaft schaden würde.

In der Beendigungsphase sprechen wir nicht nur im allgemeinen Sinn über mögliche postanalytischen Entwicklungen, sondern antizipieren mit dem Patienten auch seine spezifischen Schwächen – in Herrn Qs Fall seine Tendenz zu impulsiven, gewalttätigen Lösungen. Dass die geschlossen-systemischen Reaktionen nie vollständig eliminiert werden, ist gleichfalls ein Teil der Realität, die es anzuerkennen gilt. Als Herr Q seine Therapie wieder aufnahm, erinnerte er sich an unser Gespräch über seine Tendenz, auf Hilflosigkeit und Frustration gewalttätig zu reagieren. Es beruhigte ihn, mit mir gemeinsam über die Möglichkeit zu sprechen, sich auch trotz größter Wut gegen ein Ausagieren der Gefühle entscheiden zu können. Zum Beispiel könnte er mich anrufen und mit mir zusammen über alternative Lösungen nachdenken, so wie wir es viele Male zuvor erfolgreich getan hatten.

Wenn der Patient nach der Beendigung Schwierigkeiten bekommt und sich abermals an den Therapeuten wendet, ist auch dies eine offensystemische Lösung, die seine Fähigkeit beweist, sich um sich selbst zu kümmern. Dieses Wissen erleichtert es dem Therapeuten, dem Sog der masochistischen Versagensgefühle und der Depression zu widerstehen, die bei einem mutmaßlichen Rückfall des Patienten drohen. Die Burnout- und Suizidrate ist unter Psychiatern und Psychotherapeuten sehr hoch. Wenn wir die Behandlungsziele neu formulieren, indem wir auf die Fähigkeit abheben, sich zwischen den beiden System der Selbstregulation zu entscheiden, übt dies unserer Ansicht nach einen fundamentalen Einfluss darauf aus, wie Therapeuten ihre eigenen Aufgaben verstehen. Jede Interaktion mit dem Therapeuten erzeugt Daten, anhand deren sich der Fortschritt auf dieser Dimension der Veränderung messen lässt. Die Wahl zu haben, ist etwas, das jeder Patient versteht – zuerst als Ziel und nach und nach als eigene Erfahrung, die er mit dem Therapeuten teilen kann. Dieses Ziel rührt an tiefe menschliche Konflikte, greift aber dennoch nicht zu weit, denn die potenzielle Fähigkeit, Alternativen zu schaffen und genuine Entscheidungen zu treffen, ist in jedem Patienten, ob jung oder alt, und in jedem Therapeuten angelegt.

Nachwort

Dieses Buch stellt eine Zusammenfassung der wichtigsten Thesen, Erkenntnisse und Anwendungsmöglichkeiten des Modells der zwei Systeme dar. Wie wir bereits angemerkt haben, ist eine Theorie oder ein Modell lediglich eine reine Annahme bzw. ein heuristisches Bild, das mehr oder weniger dazu beitragen kann, sich über komplexe Phänomene auszutauschen und sie zu verstehen. Ein solches Modell wird eher an seinem Nutzen als an seinem Wahrheitsgehalt gemessen.

Erinnern wir uns an die Begrenztheit bestimmter Behandlungsmethoden, so dürfen wir nicht vergessen, dass die wirksamste Medizin gegen alle emotionale Erkrankungen der Placeboeffekt ist. Der Glaube des Therapeuten an die Methode, die er anwendet, bewirkt bei 50 Prozent seiner Klienten eine positive Veränderung. Angesichts dieser Tatsache müssen wir uns fragen: Was haben wir erreicht und was wollten wir erreichen?

Wir können feststellen: Unsere klinische Arbeit und die Arbeit unserer Studenten waren um einiges effektiver und erfolgreicher, seit wir das Modell der zwei Systeme anwandten. Wir konnten Wissensbereiche erweitern, viele psychoanalytische Konzepte und Behandlungstechniken einbeziehen, die als veraltet galten (wie beispielsweise das Konzept des therapeutischen Bündnisses), und wir konnten die menschlichen Eigenschaften Fürsorge, Anteilnahme und objektive Liebe explizit berücksichtigen. Sie stellen die wesentlichen Elemente von Wachstums- und Veränderungsprozessen dar.

Diese positiven Ergebnisse können nur von uns selbst sowie von unseren Studenten und Kollegen validiert werden. Objektive Veränderungen, die die offen-systemische Anerkennung der Realität und die Hervorhebung des Entwicklungsaspektes betreffen, beziehen bei den Analysen von Kindern und Jugendlichen in vollem Umfang die Eltern mit ein. Die meisten Kinder- und Jugendlichen-Psychoanalytiker und psychodynamischen Kinder- und Jugendlichen-Psychotherapeuten gehen inzwischen dementsprechend vor (Sugerman, 2015). Analytikern, die ausschließlich mit erwachsenen Patienten arbeiten, empfehlen wir, ihre Aufmerksamkeit auf die Reaktionen wichtiger anderer Personen aus dem Umfeld der Patienten zu richten. Viele erfahrene Erwachsenenanalytiker denken tatsächlich über diese Themen nach, besitzen aber nicht den theoretischen Hintergrund, über das festgefahrene Übertragungsgeschehen (Übertragung/Gegenübertragung) des geschlossen-systemischen innerpsychischen Funktionierens hinauszublicken. Geschlossen-systemische, omnipotente Überzeugungen konnten auf verschiedenen Skalen verlässlich gemessen werden: auf der von uns entwickelten Skala der Elternkompetenz (K. K. Novick u. a., 2001), der Rorschach-Skala omnipotenter Reaktionsmuster (Homan, 2013) bzw. der Skala autoritärer Persönlichkeitsmuster, auf die wir an einer früheren Stelle in diesem Buch verwiesen haben (Feldman und Zaller, 1992). Dies zeigt, dass bei der empirischen Erforschung therapeutischer Wachstumsprozesse sowie deren Ergebnisse Veränderungen des offen- und geschlossen-systemischen Funktionierens gemessen werden können.

Wir haben festgestellt, dass das Modell der zwei Systeme uns die Freiheit gibt, ein erweitertes Spektrum von Behandlungsmöglichkeiten zu rechtfertigen und zu begründen. Es ermöglicht uns, die Absichten und Auswirkungen von Interventionen explizit zur Sprache zu bringen, die wir bisher für selbstverständlich hielten oder von denen wir nicht wussten, wie wir problemlos über sie sprechen sollten, ohne einen Paradigmenwechsel zu postulieren.

Wir stellen außerdem fest, das Modell der zwei Systeme und die damit verbundenen Alternativen haben uns ermutigt, genauer auf die Sprache zu achten, die wir in den Gesprächen mit unseren Patienten und Kollegen sowie in der Öffentlichkeit verwenden. Wir sind davon überzeugt, dass dieses Modell die Grundlage für unmittelbare Formen des Redens und Schreibens darstellt, die für einen größeren Teil der Bevölkerung von Bedeutung sein können. Sie lassen sich mit dem Sprachstil Freuds vergleichen, der für die Menschen zu Beginn des 20. Jahrhunderts eine ähnliche Bedeutung hatte. Unsere Arbeit in verschiedenen Schulen und unser Buch über *Emotionale Muskulatur* sind Bemühungen, die in diese Richtung zielen, denn es geht uns um leicht verständliche, an der persönlichen Erfahrung des Einzelnen orientierte, plastische Beschreibungen.

Wir entwickelten eine Liste »klar trennbarer Begriffe«, die sich ständig erweitern lässt. Sie hatte ihren Ursprung in unserer frühesten Arbeit über die Unterscheidung zwischen Projektion und Externalisierung, anschließend interessierten wir uns für psychoanalytische und allgemein gültige Konzepte, die verwirrend, miteinander verwoben oder einfach nur irritierend und verworren waren. Wir stellten mögliche Verbindungen zu geschlossen- und offen-systemischem Funktionieren her und ordneten sie dementsprechend. Dadurch konnten wir überzeugende interpretatorische und konzeptionelle Methoden entwickeln, von denen unsere Patienten, Studenten und wir selbst profitieren. Einige dieser Methoden werden in verschiedenen theoretischen Aufsätzen, in den Darstellungen klinischer Fälle oder bei der Anwendung des Modells der zwei Systeme auf Erziehung und die Arbeit in den Gemeinden vor Ort diskutiert, andere verweisen auf zukünftige Untersuchungen.

Der Schwerpunkt unserer Arbeit liegt auf den entwicklungsbedingten Grundlagen psychoanalytischen Denkens. Er lässt sich mit unseren Erkenntnissen verbinden, die sich aus der Operationalisierung des Modells der zwei Systeme in Bezug auf sadomasochistisches, omnipotentes Funktionieren und das therapeutische Bündnis ergeben. Die Verbindung dieser beiden Aspekte hat großen Einfluss auf die Themen in unseren Ausbildungsgängen. Ein wichtiges Ergebnis unserer Bemühungen ist die zunehmende Übernahme integrierter Curricula für Kinder- und Erwachsenen-Psychotherapeuten auf nationaler und internationaler Ebene. Außerdem versuchen wir, eine alternative Definition von Psychoanalyse zu etablieren, die nicht weiter einengt und ausschließlich auf das Übertragungs- und Gegenübertragungsgeschehen begrenzt ist, das auf projektiven Identifikationen basiert. Das Modell der zwei Systeme führt uns zu den Ursprüngen der Psychoanalyse zurück, als einer allgemein gültigen Lehre von der Seele des Menschen und derzeit der umfassendsten Theorie normaler sowie pathologischer Entwicklungen. Demnach lässt sich die psychoanalytische Vorgehensweise als eine multimodale Behandlungstechnik beschreiben, die von den Entwicklungsprozessen der Patienten geprägt ist und auf deren Stärken basiert.

Wir Menschen sind vielschichtig, und die Realität unseres Lebens stellt uns in vielfacher Weise vor Herausforderungen. Es besteht ein enormer kultureller und finanzieller Druck, schnelle und einfache Lösungen für Probleme zu finden, die sich aus komplexen Situationen ergeben. Und ein entsprechender Druck wird auf der Suche nach schnellen und einfachen Gratifikationen aufgebaut, damit Gefühle der Hilflosigkeit vermindert werden. Diese Gratifikationen würden wir inzwischen als geschlossen-systemische Lösungen bezeichnen und deren Ursprung auf geschlossene Systeme zurückführen, so wie wir dies in den vorausgegangenen Kapiteln dieses Buches gemacht haben.

Nur eine Theorie und flexible Modelle, welche die Komplexität und beinahe unbegrenzte Vielfalt an Wahlmöglichkeiten und Lösungen anerkennen und berücksichtigen, mit denen die Menschen auf die Freuden und Sorgen des Lebens reagieren, können den Bedürfnissen der Menschen aller Altersgruppen, die unsere Hilfe aufsuchen, gerecht werden.

Das Entwicklungsmodell der zwei Systeme stellt unserer Auffassung nach eine Möglichkeit dar, den Menschen dabei zu helfen, die Entscheidungsfreiheit zu erlangen, wie sie ihr Leben führen wollen. Es liegt immer noch viel Arbeit vor uns, und wir hoffen, dass die Leser sich unseren nachhaltigen Bemühungen anschließen werden.

Literatur

Balint, M. (1968): *The Basic Fault*. London, Tavistock. Dt.: (1970): *Theoretische Aspekte der Regression – Die Theorie der Grundstörung*. Stuttgart: Klett-Cotta.

Barrett, T.F. (2008): Manic Defenses against Loneliness in Adolescence. *The Psychoanalytic study of the child*, 63, 111–136.

Bergmann, M. (1988): On the fate of the intrapsychic image of the psychoanalyst after termination of the analysis. *The Psychoanalytic study of the child*, 43, 137–154.

Bergmann, M. (1997): Termination: The Achilles heel of psychoanalytic technique. *Psychoanal. Psych*. 14, 163–174. Dt.: (1997): Die Beendigung der Analyse: die Achillesferse der psychoanalytischen Behandlungstechnik. *Zeitschrift für analytische Theorie und Praxis*, 13, 309–322.

Botella C. & Botella, S. (2005): *The Work of Psychic Figurability: Mental States Without Representation*. Hove, England & New York: Brunner-Routledge.

Bowlby, J. (1969): *Attachment and Loss, Vol. 1. Attachment*. New York: Hogarth Press. Dt.: (1975): *Bindung und Verlust. Bd. 1. Bindung*. München: Kindler.

Bowlby, J. (1973): *Attachment and Loss, Vol. 2. Separation, Anxiety and Anger*. New York: Basic Books. Dt.: (1976): *Bindung und Verlust. Bd. 2. Trennung*. München: Kindler.

Bowlby, J. (1980): *Attachment and Loss, Vol. 3. Sadness and Depression*. London: Hogarth Press. Dt.: (1983): *Bindung und Verlust. Bd. 3 Verlust*. Frankfurt a.M.: Fischer.

Britton, R. (2010): There is no end of the line: terminating the interminable. In: Salberg, J. (Hrsg.): *Good Enough Endings: Breaks, Interruptions, and Terminations From Contemporary Relational Perspectives*. New York: Routledge, 39–50.

Burger, K., Stice, E. & Yokum, S. (2013): Relative ability of fat and sugar tastes to activate reward, gustatory, and somatosensory regions. T*he American Journal of Clinical Nutrition*, 98(6), 1337–84.

Cichetti, D. & Rogosch, F. (1996): Equifinality and multifinality in developmental psychopathology. *Development and Psychopathology*, 8, 597–600.

Colarusso, C.A. & Nemiroff, R.A. (1979): Some observations and hypotheses about the psychoanalytic theory of adult development. *American Journal of Psychoanalysis*, 60, 59.

Colarusso, C.A. & Nemiroff, R.A. (1981): *A New Dimension in Psychodynamic Theory and Practice*. New York: Plenum Press.

Colarusso, C.A. & Montero, G.J. (2007): Transience during midlife as an adult psychic organizer: the midlife transitiion and crisis continuum. *Psychoanalytic Study of the Child*, 62, 329–358.

DeVito, E., Novick, J. & Novick, K.K. (2000): Cultural interferences with listening to adolescents. *J.I.C.A.P.*, 1,77–95.

Doidge, N. (2007): *The Brain That Changes Itself.* London: Penguin Books. Dt.: (2008): *Neustart im Kopf.* Frankfurt: Campus.

Emde, R. (1988): Development terminable and indeterminable. 1. Innate and motivational factors in infancy. *Int. J. Psycho-Anal.*, 69, 23–42.

Erikson, E. (1950): *Childhood and Society*. New York: Norton. Dt.: (1957): *Kindheit und Gesellschaft*. Stuttgart: Klett-Cotta.

Feldman, S. & Zaller, J. (1992): »A Simple Theory of the Survey Response: Answering Questions vs. Revealing Preferences«. A*merican Journal of Political Science*, 36(3), 579–616.

Freud, A. (1965): *Normality und Pathology in Childhood, Writings, 6*. New York: IUP. Dt.: (1965): Wege und Irrwege in der Kinderentwicklung. In: dies. (1987): *Schriften. Bd. IX*. Frankfurt a.M.: Fischer.

Freud, S. (1895): *Studien über Hysterie*. GW, Bd. I, 77–312 (Nachdruck von 1925). Engl.: (1895): *Studies in hysteria*, S.E. 2, 3–335.

Freud, S. (1900): *Die Traumdeutung*. GW, Bd. II/III. Engl.: (1900): The interpretation of dreams, S.E. 4.

Freud, S. (1905): *Drei Abhandlungen zur Sexualtheorie*. GW, Bd. V, 1–119. Engl.: (1905): *Three Essays on the theory of sexuality*, S.E. 7, 125–243.

Freud, S. (1909): *Bemerkungen über ein Fall von Zwangsneurose*. GW, Bd. VII, 379–463. Engl.: (1909): *Notes on a case of obsessional neurosis*, S.E. 10, 153–320.

Freud, S. (1913): *Zur Einleitung der Behandlung (Weitere Ratschläge zur Technik der Psychoanalyse I)*. GW, Bd. VIII, 454–478. Engl.: (1913): *On beginning of treatment (Further recommendations on the technique of psycho-analysis I)*, S.E. 12, 123–144.

Freud, S. (1915): *Triebe und Triebschicksale*. GW, Bd. X, 210–232. Engl.: (1915): *Instincts and their vicissitudes*, S.E. 14, 117–140.

Freud, S. (1919): *Ein Kind wird geschlagen*. GW, Bd. XII, 197–226. Engl.: (1919): *A child is being beaten*, S.E. 17, 175–204.

Freud, S. (1920): *Jenseits des Lustprinzips*. GW, Bd. XIII, 1–59. Eng.: (1920): *Beyond the pleasure principle*, S.E. 18, 3–64.

Freud, S. (1940 [1938]): *Abriß der Psychoanalyse*. GW, Bd. XVII, 63–138. Engl.: (1940 [1938]): *An outline of psychoanalysis*, S.E. 23, 141–207.

Furman, E. (1992): *Toddlers and Their Mothers*. New Haven, CT: Yale University Press.

Furman, E. (1985): On fusion, integration, and feeling good. *Psychoanal. St. Child*, 40, 81–110.

Furman, R.A. & Furman, E. (1984): Intermittent decathexis: a type of parental dysfunction. *Int. J. Psycho-Anal.*, 65, 423–433.

Giedd, J., Lalonde, F., Celano, M., White, S., Wallace, G., Lee, N. & Lenroot, R. (2009): Anatomical brain magnetic resonance imaging of typically developing children and adolescents. *J. Am. Acad. Child Adolesc. Psychiatry*, 48, 5, 465–470.

Glover, E. (1955): *The Technique of Psychoanalysis*. New York: IUP.

Greenson, R. (1965): The working alliance and the transference neurosis. In: *Explorations in psychoanalysis*, S. 199–224. New York: IUP, 1978.

Greenson, R. (1971): The »real« relationship between the patient and the psychoanalyst. In: *Explorations in Psychoanalysis*, S. 425–440. New York: IUP, 1978.

Grotstein, J. (1986): The psychology of powerlessness: disorders of self-regulation and interactional regulation as a newer paradigm for psychopathology. *Psych. Inquiry*, 6, 93–118.

Grotstein, J. (1994): Foreword to Allan N. Shore. In: Shore, A. N.: Affect Regulation and the Origin of the Self. Hillsdale, NJ: Lawrence Erlbaum Associates, S. xxi-xxviii.

Hartmann, H. (1939): *Ego Psychology and the Problem of Adaptation*. New York: IUP, 1958. Dt.: (1975): *Ich-Psychologie und Anpassungsproblem*, Stuttgart: Klett.

Homann, E. (2013): Development of a Rorschach scale of Omnipotence and its Relation to Closed-System Information Processing. Unveröffentlichter Forschungsbeitrag, Eastern Michigan University.

Horney, K. (1939): *New Ways in Psychoanalysis*. New York: Norton. Dt.: (1977): *Neue Wege in der Psychoanalyse*. Reinbek.

Hughes, C.H. (1884): Borderland psychiatric records: prodromal symptoms of psychical impairment. *Alienist and Neurologist*, 5, 85–91.

Jacques, E. (1965): Death and the midlife crisis. *Int. J. Psychoanal.*, 46, 502–514.

Kantrowitz, J. (1997): *The Patient's Impact on the Analyst*. New York: The Analytic Press.

Laufer, M. & Laufer, M.E. (1984): *Adolescence and Developmental Breakdown*. New Haven: Yale UP. Dt.: (1989): *Adoleszenz und Entwicklungskrise*. Stuttgart: Klett-Cotta.

Levine, H.B., Reed, G. & Scarfone, D. (Hrsg.) (2013): *Unrepresented States And The Construction Of Meaning: Clinical And Theoretical Contributions*. London: Karnac.

Lichtenberg, J. (1989): *Psychoanalysis and Motivation*. Hillsdale, NJ: Analytic Press.

Lichtenberg, L., Lachmann, E. & Fosshage, J. (1992): *Self and Motivational Systems: Toward A Theory of Technique*. Hillsdale, NJ, Analytic Press. Dt.: (2017): Das Selbst und die Motivationalen Systeme. Frankfurt a.M.: Brandes & Apsel, 2. Aufl.

Lichtenber, L., Lachmann, E. & Fosshage, J. (1996): *The Clinical Exchange: Techniques Derived from Self and Motivational Systems*. Hillsdale, NJ: Analytic Press.

Loewenstein, R.M. (1969): Developments in the theory of transference in the last fifty years. *Int. J. Psycho-Anal.*, 50, 583–588.

Mayr, E. (1988): Toward a New Philosophy of Biology. Cambridge, MA: Harvard UP. Dt.: (1991): *Ein neue Philosophie der Biologie*. München/Zürich: Piper.

National Research Council and Institute of Medicine (2000): *From Neurons to Neighborhoods: The Science of Early Development*. Hrsg. v. Jack P. Shonkoff und Deborah A. Phillips. Washington, D.C.: National Academy Press.

Novick, J., (1976): The termination of treatment of an adolescent boy. *J. Child Psychotherapy*, 4, 5–28.

Novick, J. (1980): Negative therapeutic motivation and negative therapeutic alliance. *Psychoanal. Study Child*, 35, 299–319.

Novick, J. (1982): Varieties of transference in the analysis of an adolescent. *Int. J. Psycho-Anal.*, 63, 139–148.

Novick, J. (1982): Termination: Themes and issues. *Psychoanalytic Inquiry*, 2, 329–365.

Novick, J. (1988): The Timing of termination. *Int. Rev. Psycho-Anal.*, 69, 307–318.

Novick, J. (1990): Comments on termination in child, adolescent, and adult analysis. *Psychoanal. Study Child*, 45, 419–436.

Novick, J. (1992): The therapeutic alliance, a concept revisited. *Child Analysis*, 3, 90– 100.

Novick, J. (1997): Termination conceivable and inconceivable. *Psychoanalytic Psychology*, 14, 145–162.

Novick, J. (1999): Deferred action and recovered memory: the organization of memory in the reality of adolescence. *Child Analysis*, 10, 65–93.

Novick, J. & Novick, K. K. (1970): Projection and Externalization. *Psychoanalytic Study of the Child*, 25, 69–95.

Novick, J. & Novick, K.K. (1972): Beating Fantasies in Children. *Int. J. Psycho-Anal.*, 53, 237–242.

Novick, J. & Novick, K.K. (1991): Some Comments on Masochism and the Delusion of Omnipotence from a Developmental Perspective. *JAPA*, 39(2), 307–331.

Novick, J. & Novick, K.K. (1996a): A developmental perspective on omnipotence. *J. Clinical Psychoanalysis*, 5, 124–173.

Novick, J. & Novick, K.K. (1996b): *Fearful Symmetry: The Development and Treatment of Sadomasochism*. Northvale, NJ: Jason Aronson.

Novick, J. & Novick, K.K. (1999): Dialogue on violence, terror and persecution: response to W. Sofsky. *International Psychoanalysis, Newsletter of the IPA*, 8, 35–37.

Novick, J. & Novick, K.K. (2000): Love in the therapeutic alliance. *JAPA*, 48, 189–218.

Novick, J. & Novick, K.K. (2001): Trauma and deferred action in the reality of adolescence. *American Journal of Psychoanalysis*, 61, 43–61.

Novick, J. & Novick, K.K. (2004): The superego and the two-system model. *Psychoanalytic Inquiry*, 24(2), 232–356.

Novick, J. & Novick, K.K. (2005): Working with Parents Makes Therapy Work. New York. Dt.: (2009) Elternarbeit in der Kinderpsychoanalyse. a.M.: Brandes & Apsel.

Novick, J. & Novick, K.K. (2006): *Good Goodbyes: Knowing How To End in Psychoanalysis and Psychotherapy*. New York: Aronson (Rowman and Littlefield). Dt.: (2008): Ein guter Abschied: Die Beendigung von Psychoanalysen und Psychothereapien. Frankfurt a.M.: Brandes & Apsel.

Novick, J. & Novick, K.K. (2008): Expanding the domain: privacy, secrecy and confidentiality. *Annual of Psychoanalysis*, 36/37, 145–160.

Novick, J. & Novick, K.K. (2009): The Rat Man and two systems of self-regulation. *Round Robin Newsletter, APA Division of Psychoanalysis*, 24, 1:1, 11–17.

Novick, J. & Novick, K.K. (2012): Emotional muscle in therapists – a strengths-based learning model for treatment. *Bull. Michigan Psychoanalytic Council*, 8, 3–23.

Novick, J. & Novick, K.K. (2012): *Review of Good Enough Endings: Breaks, Interruptions, and Termination from a Contemporary Relational Perspective. Hrsg.: Jill Salberg. New York: Routledge, 2010. Psychoanalytic Quarterley*, 81, 474–480.

Novick, J. & Novick, K.K. (2013): Two Systems and Deiénses. *Psychoanal. Rev.*, 100, 185–200.

Novick, J. & Novick, K.K. (2015): Working with »out-of-control« children – a two-systems approach. *Psychoanalytic Study of the Child*, 69, 153–188.

Novick, K.K. & Novick, J. (1987): The essence of masochism. *Psychoanalytic Study of the Child*, 42, 353–384.

Novick K.K. & Novick, J. (1994): Post-oedipal transformations: latency, adolescence and pathogenesis. *Journal of the American Psychoanalytic Association*, 42, 143–170.

Novick, K.K. & Novick, J. (1998): An application of the concept of the therapeutic alliance to sadomasochistic pathology. *Journal of the American Psychoanalytic Association*, 46, 813–846.

Novick, K.K. & Novick, J. (1999): Creativity and Compliance: An introduction to Anna Freud's »The relation of beating fantasies to day dream«. In: Bassin, D. (Hrsg.): *Female Sexuality: Contemporary Engagements*. Northvale, NJ: Jason Aronson, 63–70.

Novick, K.K. & Novick, J. (2002): Reclaiming the land. *Psychoanalytic Psychology*, 19, 2, 348–377.

Novick, K.K. & Novick, J. (2003): Two systems of self-regulation and the differential application of psychoanalytic technique. *American Journal of Psychoanalysis*, 63, 1–19.

Novick, K.K. & Novick, J. (2010): *Emotional Muscle: Strong Parents, Strong Children*. XLibris: Indiana.

Novick, K.K. & Novick, J. (2011): Building Emotional Muscle in Children and Parents. *Psychoanal. St. Child*, 65, 131–151.

Orgel, S. (1974): Fusion with the victim and suicide. *Int. J. Psycho-Anal.*, 55, 532–538.

Rathbone, J. (2001): *Anatomy of Masochism*. New York: Klewer Academic/Plenum Publishers.

Russell, I. (1884): The borderlands of insanity. *Alienist and Neurologist*, 5, 457–471.

Salberg, J. (Hrsg.) (2010): *Good Enough Endings: Breaks, Interruptions, and Terminations From Contemporary Relational Perspectives*. New York: Routledge.

Steiner, J. (1993): *Psychic Retreats*. London: Routledge. Dt.: (1998): *Orte des seelischen Rückzugs*. Stuttgart: Klett-Cotta.

Stern, D.W. (1985): *The Interpersonal W orld of the Infant*. Nework: Basic Books. Dt.: (1992): *Die Lebenserfahrung des Säuglings*. Stuttgart.

Sugarman, A. (2015): Monday-morning quarterbacking: a senior analyst uses his early work to discuss contemporary child and adolescent psychoanalytic technique. *Psychoanal. Study Child*, 69, 189–215.

Tustin, F. (1994): The perpetuation of an error. *J. Ch. Psychotherapy*, 20, 3–23.

Viorst, J. (1982): Experiences of loss at end of analysis: the analyst's response to termination. *Psychoanalytic Inquiry*, 2, 399–418.

Von Bertalanffy, L. (1968): *General Systems Theory*. New York: Braziller.

Weiss, J. (1993): How Psychotherapy Works: Process and Technique. New York: Guilford Press.

Weiss, J. (1998): Bondage fantasies and beating fantasies. *Psychoanal. Q.*, 67, 626–644.

White, R.W. (1959): Motivation reconsidered: the concept of competence. *Psychological Review*, 66(5), 297–333.

Winnicott, D.W. (1949): The ordinary devoted mother and her baby. In: *The Child, the Family, and the Outside World*. Middlesex, England: Penguin Books, 1964, 15–18. Dt.: (1969): Die hinreichend fürsorgliche Mutter und ihr Baby. In: *Kind, Familie, Umwelt*. München, 21–24.

Winnicott, D.W. (1960): Ego distortion in terms of true and false self. In: *The Maturational Processes and the Facilitating Environment*. London: Hogarth Press, 140–152. Dt.: (1984): *Ich-Verzerrung in Form Des Wahren und des Falschen Selbst. In: Reifunsprozesse und fördernde Umwelt*. Frankfurt a.M.

Winnicott, D.W. (1988): *Human Nature*. New York: Brunner/Mazel. Dt.: (1998).: *Die menschliche Natur*. Stuttgart: Klett-Cotta.

Wurmser, L. (1994): *A time of questioning: the severely disturbed patient within classical analysis. The Annual of Psychoanalysis*. Hrsg. v. J.A. Winer, 22, 173–207. Chicago: Chicago Institute of Psychoanalysis.

Wurmser, L. (1996): Trauma, inner conflict, and the vicious cycles of repetition. *Scandinavian Psychoanalytic Review*, 19, 17–45.

Young-Bruehl, E. (2009): Childism – Prejudice Against Children. *Contemporary Psychoanal.*, 45, 251–265.

Zachrisson, A. (2013): The internal/external issue. *Psychoanal. Study Child*, 67, 249–274.

Zetzel, E. R. (1965): The theory of therapy in relation to a developmental model of the psychic apparatus. *Int. J. Psycho-Anal.*, 46, 39–52.